U0188669

艾瑞克森
催眠治疗大典

The Collected Works of Milton H. Erickson

总主译·杨丽萍

ADVANCED
APPROACHES TO
THERAPEUTIC
HYPNOSIS

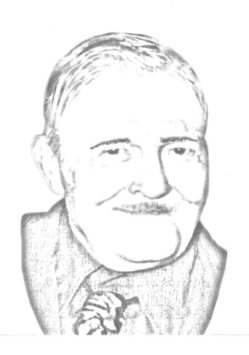

4 治疗性催眠的高阶技术

编著

〔美〕Milton H. Erickson
〔美〕Ernest L. Rossi
〔美〕Roxanna Erickson-Klein
〔美〕Kathryn L. Rossi

主译·刘蓓蓉

上海科学技术出版社

图书在版编目（ＣＩＰ）数据

治疗性催眠的高阶技术 ／（美）米尔顿·艾瑞克森等编著；杨丽萍总主译；刘蓓蓉主译. -- 上海 : 上海科学技术出版社，2024.1
（艾瑞克森催眠治疗大典）
书名原文: Advanced Approaches to Therapeutic Hypnosis
(The Collected Works of Milton H. Erickson)
ISBN 978-7-5478-6412-8

Ⅰ. ①治… Ⅱ. ①米… ②杨… ③刘… Ⅲ. ①催眠治疗 Ⅳ. ①R749.057

中国国家版本馆CIP数据核字(2023)第217029号

上海市版权局著作权合同登记号　图字：09 - 2023 - 0826 号

治疗性催眠的高阶技术(艾瑞克森催眠治疗大典)

编　著　［美］Milton H. Erickson

　　　　［美］Ernest L. Rossi

　　　　［美］Roxanna Erickson-Klein

　　　　［美］Kathryn L. Rossi

总主译　杨丽萍

主　译　刘蓓蓉

上海世纪出版(集团)有限公司 出版、发行
上海科学技术出版社
(上海市闵行区号景路 159 弄 A 座 9F - 10F)
邮政编码 201101　www.sstp.cn
徐州绪权印刷有限公司 印刷
开本 720×1000　1/16　印张 21.75
字数：380 千字
2024 年 1 月第 1 版　2024 年 1 月第 1 次印刷
ISBN 978 - 7 - 5478 - 6412 - 8/R · 2887
定价：98.00 元

内容提要

《艾瑞克森催眠治疗大典》第 4 卷《治疗性催眠的高阶技术》共 5 篇，25 章。

本书收录了艾瑞克森逾 50 年职业生涯中的部分案例，这些案例均在临床意义上实现了治愈，共涉及四类问题：阻抗的应对、全新自我认同的创建、对神经症的处理，以及对精神疾病的开创性探索试验。而在心理治疗与心理咨询的技术层面，艾瑞克森采用技术原理结合真实案例并辅以技术要点剖析的方式，对一些高阶方法，如困惑技术、非言语（或哑剧）技术及散缀式暗示技术进行了详细阐释。这些阐述细致、缜密，可操作性强。案例则堪称艺术，饱含艾瑞克森对心理疾病、对人类、对生活的理解。

本书无论是对寻求创新治疗理念与方法的心理工作从业者，还是对想收获自我成长、深化生活的普通个人而言，都具有极大的阅读价值。

献 词

感谢作者的家人们、先辈们和子孙后代们，

他们的祖父母、父母、兄弟姐妹、配偶、子女及孙辈们，

每个人都以我们永远无法充分领悟的方式影响了我们的思想。

译者名单

总 主 译·杨丽萍

主　　译·刘蓓蓉

参 译 者·金　焰

翻译助理·文柯翰　金　毅

审　　校·杨丽萍

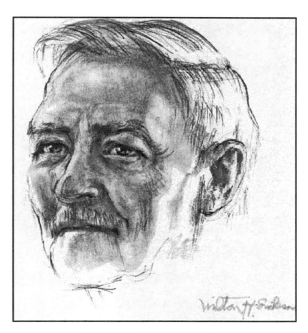

艾瑞克森博士（1901—1980 年）

插画师：艾达·利比·登格罗夫，1976 年 7 月 4 日

中文版序

艾瑞克森因其自身的勇敢、出众的才华及神奇的治疗效果受到同事们的喜爱和敬畏。他又是那么慈祥、善良和细致入微。

他说:"催眠是一个人的爱刺激了另一个人的爱。"(Zeig, J.A., An Epic Life, p.296)

如果可以的话,记得在这些神奇的论文中拜见他。

你在阅读时很可能被催眠。

艾瑞克·格林列夫　博士

美国旧金山湾区米尔顿·艾瑞克森基金会创始人

第一位艾瑞克森催眠写作科学卓越成就奖获得者

1972 年,我在研究生院就读时参加了催眠工作坊。在某次催眠演示中,一名牙医用催眠术麻醉了一位医生的手,接着他捏起医生手上一块皮肤直接将一根外科手术针穿了过去,然而医生却没有表现出任何不适的迹象。

从那一刻起,我迷上了催眠。催眠中的沟通是如何制造这种麻醉效应的……我能向谁去学催眠呢?

1 年后,我第一次去凤凰城(菲尼克斯)向艾瑞克森学习催眠。令我万分惊讶的是,我见到的是一位身体因脊髓灰质炎（小儿麻痹症）后遗症受到极大限制，但在精神上和治疗中充满活力的男人。艾瑞克森就是这样的人，以至于我对学习催眠的热衷很快淡了下去，取而代之的，是我对艾瑞克森本人如何克服身体缺陷、如何生活、如何做治疗变得日渐着迷。我迷上了艾瑞克森，因为他面对逆境时表现得如此强大，他促使我想成为一个更优秀的人。

艾瑞克森是一名精神科医生，专攻简短速效的心理治疗方法。这让他明显不同于那些忙着开药或者习惯传统长程心理治疗的精神科医生。他是 20 世纪催眠和短期心理治疗领域最顶尖的专家，他对临床洞察和治疗艺术的影响至今仍在延续，无人能及。艾瑞克森有一种不可思议的能力，能够直达来访者的内心世界。他懂得如何在治疗中运用人类沟通的一切元素，包括手势、姿势、接触、语调和节奏，对来访者善加利用。

和很多治疗师一样，我也在艾瑞克森开创性努力的基础上做出了自身的贡献。欧内斯特·罗西（以下称罗西）在我之前与艾瑞克森一起工作。罗西整理了艾瑞克森的专业论文和文章，并将它们纳入神经科学的理论框架中。罗西的妻子凯瑟琳·罗西和艾瑞克森的女儿罗克珊娜·艾瑞克森·克莱因也贡献了她们各自的观点，供读者参考。

艾瑞克森得到了许多领域杰出人士的认可，其中包括人类学家玛格丽特·米德和格雷戈里·贝特森。也许他们也同样影响了艾瑞克森，因为他似乎比同时代的人更敏锐地意识到文化对催眠的影响。

艾瑞克森治疗中的文化视角让他的治疗工作更加贴近在中国从事心理治疗的专业人士。我有幸多次访问中国，并非常欣赏中国的智慧和文化。艾瑞克森的治疗模式与中国的实用理性非常契合，这样一来，引进他的疗法来发展中国的心理治疗实践就会变得更加容易。

市面上有许多研究和介绍艾瑞克森和他治疗工作的图书，但它们都来自他人的解读和诠释。有了这套丛书，读者们可以追溯到这一切的源头：艾瑞克森本人撰写的关于催眠和心理治疗的丛书。我建议你仔细阅读这套丛书，那么，你也会迷上艾瑞克森。

杰弗瑞·萨德　博士
美国米尔顿·艾瑞克森基金会主席

我很荣幸有机会为已故美国精神病学家艾瑞克森博士这套卓越的丛书撰写序言。这套丛书现已译成中文，供中国从事心理治疗的同仁阅读。艾瑞克森博士是一个独具一格的人，可谓前无古人、后无来者。对于学习和教学，他有着永无止境的欲望，在不可避免的复杂多变的心理治疗实践领域，他更是独辟蹊径、不断创新。

在最近对 31 个国家的 691 名临床催眠从业者进行的一项调查（这也是几十年来第一次进行如此有意义的调查）结果显示，71%的临床催眠从业者称他们使用的是艾瑞克森式的催眠方法（Palsson et al.，2023）。这突显了艾瑞克森博士的观点在当代催眠实践方面的影响力有多强大，以及他的催眠治疗方法如此地广受欢迎、历久弥新。他对人及人所遭遇到的各种问题进行了不计其数的极富洞察力的观察，并开创了大量行之有效的治疗方法。

艾瑞克森催眠方法所基于的是他凭一己之力拓展的对催眠的全新看法，他主张催眠是一种特殊的人际互动，而催眠状态简单地说就是被催眠对象回应这种互动时内在生发的某种心理状态。这种观点现在看来似乎显而易见，但在当时实属离经叛道，有违那个时代的普遍想法和专业见解。这种人际关系的全新视角使他的治疗产生了一个关键的转向，并极大地形塑了当代的心理治疗，即他会运用精心设计的策略来为患者创造全新的体验，以至于患者习以为常的一贯做法变得难以为继。

艾瑞克森的治疗方式与他同时代的一众治疗方法形成了鲜明对比，当时的主流看法是要让患者形成对于自身问题的洞见，并希望这种洞见能引发患者的改变，唯独艾瑞克森博士对创造某种似乎会让患者问题"自发"改变的情境感兴趣，这种情境既可以构建在患者内心，也可以创建于患者的环境。因此，当你阅读此书时，会发现书中那些以治疗目标为导向的催眠应用方式和心理治疗策略总是极富创意，甚至让人惊叹不已。因此，这套丛书适合慢慢品读、细心揣摩。我很荣幸以此序来预祝这位旷世奇才毕生之作中文版的出版。

迈克尔·亚普科　博士
临床心理学家
米尔顿·艾瑞克森基金会和国际催眠学会终身成就奖

意识制造了能够被意识到的问题,所以这些问题的解决之道,并不在意识之中,而在意识之外。

对艾瑞克森来说,意识和潜意识之间似乎并没有屏障,他可以随心所欲地抓取潜意识里的"药物",极其有针对性地去治疗意识里的顽疾。

读艾瑞克森的文字,就是在读潜意识本身。这是潜意识意识化的过程,也是真正的觉悟之路。

曾奇峰

精神科副主任医师

中德高级心理治疗师

德中心理治疗研究院创始人、首任院长

艾瑞克森是美国临床催眠学会(American Society of Clinical Hypnosis)和《美国临床催眠杂志》的创始人,被誉为现代催眠之父。《艾瑞克森催眠治疗大典》系统、全面地介绍了艾瑞克森催眠思想、体系、方法及案例。丛书中文版的翻译出版,不仅是我国学习、应用和研究现代催眠的心理学人士的福音,也可以帮助大众应用现代催眠的技术和方法来提高自己的工作效率和生活的幸福感。

孙时进

复旦大学心理研究中心

艾瑞克森是现代催眠治疗的主要代表人物。他独树一帜又不拘一格的治疗手法,既引起心理治疗学圈的兴趣,又令人感到难以捉摸。他的弟子罗森(Sidney Rosen)指出了所谓的"艾瑞克森式悖论(Ericksonian paradox)"现象:这位操弄大师(催化者)允许并激发来访者巨大的自由。然而,如果我们能够越过表面的矛盾,就会发现艾瑞克森在简洁的手法中完成了所有心理治疗必备的核心操作。这意味着他对心理治疗有根本的

掌握。此次《艾瑞克森催眠治疗大典》中文版的问世,让中文读者能够以第一手资料来深入理解艾瑞克森在心理治疗本质及方法上的洞见。这套丛书是所有心理治疗者必备的参考著作。

李维伦

台湾政治大学哲学系教授

《存在催眠治疗》作者

存在催眠治疗学会(中国台湾地区)创会理事长

华人心理治疗基金会董事

华人本土心理研究基金会董事

杜肯大学临床心理学博士

艾瑞克森是当代的催眠之父,他留下了不计其数的催眠治疗案例及催眠治疗技巧。艾瑞克森不仅对世界催眠治疗和心理治疗有所贡献,而且培养出许多当代的心理治疗大师,启发了许多心理治疗学派。这套丛书结合了所有与艾瑞克森相关的文献、论文、案例乃至他与学生们的对话。同时,这套丛书里的资料经过艾瑞克森第一代大弟子罗西老师、第二代大弟子萨德博士的整理,确保了资料的精准和可信。

通过杨丽萍(总主译)、于收、金焰、刘蓓蓉、于连香等人的翻译,我们得以窥见艾瑞克森的伟大之处。这套丛书一共有 16 卷,如果您也想在心理治疗、催眠治疗领域不断精进,那么这套丛书是值得珍藏的"传家之宝"。瞻阅伟人的事迹,对我们就会有所启发。艾瑞克森的人生意义就在于启发更多人活出精彩的人生。

我非常敬佩杨丽萍及翻译团队成员的热情和毅力。《艾瑞克森催眠治疗大典》是跨时代的巨作,将为心理学界爱好催眠的同行们带来福音,不容错过,真诚推荐给您。

洪伟凯

纽约哥伦比亚大学心理咨询硕士

艾瑞克森学派讲师、治疗师、翻译

艾瑞克森并不为他的治疗模式甚至人格理论做任何定义，他个人也不刻意书写专业出版。这是艾瑞克森催眠有别于其他治疗学派的一大特色，这赋予了后续追随者无限发展的空间，而让艾瑞克森催眠得以生生不息。

这样也造成了学习者的困难，因为没有一个可以依循的固定方法。《艾瑞克森催眠治疗大典》的出版，将艾瑞克森散落的论文分门别类结集成册，方便学习者从艾瑞克森本人的文字中探索其中奥妙。现今杨丽萍女士及翻译团队成员能够将其翻译成中文版，是我们心理工作者研究艾瑞克森催眠的巨大福祉和财富。

蔡东杰

精神科医师

华人艾瑞克森催眠治疗学会创会理事长

《催眠治疗实务手册》作者

中文版前言

人生无处不催眠

艾瑞克森催眠语言中有个重要的核心词——ideamotor，从字面直译很难表达作者背后的深刻含义。中国文化的理解中最接近的表达是"起心动念"，只不过用在艾瑞克森催眠语言中，"念起心动"更为贴切。

"起心动念"只在一瞬间，而许多人的人生轨迹便在这样一个个的瞬间岔道中，进入了另外一条崭新的探索之路。

我的"念起心动"是在 6 年前，在阅读于收老师翻译的《艾瑞克森催眠教学实录》4 卷书期间，被书中的案例深深吸引。这些书还激起了我更多的好奇：另外的 12 卷讲了什么？艾瑞克森是当代催眠之父，他对当代催眠治疗技术和临床案例的贡献之大，至少目前无人能超越。然而，对于艾瑞克森，除了简·海利和杰弗瑞·萨德博士介绍艾瑞克森催眠治疗的 3 本书之外，可供国内读者和心理专业工作者了解、学习和深入阅读的专著和文献实在太少了。我们是否可以享受完整阅读艾瑞克森神奇的催眠治疗技术的饕餮大餐：从概念到实验、从理论剖析到完整的临床案例、从催眠逐字稿到教学实录的全部学习资料呢？

抱着这份好奇，我在国外的网站上查阅了大量艾瑞克森早期的论文，以及他在医学杂志上刊登过的文章。同时，也留意了首卷的开篇介绍，特别是艾瑞克森早年的个人经历。之后，更加坚定了这个决定：要从第 1 卷着手探索艾瑞克森催眠治疗研究与实践的始末。艾瑞克森催眠治疗的灵魂和利用原则，能最大限度地被应用于各种类型的患者和来访者，运用艾瑞克森独创的临床技术，能非常迅速地治疗当代困扰人们的各种严重心理问题。因此，16卷书的引进翻译出版，将成为我们国内心理治疗领域的一个里程碑。

于是，从2018年开始，我联络了美国出版社，对接了米尔顿·艾瑞克森基金会，经萨德博士引荐版权方（即艾瑞克森女儿和欧内斯特·罗西博士）。与此同时，在国内我们也同步组建翻译团队，团队成员均来自研究艾瑞克森催眠治疗应用及热衷于此的同行，他们中有通读原著并坚持逐字逐句分析者，有已经翻译了其中4卷者，有沉浸并应用艾瑞克森催眠治疗十几年者，有同声翻译艾瑞克森催眠治疗理论者……他们是我们携手共同完成翻译任务的重要同伴。

签约了版权，我开始着手翻译第1卷至第4卷的案例，以治疗故事和有声阅读的形式在公众号里推送。这个初衷也是源于很多心理工作者对艾瑞克森催眠治疗技术的难以拿捏，似乎找不到抓手。我想从真实治疗案例故事入手，让一则则催眠故事唤起我们对艾瑞克森催眠治疗的探索。

"艾瑞克森催眠治疗故事"的翻译历时2年，伴随着26位艾瑞克森催眠治疗取向的心理咨询师的讨论、校对、录音等工作过程并完整地呈现。

在完成"艾瑞克森催眠治疗故事"翻译之后，我们翻译团队成员彼此已经过2年的磨合，于是开始了本套书第一阶段的翻译工作。确定了翻译流程：由我作为总主译，每本书确定一位主译及三位参译者，主译对自己所负责的分卷至少要翻译2遍。流转到总主译处的是主译译稿与另外三位参译译稿，由总主译对这些译稿进行审校、汇编并定稿；下一步由翻译助理以专业读者的身份对翻译完成稿进行全篇阅读，进行文字修改，阅读期间标记晦涩、难以理解之处；阅读完毕，再返回至总主译处，由总主译根据原文、主译译稿与参译译稿对这些晦涩、难以理解之处再次进行修改；修改结束，全文打印后再次阅读。最终交付给出版社的稿件实为翻译、审校、修订逾10遍的稿件。

翻译过程中，我时常会因作者治疗方法的妙不可言而兴奋得手舞足蹈地来回踱步，会因作者不露声色的睿智而拍案叫绝，也会因翻译到困境之处而想把面前的一堆译稿撕碎，有时也会因翻译了艾瑞克森的引导语而趴在桌子上睡着。然而，更多次地会自言自语道：艾老头，您怎么做到的！您是怎么做到的……

无论工作如何繁忙，无论环境如何挑战，我们翻译团队的伙伴们都提前完成了翻译任务，非常感恩我的同路人……在这里，请允许我非常隆重地介绍一下我们的团队成员：总主译及审校，杨丽萍；主译及参译者，于收、金焰、刘蓓蓉、于连香；翻译助理，文柯翰、黄岳良、瓦海燕、康宏民、金毅。

　　尽管经过反复10遍的翻译、讨论、修订、审校并最终定稿，我们依然感到语言文字的表达不甚完美，并不完全符合"信、雅、达"，因此我们团队敬盼广大读者斧正，并一同来学习和探索。

　　在4年翻译过程中，要感谢我的家人，身为骨科医生的先生在医学专业名词上给了我很多指导；远在英国就读格拉斯哥大学医学院脑科学的儿子，从他自己的专业角度给了我很多解答；还有我"杨家大院"的家人们每时每刻都在传递一种温暖的、安心的爱，让我在探索求知的路上走得更稳、更远……

　　漫漫路途，催眠之声伴随您……

《艾瑞克森催眠治疗大典》总主译　杨丽萍

2022年12月平安夜

于上海

内容导读

本书分 5 篇，充分体现了艾瑞克森的创造力，以及他为每位患者（来访者）量身定制创新性解决方案的行事风格。

第一篇详细讲述了非传统催眠引导与暗示的高阶方法，包括困惑技术、非言语（或哑剧）技术与散缀式暗示技术，每种技术在原理阐述、要点分析的基础上都配有多个案例。每种技术都是一个独立的催眠引导、催眠深化与暗示技术，对于阻抗型患者（来访者）具有奇效。

第二篇是高阶技术的治疗实例，其处理的症状类型包括情绪、身份认同、自卑感、自我意象和身心疾病。某些案例，乍一阅读，读者或许会充满疑惑，因为它们似乎并不能归在催眠治疗的范畴里，第十三章"对安全现实的确认"便是其中之一。这章实则是教养方法的展示与原理诠释，可以用来很好地解释当前年轻父母独特育儿形式之所以有效的心理运行机制。

第三篇是艾瑞克森创造力的突出表现，他通过引入情结（一种不正常的精神状态）来实现神经症的治疗。生活中人们往往有种倾向，即通过外部疼痛的引入来减轻疼痛，引入情结来消除神经症的心理运作机制大致与之相似，而具体实施则需要考虑所引入的情结与待消除的神经症之间在潜意识（无意识）上的某种关系，这种关系通过阅读第十九章"用构思情结故事的方法：用于催眠受试者引发实验性神经症"，读者可能会有所收获，因为作者对该情结暗示进行了分解，单独检查了每个词或每个短语可能起到的作用。

第四篇则讲述了艾瑞克森对患者所进行的探索性治疗。医学领域对治疗性催眠一直有种误解,即对于经历精神疾病发作的患者来说,催眠治疗是危险的,是无效的。然而,艾瑞克森的成功案例破除了这一长期误解,证明治疗性催眠和心理治疗对于某些精神疾病患者是有效的。

第五篇是罗西从神经科学角度所做出的理解与展望,罗西博士从神经学角度解释了治疗性催眠为何有效,他提出催眠暗示与催眠现象实际上是神经活动(包括活动依赖性的基因表达、大脑可塑性和身心愈合)的表型或可观测的、认知行为上的表现。

无论艾瑞克森治疗性催眠的有效性到底为何缘由,一个基本事实是他的创造性介入方式的确快速、有效地缓解了症状或解决了问题。这一基本事实是一道光,将带领读者行进在精神疾病治愈的路途上。

发现：学习精神病学的艺术

20 世纪 90 年代初，当我读到艾瑞克森的作品时，一束光照进了我的生活，与我的妻子伯纳黛特（她的阅读速度比我快得多）一起发现了希望之光。艾瑞克森邀请我追随他的脚步，将我的精神病学执业方式发展为治愈的艺术。

艾瑞克森博士很有人情味又非常与众不同，在他的陪伴下，我找到了可能的前进方向。为此，他首先要求我去贴近我的患者，去充分共情他们当下的处境。接着，他让我从某种现实可行又积极向上的视角出发来陪伴患者，直到他们达成自己所设定的治疗目标。他建议我既保持谦逊的态度，又为自己正走在一条曲折又艰难的道路上而引以为傲。

从他那里我学到了基本要点：首先是观察的艺术，再者是勇敢的艺术。敢于使用在我会见患者时脑中出现的治疗想法，即使这些想法并不符合精神病学执业时惯常的或一般的做法。敢于在我的患者身上去验证这些一涌而出的创造性想法，这样患者就可以发展他们自身的资源、技能与发挥自主性。我不断地学习进步。我师从艾瑞克森，也向罗克珊娜·艾瑞克森·克莱因及其他老师请教，这些老师教导我去信任我的无意识头脑，或者我称之为我的身体。我还聆听了哲学家米歇尔·亨利（Michel Henry，1975）的教诲，并把这种无意识层面的信任称为生命。我在我的患者和同事身上也获益良多。在这段艰难刻苦的征程中，我学着像艾瑞克森那样斗志昂扬，并渐渐开始享受治疗疑难杂症的乐趣。我学会了在提供力所能及的治疗时利用患者自身的技能和阻抗，并在他们的内心施展我们所说的高阶催眠方法。本卷对其中的许多方法进行了阐述。

我必须要提两个要点。在我看来，它们让我们有可能获得这些高阶技术。

（1）治疗师的参与。治疗师在帮助患者的过程中，用一种真实的投入来帮助患者实现他的目标，这与我在学习期间(作为精神科医生)所学到的"治疗师中立"这一概念全然不同。

（2）把每个人都视为独一无二的，需要独特的治疗甚至独特的理论。相较于其他任何东西，艾瑞克森的观点让我重拾这一希望，即我可以真正帮助我的患者。

在完成精神科医生的学业时，我对自己执业方向的选择非常迟疑甚至感到气馁。我接受过许多心理疗法的训练，但这些疗法似乎疗效都不够理想，而且它们还假定同样的原理可以适用于所有的人。艾瑞克森为每位患者量身定制的方法是一个独特的方向，我发现它取得了罕见的成效。

艾瑞克森所使用的高阶技术有许多，我将讨论其中我认为特别重要的两项：困惑技术与心理震惊(冲击)治疗。

处理困惑可能是催眠最复杂、最讲求技巧的一部分。

起初，我觉得引发患者的困惑是不太尊重个体的做法，然而我渐渐发现这种做法很有必要，至少对某些患者是这样的。如果患者还没有因为自身的病理状况而陷入混乱，那么为了对患者有所助益，治疗师需要有点类似苏格拉底式的提问，首先在患者身上引发某种混乱。明白这一点后，我马上意识到，其实当我在用自己的方法治疗的时候，在某些时刻也经常在不经意间引发了患者的困惑。一旦我将刻意设计的困惑技术融入我的治疗实践，就能更有效地引发患者直觉和自发的反应。与患者初次会面的对话伊始也许是个引发困惑的恰当时机，但我更偏向于在刚见面的时候呈现一种行为得体、社交能力尚佳的形象。让患者接纳我的这种形象对我而言非常重要，我会在之后的治疗中渐渐地、非常缓慢地引入困惑技术。在我看来，对于某些案例而言，尽早引发患者的困惑，可能会加速治疗的进程。至于何时或如何在治疗中加入困惑技术，要看每个治疗师长期累积的实践经验。在催眠中，困惑就像分娩，它必定会带来生机。严格地说，困惑技术并不算是一种技术，或许它更多的是一种人际关系的模式。在他所处的时代里，艾瑞克森曾坚持将某些做法称为技术。而我们正在进入一个新的时代，人们越来越清晰地认识到催眠是以人际关系为特征的。催眠，作为一种人际关系，在某些时刻让人清楚明白，然而在另一些时刻，经常又会变得让人心神不安，对患者和治疗师来说皆是如此。只有当治疗师与患者明确了一致的治疗目标时，双方才能在正当的伦理框架内维持这种催眠人际关系。

用于治疗的震惊不仅仅是为了引发困惑。我的经验表明，它首先是一种标志——治疗师正表现出对于患者的兴趣(Thierry Servillat, 2001),它同时也是一种表现——治疗师正在对患者全情投入,它衡量出治疗师对于治疗的高度参与。心理震惊(冲击)疗法是一种与患者接触的方式,正如卡尔·罗杰斯所说,这类接触是任何治疗有效的必要条件(Thierry Servillat, 2001)。接触让患者感受到自己被治疗师所认可。它营造出一种治疗情境,即患者被邀请来具体说明自己的态度和立场。这是一种活生生的、深刻的人际情境。

艾瑞克森最让我振奋的一个技术,我称之为"与愤怒一起工作"。当我读到《不寻常的治疗》(Jay Haley, 1973)中卡尔的案例时,茅塞顿开,并马上想到了我的外公。尽管外公饱受抑郁症之苦,却以创造滑稽、搞笑的故事为生,他大量地收集这些故事,并一丝不苟地让自己的妻子和女儿(我的母亲)来测试这些故事是否好笑。

我第一次读到这个案例的时候,才刚刚开始私人执业,并治疗了许多抑郁的患者。他们大多回来找我并抱怨自己一点儿也没有改善。有些人话里带着怒气,他们的情绪状态让我意识到他们依然很有热情,有积极的治疗动机。我发觉自己对于这些患者的态度并没有像我在研习精神病学时所学到的那样有失妥当。这些患者是积极的,而他们的诉求是让我换一种疗法——这就是卡尔的案例给我的启示。这些患者之所以会有阻抗,是因为我之前的疗法并不适合他们。

这一经历让我发现了艾瑞克森的利用原则。艾瑞克森建议要帮助患者重视他们的愤怒并加以利用。对我而言,从那时起,我开启了持续 25 年的研究。

后来,我与弗兰克·法勒里的见面与交谈也帮助我更好地理解了艾瑞克森方法中的一个核心要点,即一些患者很难愤怒。治疗师的干预,可以促进他们重获生命力的能量。让患者愤怒并不是唯一的方法。幽默的实践或许是一种有效的方式,有助于与他们身心接触,恢复生命的能量,但在许多情况下,幽默还是不够的。患者需要治疗师以更密切的方式来与之接触(Farelly & Brandsma, 1989)。向我证实这种方法具有价值的第一位患者是一名抑郁的年轻人,他不认识自己的父亲,也不知道自己的父亲是谁。每次治疗时,他常常告诉我没有发生任何改变。他是一名高个子、金发碧眼的年轻人,吃得太多,体重增加,眼神流露出悲伤。

一天,当他告诉我他与朋友吃了一顿饭,喝了大量啤酒时,我突然想到一个主意,我告诉他:"我希望你饭后可以认真地打嗝。"当时他睁大眼睛,我继续说道:"是的,因为阿拉伯人每顿饭后都这么做,以此向上帝致敬。"

我看着他脸色发青,接着出现了木僵般的催眠反应。我一边担心,一边专注于我干预的后果,我也进入了催眠状态,以便加强我的观察能力。过了一会儿,他似乎又回过神来,并问我:"你怎么知道……我父亲是阿拉伯人……关于我父亲,这是唯一一件我母亲告诉我的事(指父亲是阿拉伯人)。"接下来的几周里,他很轻松地从母亲那里拿到了父亲的地址。他去见了他的父亲。

我自己是一个非常拘谨的人,儿时起就学会了把自己的创造力局限在音乐上(我的父母强烈鼓励我学习钢琴,尽管一些老师鼓励我发挥无拘无束的创造力,然而我和他们的接触实在有限,以至于这个念头难以深入我内心)。作为一名治疗师,我开始在这个领域成长。这样的冒险打开了一扇大门,我继续着一个治疗师的旅程。

在治疗过程中,我第一次朝着一对比我大得多的夫妻发火,他们似乎在进行一项持久的病态游戏,这让他们感到绝望。我感到自己在起身(译者注:或许这对夫妻的现实背景触发了治疗师早年的记忆,恍惚中呈现解离状态),我听见自己以一种教师的口吻说道,我"对他们非常不满"并解释了理由。来访的夫妻俩低下了头,进入了催眠状态,随后分别进行着以自身需求为中心的内在治疗工作。

当某个个体或某对夫妻来寻求治疗时,来自专业人士出乎意料的面质可能是一种具有冲击力的接触方式。患者可能需要治疗师以体验的方式来和他们互动并进行治疗。意料之外的心理震惊(冲击)创造出了一种密切关系,从而引起这些患者陷入深度的催眠状态。通过这种方式,心理震惊(冲击)创造出了它所特有的深度催眠反应,这种反应能有效地促进内在的转换和观点的改变。

最后,我想谈一下在我的人生旅途中作为治疗师的执业生涯。简·海利出版的图书《夫妻间关系的改变》(changing couples,1973)一直是我与我妻子伯纳黛特的灵感源泉。在我们的合作中,我们从艾瑞克森那里学到了不可估量的智慧(Erickson-Klein,2014)。于我而言,于我们夫妻而言,艾瑞克森是一位伟大的哲学家,他为我们世俗的生活提供了实实在在的生活准则,并继续激励着我们该如何协同工作。

蒂埃里·塞维尔拉特　医学博士

米尔顿·艾瑞克森学院　院长

法　国　南特

法译英翻译:香塔尔·伍德　医学博士

普瓦捷大学附属医院

法　国　普瓦捷

2022 年

对艾瑞克森家庭生活与职业生涯相融合的思考

艾瑞克森博士(我的父亲)的职业生涯致力于推动催眠与心理治疗的治愈。他通过撰写专业论文和教学,传播自己经过多年积累的知识和经验。他的诊疗室和我们居住的地方在一起,他在那里给人看病、会见学生与同僚、专心撰写专业论文。在个人空间与职业空间的融合中,他能够抓住自己最富成效的时间,促进工作的有效整合。看到我们家地址出现在经他编辑的杂志上,以及出现在大量邮寄给同僚的重印本上,这让我感到骄傲。他的信笺抬头显示着"32 West Cypress Street"及"Alpine 24‑254"(那时,在区号或邮编引入之前,电话号码仍然是字母‑数字形式)。

在我整个童年时期,父亲似乎总在诊疗室里写东西,周围是成堆的尚未完工的作品,桌子底下的一盒稿纸(有一面已经用过了)等着成为接下来的草稿。他办公桌最上面的抽屉里放着一个特殊的玻璃盒状铅笔夹,这是一名患者送给他的,用来装上短短的"铅笔头"。他长期以来的一个做法,就是收集与重新利用被他人视为太短而无用的铅笔。一个特殊的铅笔夹允许他将铅笔头变长到便于使用的长度。他用这些铅笔头写下他未曾间断的思考,直到这些铅笔头消耗殆尽。

他会精力充沛地持续写作,就好像他头脑里充满了想法,想尽快把它们写下来,就像一场斗争。

我们全家都支持父亲的创造性工作——当时我还小,任务之一是削铅笔。妹妹克里斯蒂负责从学校带草稿纸回来。随着用完的草稿接二连三地被扔进我哥哥高中木工课做的垃圾桶里,垃圾桶很快就被装满了,这些废纸被清空到壁炉里,用来在冬天生火取暖。当桌子上治疗案例的文档实在堆不下的时候,它们会被拿到餐厅,由我母亲负责在那里仔细编辑和严加保管。家人们轮流充当秘书,在打字机上打着源源不断的往返信件。父亲大多数论文都是以专业为导向的,但在成堆的论文中也有他纯粹为了逗趣而写的故事。晚上晚些时候,父亲会和母亲讨论他的一些想法,次日清晨,他又活力满满地继续写作。给人的感觉是,他脑子里的想法实在太丰富了,要很努力地尽快把它们给写出来,就像一场战斗。

父亲不断地追求新的发现,并对此有着一股持久和强大的动力。哪怕日常生活中最不起眼的小细节,在父亲眼里都可以变成进一步探索的契机。每当我们遇到两难处境去问他时,他都能非常娴熟地将疑难问题重新定向一个路径,引导我们自己去找到答案。于是,我学会了在脑海里摊开的一张"纸"上评估生活遇到的两难选择。

父亲把专业想法融入了自己的生活。脊髓灰质炎令他的身体羸弱,但他的决心与求知欲使他把自己的治愈过程转化成了一种热情,来探索让每个人更健康的新机会。他发展了敏锐的感知,这让许多人产生怀疑,对于一个没有经历过他所受的痛苦的人,是否有可能发展出这种洞察力呢?他几乎每天忍受着明显的肌无力,并经受着因神经与肌肉逐渐丧失所带来的痛苦。在发作期,他格外努力地工作,以分散自己对疼痛的注意力——似乎变得更有动力去完成专业论文。晚上,当他的疼痛愈发剧烈时,他会提前睡觉,有时在温水浴缸里泡一会儿后再去睡觉。一上床,他就会把母亲或另一位家庭成员叫去,讨论催眠的本质,并讨论催眠是如何超越正常意识极限的。有时他会直接谈及他的疼痛,其他时候他会间接提到一些非同寻常的成功干预的案例。我们都听着,知道他正努力地忍受自己的虚弱,同时也在不断探索创新的治疗方法。夜间的思想激发了早晨绝妙的写作。

多年来,教学工作逐渐主导了他的主要日程。他觉得所有的教学都趣味盎然,有些同事启发了他进行更深入的探索。我已经长大,足以认识到伯纳德·戈顿博士是首位对父亲有着这种深远影响的同事。他们的合作开始时仅限于预定时间,后来演变成了一场场生动的对话,并远远超出了办公时间。当我们的家人一起享受野餐时,在埃斯特雷拉山冒险寻找岩画时,这种讨论(工作内容)也会穿插其间。尽管戈顿不幸意外去世,但他们的关系在交往中碰撞出火花,进一步加速了父亲要把想法写在纸上的迫切感。

同事们鼓励父亲写完未完成的作品。20 世纪 60 年代中期,简·海利以学生身份来到这里，并成为一名写作伙伴。与戈顿一样，海利受我父亲的影响，并成为一名珍贵的家庭朋友。海利接过了戈顿的"火炬"，并于 1967 年编辑了《治疗性催眠的高阶技术》一书。

随着年龄的增长，父亲花在写作上的（可用）精力越来越少。搬到东海沃德街后，有了一个新的家庭诊疗室，可以容纳不断增长的求知者群体。1972 年，他们一起发现了深层次的全新见解，其中一位学生就是欧内斯特·罗西（以下称罗西）。那是一个在学术界努力理解神经递质机制的时代，罗西具有化学专业的教育背景。他们关于促进改变的生理因素的谈话使讨论朝着父亲所渴望的方向发展。罗西永不满足的好奇心与父亲的好奇心不谋而合，没过多久，两人都深深地沉浸在共同写作之中。

本卷所收录的论文来自父亲毕生的专业研究和探索，以及他对于最为有效的心理疗法精益求精的锤炼。起初，罗西的职责只是在父亲的指导下收集和整理父亲的思想。然而，正如每个人无意识掌握着解决自身问题的钥匙一样，父亲与罗西的合作也带来了将事业推向前进的源泉。穷其一生，罗西都在不断地借助当代神经科学的发展来提供新的洞见，正如您将在本次出版的《艾瑞克森催眠治疗大典》中所读到的那样。

我非常感谢罗西在对的时间来到我父亲身边，他给父亲带来了活力，尤其还得感谢他对我父亲的治疗工作所提出的更深层次的见解。就像我父亲在夜里为慢性疼痛所承受的苦痛那样，我们重新出版这些作品的奋斗过程也充满了痛苦和艰辛。然而，我们之间多年来的友谊始终十分牢固。在过去的几年里，我有幸与欧内斯特·罗西和凯瑟琳·罗西一起充满活力地工作。事实证明，我们的努力是卓有成效的，如今我们终于可以将这些论文一一呈现给世界，供您学习。我们希望通过这些论文的出版，为您将来的成长和洞见奠定良好的基础。

罗克珊娜·艾瑞克森·克莱因　博士

达拉斯，得克萨斯

2005 年

对罗西的家庭生活与职业生涯快乐融合的思考

罗西在很多方面都有深刻的思考。他最棒的天赋就是获得舒适感,他每天都在努力完善它,直到生命的最后一刻,与此同时,他也"让自己的心灵更为自由",这是我们夫妻精神导师的教诲。他鼓励他的来访者们、同事们和我去获得舒适感。1990 年我第一次报名参加罗西的研讨会,当时我对于他和艾瑞克森之间的密切关系一无所知,我被他彻底改变了,学会了利用他的次昼夜节律理论来获得每天甚至每小时的舒适感。那时的我怎能预料,自己的人生将因为艾瑞克森和罗西的智慧与慷慨而产生如此巨大的变化?

罗西很爱学习,每天花 4~6 小时来学习新知识。这激发了他非凡的天赋,并整合了他在凤凰城(菲尼克斯)见到艾瑞克森之前、其间和之后在多个领域获得的概念。我的婚礼誓词"成为他忠实的守护者",支持罗西过上充满好奇心与智慧、不断进化的精神富足的幸福生活。他发誓要成为我的"永久玩伴"。这种共同深入学习与玩乐相结合的方式,支撑了我们 30 年来快乐且卓有成效的岁月。

他的每个早晨,从躺在床上(通常是 30 分钟)闭着眼睛接收新的思想与想法开始,到起床后立即将这些思想记录在纸上,他懂得一个事实,就是如果不把他的想法立刻记录下来,他将会失去这些深刻的新见解。通过撰写图书与论文,罗西不断将科学领域内(从心理学到基因学)的不同概念融会贯通。为自己写作,是他最好的学习方式,并带着我们一起踏上了史诗般的旅程。

每一天，罗西和我都会分享梦想及清晨的想法，以捕捉我们不断扩大的意识边缘。我们相信自己从早到晚是不同的，并且经过夜晚的睡眠之后，我们会进一步深化。我们欢迎新近出现的意识，且持续着迷于日常的发现。早些时候，罗西总把我看作是他的对手，其实我们是完完全全的职业伙伴，在世界各地教学、共同创作了许多作品。我逐渐认识到罗西最棒之处是他认为每个人都与他平等。对发现的热爱及自我（ego）的缺乏，促使他活在当下——这是快乐、舒适、幸福、满足感与无限可能，以及意识拓展的象征。

罗西从艾瑞克森那里学到了心理震惊（冲击）疗法与出其不意的艺术。他每一天都让我感到惊讶，来访者也有如此感受！心理震惊与出其不意可以将一个人从他日常的典型反应中抽离出来，从而打开通往新事物的大门。罗西认为这对情绪成长与治愈是至关重要的，以至于他在《美国临床催眠杂志》上所发表的第一篇论文是《心理治疗中的震惊与创造性时刻》（Rossi，1973）。

毫无疑问，他在制造震惊和惊讶时总是心存善意，以至于他往往会从唱一首古怪的曲子、站起来跳舞开始，或者让某人去经历他最糟糕的状态。当然，如果他要求人们进入"最糟糕的"状态，他都会给他们一个时间限制，并且他常常顺便让患者对症状的严重程度进行度量。这是罗西与来访者携手寻求转变的一种行之有效的方式。

或许有人会问，和罗西生活在一起是什么感觉？我们的日子充满了陪伴、意识的成长，我们散步、欢笑、划皮筏艇，以及做人们所做的寻常事。我们在一起的时光，从某些方面来说，是非凡中尽显平凡。我们总是惊讶于自己在每天、每时所独自创造与共同创造的东西。

罗西超越了艾瑞克森的教导，他发现了治愈与科学整合的持续方式。我愿意将这视为站在巨人的肩膀上，尽自己所能地学习，直至把所学变为自己的东西。如果罗西还在世，他会邀请您去发现，并与您彼此分享新近的意识。

凯瑟琳·罗西　博士

洛斯奥斯斯，加利福尼亚

2022 年

英文版前言三

　　我们一直怀揣宏愿：在我们力所能及的范围内，希望尽可能多地收集艾瑞克森的原创著作，并以一种尽可能多满足学生兴趣的形式出版。最初每卷书都以纸质书的形式出版。本套丛书 16 卷电子版的出版，体现了编辑们锲而不舍的努力，希望经典著作历久弥新，惠及更多的读者。编者在这套丛书编纂的各个阶段已经共同合作和单独工作了数十年，我们三人，欧内斯特·罗西和凯瑟琳·罗西，以及罗克珊娜·艾瑞克森·克莱因秉承共同的承诺：将这些经典文稿带给今天以及未来的学生们。我们之间的友谊是这套丛书经受众多挑战后仍得以出版的力量源泉。

　　当我们中的一员疲惫了或面对丧亲之痛时，另一位就会施以援手，继续前行。丛书中的每卷书最初都以纸质形式出版过。最近的 15 年，进入了电子版的新时代，使人们阅读到这些开创性著作成为可能。我们的愿景是把所有的著作做成一套合集，让学生以一种前所未有的深度去阅读和探索。我们正在努力开发一个涵盖整套丛书的搜索引擎，便于读者根据自己的兴趣全方位地检索。希望通过本套丛书出版所开启的新篇章，能将文集中的智慧带给不断扩大的受众群体，并鼓励他们不断探索治疗的无限可能性。

　　之前就以书籍形式出版过这许多材料，早期出版物包括由简·海利所编辑的《治疗性催眠的高阶技术》及欧内斯特·罗西在 1980 年所编辑的四卷《米尔顿·艾瑞克森论文集》，四卷集分别是：

　　《催眠与暗示的本质》

　　《催眠对感觉、知觉和心理物理过程的改变》

　　《催眠对心理动力过程的调查》

　　《创新的催眠疗法》

这五本书中的所有论文及附加的新材料，现都包含在 2021 电子版丛书的第 1～8 卷中。

第 9 卷《二月人》(2009) 以单卷形式出版。第 10～12 卷为三部曲，在 2021 电子版丛书中以原始标题出版：

《催眠现实》(2010)

《催眠疗法：探索性案例集锦》(2014)

《体验催眠：实现改变状态的治疗方法》(2014)

第 13～16 卷以四卷集形式出版，在 2021 电子版丛书中的标题不变。

《催眠中的治愈：研讨会、工作坊与讲座，第一部分》(2014)

《催眠中的生命重塑：研讨会、工作坊与讲座，第二部分》(2014)

《催眠中的身心沟通：研讨会、工作坊与讲座，第三部分》(2015)

《催眠中的创造性选择：研讨会、工作坊与讲座，第四部分》(2015)

在书中，你会读到艾瑞克森在写作、交谈和演讲时的语录。你还会读到他是如何与患者和同事之间互动、如何向他们解释和不做解释的。这些语录所体现出来的和谐、顺畅，告诉我们当无意识的过程开启时，有意识的解释是如何停止的。艾瑞克森非常重视随着自己的意念自发涌现出来的念头，并在多年后形成了他独到的见解。在前言中，我们还加入了那些持续推进艾瑞克森工作的同事及同行们的心声。阅读本书就像找到了一个奇珍异宝的旷世宝藏，读者们能不断地深入探究和提升技术、理念和方法，同时探索艾瑞克森留给我们关于治疗的宝贵遗产。

欧内斯特·罗西

罗克珊娜·艾瑞克森·克莱因

凯瑟琳·罗西

达拉斯，得克萨斯

致读者的信

　　对于我们三位编者：欧内斯特·罗西、凯瑟琳·罗西和罗克珊娜·艾瑞克森·克莱因而言，这是一个重大且快乐的时刻。这套丛书的出版意味着我们翻越了丛山峻岭，终于抵达了顶峰。我们发行了 16 卷丛书的第 1 卷。之前，该系列已经由非营利性组织米尔顿·艾瑞克森基金会档案馆以精装版和平装版的纸质形式出版发行。我们这次努力汇编呈现的是涵盖全部 16 卷可综合搜索的内容。

　　艾瑞克森博士在一个世纪前开始撰写专业文章。他将自己的职业生涯奉献给了一个梦想：将临床催眠从历史的斑驳阴影之中，带向科学和医学领域的全新突破。作为同事的欧内斯特·罗西（以下称罗西）在艾瑞克森的指导下使用催眠，并在半个世纪前开始跟随艾瑞克森学习催眠和探索催眠。罗西和艾瑞克森两人以书面形式，试图厘清艾瑞克森多年形成和发展的对催眠和康复的理解，并撰写文章摸索催眠技术，推进催眠临床工作和专业知识的发展。

　　1980 年艾瑞克森去世时，他已经和罗西合著了 12 卷书，并与出版商签订了合同，著作出版工作在共同努力中不断推进。艾瑞克森完成了人生早期所树立的宏伟目标。为此，艾瑞克森家族对罗西和其他同事满怀感激，他们都为编撰和保存艾瑞克森这位伟大催眠大师的思想做出了贡献和努力。几年后，罗西和艾瑞克森家族成员都意识到著作并没有按合同承诺的那样被推广和提供给读者。

　　在接下来的几十年里，我们三个人为了确保这些重要著作能够完整地呈现给读者，齐心协力地解决了与出版有关的一系列法律、商业、财务和实际问题。我们三人致力于将艾瑞克森的主要著作出版，供更多学者、临床医生、历史学家和未来的探索者阅读。著作出版是一段艰苦的旅程，也正是在这段旅途中，罗西和罗克珊娜的工作联盟愈加牢固，我们之间的珍贵友情也日渐深厚。

在这趟旅程开始的时候，我们不知道心理治疗对基因会带来怎样的生理影响，这不仅尚不为人所知，也有待科学更深的研究和探索。那时的读者从未想到有朝一日能阅读电子版图书。当我们走完这趟旅程时，科学早已飞速进步，而电子版图书出版也有了不错的市场。因此，我们的目标也发生了改变，以便更好地响应时代的变化。罗西又对原著进行了注释，帮助读者从当今已知的神经科学和基因组学的全新视角来理解原著的相应内容。因此，我们呈现给读者的是原创性著作，目的是运用当今最新的科学观点来审视艾瑞克森的语言和著作是如何引发患者做出有益于健康的改变的。

此刻，将上述设想和创意融为一体并付诸实施的成果已经规划成形，带有搜索功能的之后 15 卷不久也将与大家见面。最终，我们希望除了这 16 卷，还能尽可能多地出版艾瑞克森的主要著作，其中包括一些还从未公开发表的文章。我们的工作尚未完成，但也算千里之行迈出了第一步。

欧内斯特·罗西　博士

凯瑟琳·罗西　博士

洛斯奥索斯，加利福尼亚

罗克珊娜·艾瑞克森·克莱因　博士

达拉斯，得克萨斯

目 录

第一篇
治疗性催眠的高阶技术导论

艾瑞克森在本篇中所提出的治疗性催眠与暗示的高阶示范并不总是易于理解的。然而,在这些示范中,他的天分表现得淋漓尽致。在这些示范里,催眠现象以某种方式变得明显,而艾瑞克森并未对此进行过任何直接或间接的暗示。在非正式的讨论中,艾瑞克森曾评论道,困惑是他实现多数催眠引导与暗示的基础。艾瑞克森相信,以这种或那种方式实现的短时困惑,有助于帮助所谓的"阻抗型"患者绕过他们明显僵化的意识心理定势,这样他们就能更容易地在内隐水平上,与自己内在正体验的创造性边缘取得联系。所有艾瑞克森实现催眠引导的高阶技术都有这个共同特征,即短时困惑。

然而,40 年经验之后,罗西发现自己并未使用许多种高阶技术来应对困惑与阻抗。理由并不明显,可能是由于罗西自身缺乏艾瑞克森那么多的感知力与人际交往技巧,也可能是由于困惑与所谓的"阻抗"可以被理解为在生活的所有领域里创造性过程第二阶段的自然组成部分。因而没有引入困惑的必要性,相反,有必要帮助人们克服困惑,这是他们与自己以及与世界的治疗性相遇的第二阶段,虽令人困扰却不可避免。

本篇所示范的艾瑞克森用于治疗性催眠与暗示的高阶技术,在复杂性上可与之替代的是,由罗西所开发,经过仔细构建的"活动依赖性方法"与"内隐性加工启发式方法",这让人们在治疗性催眠的四阶段创造过程中监控与指导自己的经验(Rossi,2002,2004)。这些经过仔细构建的活动依赖性方法与历史上的催眠方法,以及当前的神经科学研究和功能基因组的研究(见本卷关于神经科学的内容)是一致的。在治疗性催眠的培训研讨会上,它们相对来说易于学会,并可用于各种各样的临床问题(Rossi,2002)。

让每位学生了解到自己拥有哪些才能及创造性技能,他人拥有哪些才能及创造性技能(这些才能与创造性技能可以最可靠地用在职业实践上),这在运用治疗性催眠的临床培训中是一个重要组成部分。罗西作为一名年轻的专业人士学习治疗性催眠的经历可以作为一个有趣且具启发性的例子。他仍然想知道当时他首次试着阅读本节中的所有论文,自己是否在一个紧张的周末里体验到了司汤达综合征。下面是他如何初识艾瑞克森并与他一起学习的故事。

关于司汤达综合征的描述如下:

"当旅行者遇见一件非常精美的艺术品时,他们会出现司汤达综合征。它的特征是:对现实感知的改变、情绪紊乱、恐慌与焦虑危机感,伴有躯体化等。报告的症状包括:心动过速、胸痛、虚弱、出汗,有时还有胃痛,每种症状通常都伴有焦虑与困惑。这些患者共同的心理特征是:单身、相对年轻、敏感、易受影响、独自旅行(或者也可能与其他人一起），他们在没有专业向导中介的情况下，接触到了这些伟大的艺术作品。

1989 年，意大利精神病学家格拉齐埃拉·马盖里尼首次描述了司汤达综合征……司汤达的日记里包含了大量谈及佛罗伦萨著名艺术作品的内容，尤其提到了他观看这些艺术作品时代入的强烈情绪。马盖里尼将司汤达的笔记与位于佛罗伦萨的圣玛丽亚纽瓦医院（Santa Maria Nuova hospital）在 10 多年里所留观的 106 名游客的类似症状进行了比较，并将这组症状命名为司汤达综合征。

司汤达在他的日记里写道：'我的情感如此之深，几乎到了虔诚的程度。这座教堂令人悲伤的宗教氛围，它仍未完工的简朴木制拱顶，这一切都在我的灵魂里生动地叙说着……我坐在跪凳的踏板上，把视线从讲道坛上移开，这让我能够凝视天花板，沃尔泰拉诺的《西比尔斯》带给了我最大的快乐，是任何画作未给过我的……我达到了一种情感状态，在这种状态下，我们体验到了只有艺术之美与激情之意才能提供的天堂般的感觉。离开圣十字教堂时，我的心脏无规律地跳动着……我的生命在衰退，我继续前行，害怕昏倒'"（Amâncio, 2005）。

罗西本人曾描述道：

我相信我个人体验司汤达综合征是在 40 年前，在我私人执业的第一年——不是在访问佛罗伦萨或耶路撒冷时，而是我第一次读到本节中艾瑞克森所撰写的论文时，这些论文出现在简·海利（1967）的早期作品集中。一位上了年纪的来访者把海利的书借给我，这位来访者确信我假借分析他的梦境，偷摸地对他使用了艾瑞克森的间接催眠技术（Rossi, 1972/2000）。然而，这是不可能的，因为那个时候，我甚至从未听说过艾瑞克森。尽管如此，我的客户显然深信我运用了艾瑞克森的间接催眠技术，且发挥了明显的效用。因为他的症状在几次会面后很快得以解决。他想知道我为何不承认自己在用着催眠。震惊之下，我抗议道我以前从未听说过艾瑞克森——因此，我的来访者把海利的书借给我了。

当我把书带回家时，在那个命中注定的周末，孩子们彻底失去了我（连接）。周五晚上我一打开书，就再也停不下来了。我读了一个通宵；紧接的整个周六和周日，我仍然在一刻不停地读着，当我的妻子和孩子们想来搭话时，我显得漠不理会，甚至有点粗声恶气。起初，我只是对艾瑞克森的论文感到高兴和惊奇，然而读着读着，我变得不可救药地越陷越深。我时而兴奋异常，时而又筋疲力尽，最后我变得失去耐心，颓然独坐，最后又闷闷不乐起来。到了周日的深夜，我还在床上投入地读着。我仍然在拼命想弄懂艾瑞克森关于困惑技术的论文，哪怕自己正在慢慢地试着把书放在床边并准备睡觉。当我感到胃里有一种陌生而强烈的灼烧感时，书从我手中滑落，我才进入了断断续续、很不踏实的睡眠。

第二天早上，我的胃痛加剧了。于是我从诊疗室走到街对面，去找一位熟悉的医生挂急诊。他被我蓬头垢面、一脸阴沉的模样给吓坏了。他问我，我到底想对自己做什么？无论我在做什么，都要马上停下来！我得了急性胃炎，如果我不停下的话，我很快就会得上全面的胃溃疡。胃溃疡！怎么可能呢？当时的我就像是一块岩石，顽石，对身心医学的唯一理解来自教科书。

当然，现在我"患上"了身心疾病，因此自然我必须给艾瑞克森打个电话，预约治疗。他约我下周见面。我给他寄了一本刚出版的、关于梦境的书，那是我的第一本书。我们的第一次催眠治疗进行得很顺利，我的症状立即得到了缓解。在我进行了大约6次治疗之后（每周1次），我告诉艾瑞克森，从我洛杉矶的家驱车到他凤凰城诊疗室的漫长的8小时车程上，我经常发现自己在脑海里编写论文，将他的工作与我自己所发展出来的构思——关于梦境与心理治疗的理论结合在一起。相较那些可能的论文，我脑海中正在进行着什么，他对这点想听到更多。经过一番粗略的描述之后，他说道我不应该为我的治疗付费。我垂头丧气地问他为什么，因为我认为他在打发我走，结束我的治疗。

艾瑞克森用他那著名的灼灼目光盯着我，然后非常平静、非常缓慢地有力地说道，"正如我所想，你不是一位真正的患者，对吗？你来这儿的真正目的是学习催眠，不是吗！"我立刻承认，在每次治疗结束时，我总是迅速地奔向车子，并且偷偷地记下他在治疗时所说的每一句话，这样我就永远不会忘记。艾瑞克森似乎平静下来了，他以一种更为和善的方式继续说道，"现在你可以写那些论文，但在你写论文时要记住一点：我永远是第一作者（资深作者），你将会是第二作者（初级作者）——因为对于你而言我更资深，你知道的！"

在我们治疗期间，艾瑞克森总是将我的首本书（关于梦境）放在他桌上的角落里，很是醒目，我总会情不自禁地盯着它看，因为它正好处在我们的视线之间。尽管这本书在那个位置很显眼，可是我们甚至从未谈论过它。在我起身准备离开时，在我精心设计的漫不经心之下，我问道他是否曾有机会看过它。他心不在焉地看了那本书一会儿，就好像第一次看见它，然后轻声低语道，"是的，嗯——显然有些粗浅，你不觉得吗？"我一言未发，头昏目眩地、跌跌撞撞地走到门口，出去的时候不小心把门撞得很响。我的治疗结束了，就此也开启了艾瑞克森的指导。

第一章

催眠中的困惑技术

米尔顿·艾瑞克森

引自 The American Journal of Clinical Hypnosis, January, 1964, 6, 183 - 207。

发展的一般考虑与理论依据

作者(艾瑞克森)被多次请求过,在文献里报告已发展与使用多年的困惑技术,包括:描述、定义、示例、各种观察、运用,以及来自它的调查发现。

困惑技术主要是一种言语技巧,但用哑剧的方式也可以产生困惑或交流想法(对此作者将在另外一篇论文中讨论)。作为言语技巧,困惑技术所基于的是一种文字游戏,如"write right right, not wright or write"(译文:你要把 right 正确地拼写出来,不要写成 wright 或 write 了)就是这样的例子,看到的人很容易理解,但听到的人却很难理解。当我们用非常坚定的态度向专心聆听的听众说这些话的时候,弄明白这些话到底是什么意思的责任就落到了听众身上,赶在他们拒绝弄明白之前,我们还可以给出另外一句话来吸引他们的注意力。这种文字游戏还可以用另外一类的句子来说明:"a man lost his left hand in an accident and thus, his right (hand) is left(译文:一位男士在一场事故中失去了他的左手,因此他现在只剩右手可以用了)。"在这类句子里,两个意思完全相反的词语被用来正确地描述同一个事物:这个人残余的右手。然后,我们也可以对句子的时态加以利用,好让受试者一直处在努力弄清我们意图的状态中。例如,我们可以轻描淡写地宣称,现在和过去可以用一句简单的话来概括:"That which now is will soon be was yesterday's future even as it will be tomorrow's was(译文:那些此刻存在的,很快就会变成昨天的未来,正如它明天也必将成为过去)。"这样一来,过去、现在和未来都被用来指代"今天"的现实。

困惑技术的另一类例子是说一些无关紧要和不合逻辑的推论，这些话如果脱离了当时的情境，听上去很合理也很正常。但在当时的语境下，每一句话都能让听者感到困惑不解，手足无措，使人分心；但同时也能让人聚精会神，当受试者为此越发沮丧的时候，渐渐地产生了一种发自内心的渴望和需求，很想听到一些他们很容易理解也很容易做出回应的话。这类例子从许多方面来看，都取材于日常生活中让人产生类似催眠状态的行为。艾瑞克森从小就喜欢玩这类幽默。

运用困惑技术时，首先考虑是：始终保持一种总体随意但绝对感兴趣的态度，以一种严肃、认真、专注的方式讲话，表达出某种完全彻底的期待，即期待着他们对所说的、所做的有何理解，同时极其小心地改变所使用的时态。同样重要的还有语言的流畅性，对思维敏捷的人语速要快一些，对思维迟钝的人语速要慢一些，但总要小心地给他们留出一些反应的时间，并且时间绝不要给得太充足。因此，受试者被引导着几乎要开始作出反应了，然而这反应却受到阻挠，因为那时他们被给出了新的想法。这整个过程重复进行，抑制状态得以不断发展，这让他们困惑并有一种增强的渴望，即渴望接收一种清晰的、易于理解的沟通，他们对此可以作出一种准备充分的反应。

艾瑞克森描述过这样一个事件（两个案例），即作者自发的幽默之一，被改编为一种可能的催眠技术，内容如下：

案例一

1923年的一个大风天，威斯康星大学，我去参加由克拉克·赫尔举办的全美首个正式催眠研讨会（我在这个研讨会上报告了自己的实验工作，心理学研究生讨论了我的调查发现）的路上，一名男性从一栋大楼的拐角处冲了过来，在我迎风而立时，狠狠地撞了我一下。

在他回过神来跟我说话之前，我仔细地看了下手表，就好像他问过我时刻一样，我礼貌地说道，"现在正好是14:10"。尽管实际上是快到下午16:00了，我继续前行。大约走了半个街区后，我回过身，看见他还看着我，毫无疑问，他仍然矗立在风中望着我，对他所说过的话感到困惑不解。

我（指艾瑞克森）继续往实验室走，并开始努力思考刚才那件事意味着什么，于是，我想起来自己曾在不同的场合，对同学、实验室伙伴、朋友和熟人说过类似的话,而他们也对此大惑不解,并表现出想弄明白我为什么会这么说的迫切心情。

案例二

我特别记得有一次,我的物理实验同伴乔治告诉他的朋友们,他打算做下个实验的第二部分(有趣的那部分),他将让我做实验的第一部分(更费力的那部分)。

我得知了这一点,在我们汇集实验材料与仪器并将其分为两堆时,在这个关键时刻,我轻声地且语气很强烈地告诉他:那只麻雀真的飞向右边了,然后突然飞到左边,然后飞到上面,我确实不知道接下来会发生什么。

在他茫然地看着我时,我拿起了第二部分的实验设备,开始忙碌起来。而他仍旧困惑不解,只是(跟随在我身边)学着我的样子,开始使用第一部分的实验设备,直到实验接近尾声,他才打破我俩一起工作时的习惯上的沉默。

乔治 · 我怎么会做这个部分的?我是想做那个部分。
艾瑞克森 · (简洁地)事情似乎是自然地发展成这样的。

当回顾与琢磨这些事件及其他众多具有类似特征的事件时,它们似乎都有一些共同的心理因素。

有一种需要共同参与和经历的人际关系,突然莫名其妙地引入了一个不相关的想法;这一想法在自身的语境里是可理解的,但是它与当前的情境完全无关,毫不相干。

因此,人所面临的是:一个可理解的情境(对这一情境的反应模式可轻易出现),以及一个完全无关的、不合逻辑的推论(该推论单独存在时是可理解的),这就让他没有任何办法来作出反应,直到有足够的时间让他有可能进行充分的思维重组,将这一不合逻辑的推论从相关情境中剔除出去。因此,第一个案例中,无意的冲撞后两人本应作出惯常的反应,可相反的是,艾瑞克森作出了一个不合逻辑的、不恰当的反应,且呈现为一种真诚的、实际的沟通(尽管与事实不一致),这就阻止了那位男士做出任何意料之中的惯常反应。这个不合逻辑的推论(其本身是可理解的)无需回应,因为没有人要求它,这就让那位男士处于困惑状态,直到他能够重组自己的思维活动,排除这个不合逻辑的推论,然后继续做自己的事。

第二个案例中,乔治与作者完成了划分材料与仪器的任务,当时乔治知道自己要做什么,却不知道作者实际上要做什么。令人印象深刻的是,作者向乔治提供了一个毫不相关的信息(这信息本身是可理解的),却没有给他任何回应的机会。然后,理所当然地,我拿走了我选择的那部分材料与仪器,而他深陷在无法回答的无关事物的信息中,自动地、被动地照着我的样子拿起了余下的材料,我们以惯常沉默的方式着手工作。等他把这个无关事物信息从脑海中摒除时,已经太晚了,他无法再说"你做那个,我将要做这个"。

所以,存在一种对情境的结构化,即要求作出明确且恰当的反应,在他们能够予以反应之前,把一个无关事物或不合逻辑的推论引入了情境之中(该事物或推论在单独存在时是一次有意义的沟通),从而抑制对方对原始情境作出他的自然反应。这就导致了一种困惑与不明确的状态,并逐渐引发一种巨大的需求,需要做某事,不加鉴别、不加判断地做任何事。在第一个案例中,那位男士只是不自主地一脸茫然地盯着我;在第二个案例中,乔治被动地照着我的样子,自动且不加判断地做了他本不想做的任务,但这任务在整个实验场景下是恰当且合适的,尽管先前在我不知情的情况下他拒绝了它。

实际上,这两人在心理上的表现并无本质区别。两人在作出自然反应时都受到了极大的抑制。两人都感到困惑、混乱,极其想要做某事,做任何事,但以一种不加评估、不加判断的方式。第一位男士被动、情不自禁地站在强风之中看着我,直到时间或其他刺激物将他从困惑状态之中"摇晃"出来。另一方面,乔治抑制了他的自然反应,只是被动地、自动地、不加判断地照着我做事情的模式去做。

综上所述,如果可以产生一个简单纯粹的自然反应,在反应之前引入一个随意的、简单的无关紧要或不合逻辑的言语信息,就会导致混乱并抑制自然反应。不合逻辑的言语信息本身是完全有意义的,但它与原始情境并无关系,只是中断了需要作出反应的原始情境,以及对这种反应的即时抑制(通过一个看似有意义的沟通),导致了想要做某事的需要得到增强。这种增强的需要很可能是一种叠加效应,即对原始刺激作出反应的需要,以及理解这一费解的、看似有意义的附加物的需要。当这一程序不断用于催眠目的时,经常会产生一种难以忍受的困惑与混乱状态,以及一种非常强烈的、增强的需要,即这个程序中的受试者需要作出某种反应来缓解他正在增加的紧张感,他会乐意地抓住提供给他的第一个明确的、容易理解的信息。与此同时,他被给出了大量看似有关联的想法,所有这些想法都隐含着一个基本的却未被认识到的含义,这导致了催眠现象的呈现和发展。

这一想法促使了广泛的实验,即刻意对团体或个体说一些与个性不符、不相关、不合逻辑的言论。经证明,后者是更好的程序,因为在团体情境中,个体行为上的变化往往严重干扰了这一任务(却并未使这一任务变得不可能)。

正如最初的研究结果,困惑技术基于以下各个步骤,并主要用于年龄回溯的目的,之后才被视为很容易适用于其他催眠现象。

初始程序由下述项目组成,它们是按顺序呈现的,但当时机出现时,可以有不同的次序:

(1) 提及某些日常普遍存在的生活中的事情,如吃饭。

(2) 将其作为受试者当天、当前或可能发生的实际情况来谈及这件事情,如吃饭。

(3) 谈及这件事未来绝对会发生,并肯定它会发生在一周中指定的一天,其实最好就是今天。

(4) 谈及上周的同一天吃饭也非常有可能发生过。

(5) 谈论上述指定日期前一天的属性,即强调这一天是本周的一部分,正如它也将会在未来一周中出现一样。

(6) 补充说今天的日子上周已经有过,甚至上月也有过,还说记得学习一周周几的名称是人们小时候所面临的一大任务(这样就巧妙地引入了让受试者年龄回溯所要去到的时期)。

(7) 提及正如过去一样,某个月会紧随本月,正如上个月处于本月之前,在上个月里,在某个经命名的工作日里吃了一顿饭。那个工作日之前有另一个工作日,正如上周有一个序数位置更早的日子[为清晰易懂,让我们假设当天是 1963 年 6 月的第二个周五,那么,正如这个周五吃了饭,下个周五也会吃饭,毫无疑问,上个周五也吃了饭,上个周五之前是周四,正如它在当前月份里更早,将会(出现)在未来几周里。日、周、月、过去、现在和未来全都交织在一起]。

然后,继续提到上个月(指 5 月)有个周四——实际上是好几个周四——每个(周四)之前有个周三;同时,5 月之前是 4 月。学习一年里每个月的名称是另一项"童年"任务(因此,从 1963 年 6 月 14 日周五开始,貌似没有直接暗示的情况下,通过一个简单有效的陈述,利用关于时间的、隐含的言外之意来唤起童年或任一选定过去那个时间的思维)。

(8) 继续进行这种间歇且多变的、对现在、未来与过去的提及，要愈发强调过去，并暗示真实的过去属于现在，同时又属于未来。

为了向读者具体说明，提供一个例子，该例子可以说些什么。记住，它写于 1963 年 6 月的第二个周五，参考日期调整至现在。

你不仅在上周的周三吃了早饭，在那之前，你还在五月的周二吃了晚饭，那时，6 月是未来的，但是，在 5 月之前是 4 月，4 月之前是 3 月，并且，2 月里你可能做了相同的事，那就是吃午饭。你甚至没想过在接下来的 4 月吃午饭。不过，当然，在 1 月 1 日新年之际，你甚至从未想到 1963 年 6 月 14 日（言外之意是指可能发展出遗忘），那是遥远的未来，但你肯定可以想到圣诞节；1962 年 12 月，你收到的难道不是一件很好的礼物吗？一件在 11 月的感恩节上你甚至做梦都没想过的礼物，这是多棒的感恩节晚餐呀，太棒了（用现在时态描述了一系列的想法，满怀情感地证明了真实的过去是现在，然后，它是未来）。但劳动节（美国）是在 1962 年的 9 月，在那之前是 7 月 4 日，但在 1962 年 1 月 1 日，你真的想不到 7 月 4 日，因为 1 月 1 日只是 1962 年的伊始（"只是"一词的运用暗示了现在时态）。当然，还有你 1961 年的生日，也许在那个生日里，你期待着自己 1962 年的生日，但那是未来的事，谁能提前预测未来的一年呢？但真正美妙的生日是你毕业那年的生日，21 岁，终于毕业了！

你已经小心地求证过这件事了，你将受试者引导到这件事上，并最终用彻彻底底的、令人愉悦的强调语气把这件事说得像正在当下发生的那样；或者你也可以用上述的结构将受试者退行到他 17 岁生日、10 岁生日，或者任何你想要他退行的年份。

(9) 因此，你快速而轻松地提到随着过去走到了今天（实际上是过去的现实），今天的一切正逐渐走向未来（对应那个现实的未来），由此方才提到的当下的现实，其实已经过去，并不断从你所暗示的当下走向越来越远的将来。

(10) 选定了那些无可争议的重要日期，随着时间定向继续往后行进到选定的时间，提及一些带有强烈积极色彩的真实情感事件。

(11) 在整个过程中，对于时态的运用你都要很小心，而且你要说得非常流畅，就如同上文提到 21 岁生日的那段示例一般。现在就是 1956 年,因此你要带着欣喜之情谈论即将到来的 9 月里受试者会得到的讲师席位,它可还没发生呢[通过暗示,你将受试者进行重新的时间定位,并且通过再现受试者过去(那个事件下)的情绪,你让受试者从情感上证实被你重新定位的时间]。

(12) 在整个过程中,你说的每一句话都要令人印象深刻,要充足和恰当地表现出音调的抑扬变化,但趁着专心聆听的受试者在内心对于你刚才说的话产生异议和反驳之前,你又给出了一句新的足以抓住他们注意力,并引发他们苦苦思索的话,这样一来,受试者会更加努力地尝试形成新的理解,然而他们的努力却只会招致更多的挫败感。

(13) 最终,你说出了一句清楚明白、毫无歧义、容易理解的话,这位苦思冥想的受试者一下子就抓住了这句话,就像在不断流淌着的"暗示之河"中无助地随波逐流的他一下子抓到了一根"定海神针"(毕业季和那年生日,这两件事让受试者感受到强烈的情绪和巧合,同时也是一个既定事实)。

(14) 这时你要强化受试者在年龄回溯中的时间定位,办法是将特定的时间定位改为模糊的时间定位。例如,只是笼统地提到他"父亲的工作",以及表示好奇"让我们想想,上周下雨了吗"(这两个笼统的、含糊的和有可能性的念头将受试者锁定在年龄回溯中的过去,并将其视为当下正在发生的事)。

(15) 紧接着,你说得非常具体:"既然这件事已经完成了(指毕业),那么我们接下去该做什么?"这时让受试者来决定该做什么,去哪里,不过对于一些不可行的幻觉,还是要小心谨慎地加以反对,比如受试者说"让我们去门多塔湖游泳吧"(这是一个不可行的幻觉,因为一旦如此受试者就会马上幻觉到穿泳衣的这件事)。相反,你说服受试者同意地说,其实去门多塔湖看看水面的波浪、天上的鸟儿和水中的独木舟也很不错,于是这引发了受试者进一步的幻觉,随着这些幻觉的不断发展,也许这时受试者就会幻觉自己在水中游泳了。

那么受试者是在哪个环节中进入催眠状态,并开始年龄回溯的? 我提到过吃饭,每周周几的名称,一年里每个月的名称,还有一串不断倒退的年份,我在每一年里都提到了一句可以让受试者同意的说法,但在整个语境中,需要不断地改变受试者思维的时间定向,并以时态的变化为标志,随着这一切的发生,受试者与那些往事有关的情绪会越来越栩栩如生。

这里可以引用作者个人的一个例子:

当时，艾瑞克森正一边驾驶着一辆他开了5年多的带换挡功能（挡位杆变成了换挡拨片，在方向盘后面）的车，一边向一位朋友详细讲述10年前在落基山脉驾驶一辆直接变速汽车旅行的故事。突然间，艾瑞克森看到了红灯，于是慌乱地用右手寻找换挡拨片，想把引擎调到空挡上，而他的朋友则一脸错愕地望着他。在好不容易地通过紧急刹车和熄灭点火装置才把车停下来后，作者才意识到他对过去生动和广泛的记忆在不知不觉间居然引发了他与那次旅行相关的内隐运动记忆。

很难回答这一问题，即催眠是何时发生的。如果你想以年龄回溯为目的引导出催眠状态，你要继续下去，直到受试者的外显行为（通过经验更容易辨认出）揭示出了所期望的催眠状态的证据。然而，这一进程可以在任何时候被中断，这取决于要达成的目的，这点将在之后予以说明。

为了总结上文对于困惑技术的讨论要点，以下的大纲（表1-1）可能会有所帮助。这是一套作者多次使用的通用模板，当然每次的措辞都不一样，其中的一些例句已经列在大纲里。大纲已经简短化了，并重新修改过以确保在正确的地方加入具有实际个人意义的通用说法，而又不至于让人看出这些说法最终的意义是什么，不过这些通用说法可以一步步地验证受试者的催眠进度。

表1-1　艾瑞克森语句的隐含意思大纲

艾瑞克森的语句	隐含意思
我很高兴你自愿成为一名受试者	联合参与一个共同的任务
或许今天你享受过吃饭	无关事物——最有可能的、真实的
大多数人都享受吃饭，但有时他们会跳过一顿饭	一句合理的、普通的话
也许你今天早晨吃过早餐	表示时间的现在
或许明天你想要一些今天吃过的东西	未来（间接暗指过去和现在与未来的某种同一性）
你以前吃过它，也许是像今天这样的周五	过去与现在的共同之处
也许下周你会（吃它）	现在与未来
无论是上周、这周和下周，都没有区别	现在、未来与过去都相等
周四总在周五之前	无关事物，有效、不合逻辑的推论

艾瑞克森的语句	隐含意思
上周如此,下周亦如此,本周也如此	无关事物,有意义且真实,但这意味着什么(受试者在心理上努力将所有这些未来、现在和过去关联起来,所有这些都包含在一个缺乏针对性却有意义的说法中)
周五之前是周四,6月之前是5月	多么正确:注意现在时态与今天的昨日、5月的关系
但首先是"当4月带着她那甜蜜的甘霖"(Chaucer,1400)	已过去的4月(遥远的过去)过来了,它也明确指出了受试者生命里的一个特别领域——他的大学时代[一项预先决定的事实:可能是在高中预先决定的,引入乔叟(Chaucer)产生了一个与所说内容有意义地关联起来的难题,不过,这是一项令人困惑的任务]
3月紧随着2月的白雪,但谁真的记着2月6日	现在回到3月,回到2月,他(现在)确实(现在式)记得2月12日、14日和22日。2月6日只是让人感到困惑[已预先确定好2月6日不是生日或类似的事件日,但如果它有意义的话,这也只会促使受试者证实这一天)
1月1日是1963年新年的伊始,以及它将带来的一切	由此给出了一项回忆任务。它会带来6月(现在已经是6月),(6月)却难以解释地滑入遥远的未来,因为1月被赋予了现在时态
但是12月带来了圣诞节	真实、有效、生动地对已过去的12月的回忆,并暗示着1963年的到来
但是感恩节在圣诞节之前,所有购物都要完成,以及多好的一顿晚餐啊	1962年11月,带有一种迫在眉睫的紧迫感,在即将到来的12月要做些什么,一次在情感上有效的晚餐记忆,整个1962年(还有许多新年、圣诞节、感恩节,所有这些都带有强烈的情感色彩)

编者按:以下内容可用作大纲形式,在投入使用时,会加入许多细节,并预备根据受试者的反应进行自发的修改。

在上述大纲的基础上,时间定位的步子可以迈得越来越大,但都应基于真实发生和确认过的事件。劳动节、独立日、新年及对于1961年12月许愿已经实现的记忆,都被一一纳入到暗示当中。最后,通过引用乔叟的诗句,我将受试者21岁生日和大学毕业典礼设定为最终的高潮。谈及这些事件的目的是将受试者年龄回溯到一个又一个特定的时间,我在对话中早早地埋下了伏笔,以至于受试者对此并没有有意识的察觉。不过,如果提及的是特定的对象的话,如引用乔叟的诗句,就要特别小心了,只有事先确定好受试者的确读过乔叟的作品才行。同样的道理,我也可能提及来自某一年份的一首歌。我还可以在恰当的时机提出一些含糊其词的问题,即使我面对的是完全陌生的受试者,这样的提问也能从受试者那儿得到很多信息,我可以立即围绕这些信息来设计困惑技术进一步的细节。不过请记住,虽然6月属于现在时,但它同时也代表着所有过往的6月,所有受试者体验过的生日,以及所有受试者参加过的毕业典礼。在引发年龄回溯时,受试者说过的任何一连串充满个人意义的事件，哪怕再微不足道，我们都可以加以利用，并在催眠过程的早期以一种让受试者无法有意识察觉的方式巧妙地提及。

最初，在 20 世纪 20 年代，困惑技术只是被用来引发催眠中的年龄回溯现象。人们逐渐注意到了困惑技术所引发的众多表现形式，开始只是偶然，但后来人们进行了非常仔细的观察，并意识到这项技术的各种变化都可以被用来导入催眠状态本身，或者为了实验或临床目的而引发特定或孤立的催眠现象，为此人们进行了大量的实验。

说明性的实验程序

这些研究促成了一项特殊的实验，当时（1932—1933 年）作者正试图阐述在精神分裂症中所发现的某种空间定向的概念，自 1929 年以来，他一直对此感兴趣。他与戈文达斯瓦米博士（G 博士，现已去世，心理学和医学博士，后来成为印度迈索尔精神病院的院长，当时在美国学习精神病学）就这一主题进行了多次讨论。

当作者试图向 G 博士解释自己的发现：精神分裂症患者能做到想象自己正坐在椅子上看着窗外，与此同时也正闭着眼睛躺在床上，作者痛苦地意识到了言语解释的苍白。如果 G 博士并没有体验过某种自发的对比和比较，并进行事后评判，他就没法理解作者的解释：自我同时分别存在于两个独立的空间里是一种并行不悖的体验。因此，作者主动提出通过运用催眠来让 G 博士见证和参与这种体验，这也是他非常感兴趣的一种模式。之所以引用这个特别的例子，是因为它当时记录良好，并清晰地示例了困惑技术的建立。

为实现这一目的，在一个大的空房间里，作者摆放了两把椅子，然后安置了 G 博士还有他自己，呈一个 12 平方英尺（1.11 平方米）的布局。两把椅子放在一侧，他们两位在另一侧（椅子的位置分别是 A 和 B，他们的位置是 C 和 D），接着召来了 K 小姐，她是一位优秀的催眠受试者，广泛用于实验（针对本实验有意挑选了 K 小姐，因为她智商高、机敏、言语流利，以及她对音调变化与声音方向变化惊人的敏锐）。往往所有人在不经意间，都会对说话声音的微小变化作出反应（当头部转到一个不同位置时，声音随之有了一个新方向），K 小姐在这方面异常敏锐。人们可能会想起这样一个共同体验：无趣的演讲者对着后面墙壁上的一个点讲话，与之形成对比的是，有趣的演讲者，视线不停地扫视着观众，从而博得他们的注意力，并让每一位观众都感觉到他正在对自己说话。

角色 1	(椅子 A)艾瑞克森
角色 2	(椅子 B)G 博士
角色 3	(椅子 C)K 小姐
角色 4	(帘子后)F 小姐
角色 5	P 先生/M 博士
角色 6	S 小姐/W 博士
角色 7	Y 先生/T 博士

在 G 博士在场的情况下,向 K 小姐解释道,她要进入一个深度梦游式催眠状态,在这个催眠状态下,她会与 G 博士和作者保持着完全融洽的关系。K 小姐很快睁开了双眼,并看着作者,被动等待着进一步的指示。

在 G 博士聆听与观察时,作者把写有字母 A 和 B 的小字纸标签贴在各自的椅子座位上,并请 G 博士留意,东侧的椅子被标记为 A,西侧的椅子被标记为 B。G 博士被要求占据椅子 B 以北的位置,并用粉笔绕着双脚画个小圈。作者站在椅子 A 以北 12 英尺(3.6576 米)处,并用粉笔在脚边画了个小正方形。

在这个程序期间,K 小姐静静地站着,目不转睛地盯着空地。然后要求她坐在距离作者最近的椅子 A 上,面朝着离 G 博士最近的椅子 B。K 小姐坐了下来,再次被动地等待着进一步的指示。由于整个过程的实验步骤都很具体细致,因此 G 博士和作者都做了完整的记录[此外,在没有透露其意图的情况下,作者以纠正一项疏忽为由,短暂地离开了房间。他秘密地召来了 F 小姐,她是一名助手,以前曾与作者共事过,在如何完整地记录他的实验程序(包括言语与行动)方面受过良好的训练。她被要求待在某个帘子之后,她不在实验人员的视野内,不过在那儿,她的视野很好,可对所有的事件进行完整的速记记录]。

作者缓慢地、清清楚楚地告诉 K 小姐:

艾瑞克森·我想教 G 博士一些地理学(有意回避了"空间定向"这一术语),我需要你的帮助。你要完全照我说的做,仅此而已,只有一个例外,这个例外是这样子的。

艾瑞克森·你要特别留意和记住有哪些事我做了而 G 博士没有做,反之亦然。这项任务你要单独做,不要和你做的任何其他事情混在一起,而且明天当你为 G 博士和我打字的时候,这些你单独记下来的事情会一一浮现在你的脑海里,于是你会把它们适时地融入到你正在打的字当中。对此，你对我们两个人将只字不提。

现在开始今天的工作。我要你做的特别任务是：你要一直、一直、一直坐在你现在所在的地方，始终不要动。G博士会看着你，我也会看着你（此处的斜体字表明一种特殊的音调变化：缓慢、特别的强调、声音略微低沉。在前一段中，用于"一个例外"的特殊音调变化再次用于"一直"）。

艾瑞克森·然而，我想让你知道，你现在坐的那把对你而言在这儿的椅子（指着A）在那儿（指着B）；但对G博士而言，这把椅子（A）在这儿，那把椅子（B）在那儿，但当我们沿正方向（顺时针方向）*四处走动*时（再次使用上面提到过的同样的特殊音调，用在"四处走动"上），我在这儿，你在那儿，但你知道自己在这儿，你知道我在那儿，我们知道那把椅子（B）和G博士*在那儿*，但他知道自己在这儿，你在那儿，那把椅子（B）*在那儿*，我*在那儿*。他和我都知道你和那把椅子（B）*在那儿*，同时你知道我*在这儿*，G博士和那把椅子（B）*在那儿*，但你知道（这点），即G博士知道自己在这儿，你*在那儿*，椅子（A）在那儿，以及在这儿的我实际上在那儿，如果那把椅子（B）可以思考的话，它会知道你在那儿，它会知道G博士和我都认为我们在这儿，它会知道我们都知道你在那儿，即使你认为自己在这儿，所以我们三个都知道你*在那儿*，然而你认为自己*在这儿*，但我在这儿，你*在那儿*，G博士知道自己*在这儿*，但我们都知道他*在那儿*，但是，接下来他知道你*在那儿*，而他*在这儿*。

这一切都说得很缓慢、仔细、令人印象深刻，K小姐专心倾听的期间，作者努力记录自己的言语，并试图给G博士一个记录它们的机会（后来发现，与作者的记录一样，G博士的记录最是令人困惑且不完整，但幸运的是，F小姐获得了完整且准确的记录，因为她以前接受过对作者困惑技术进行记录的训练）。

很快，对于作者这番令人印象深刻的陈述，G博士看上去一个字也记不下来了，他瞥了一眼作者脚边的粉笔标记，手指不自觉地照着画起来。作者继续说到：

艾瑞克森·现在，K小姐，你向G博士解释，一开始缓慢地，然后越来越快，直到你以很好的速度说话，（你向他解释）当他认为他*在这儿*，你*在那儿*的时候，你是*在这儿*，他在那儿，正如我认为椅子*在那儿*，我*在这儿*，你*在那儿*。你一旦快速地说话,G博士就会开始理解他*在这儿*,你*在那儿*,仍然快速说话时,你慢慢地从*这把*(指着A)椅子变到*那把*(指着B)椅子上,但让他的注意力集中在你的解释上,即我们每个人可以如何认为(自己)在这儿,(却)在那儿,或者在那儿时,认为(自己)在这儿。然后,当他看见你坐*在那儿*并认为你在这儿时,(你)和缓地返回,仍旧解释甚至嘲笑他,因为当你在这儿的时候,他认为你在那儿,然后因为他没有认识到当他还想着你在这儿时,你是*在那儿*。

然后,K小姐接过了话,起初说得缓慢,然后语速越来越快。一开始,G博士就停止了记录的尝试,很快作者就不可能记录下K小姐快速的、以各种方式运用的以表明这儿与那儿的言语。

大约在这个时候,作者留意到了G博士双眼出现了水平眼球震颤,K小姐(仍旧在快速讲话),以不同的方式重复着作者关于这儿和那儿的解释,和缓地从椅子A走向椅子B。

G博士·(目视地检查了他的粉笔圆圈、作者的粉笔方框,突然喊道)你正坐在这儿的这把椅子上。

K小姐·(简明地)是的,我坐在这儿(换位)在那儿的那把椅子上(再次换位)。

G博士双眼的水平性眼颤更严重了,他抓起一根粉笔,快速走过去,并在一把椅子前标记了一个x,在另一把椅子前标记了一个o。作者立即用右手向K小姐打了个暗号,用他的左手指着粉笔标记的x和o,并用脚做了个遮盖动作。K小姐持续谈着这儿和那儿,在两把椅子间来回穿行,先坐在一把椅子上,再坐到另一把椅子上,每一次都用脚遮住x或o。

G博士·你正坐在x椅子上——不,x不见了,但o在那儿,所以,你坐在o椅子上,但o不见了(K小姐迅速移过去了),x在那儿,但x不见了,o在这儿,所以你坐在那儿。

G博士的眼球震颤大幅增加了,他抱怨道严重的眩晕、恶心和令人痛苦的头痛。实验中断了,K小姐被唤醒并让她离开。作者故意开始继续进行最初关于精神分裂症中双重空间定向的问题。渐渐地,G博士的头痛、恶心和眩晕消失了;他拿起他的笔记本开始阅读,并且他似乎突然想起了某些部分实验程序。

他解释道,当作者针对这儿和那儿给出最初解释时,他体验到许多困惑,但当 K 小姐接过话头并加快她的言语速度时,他感到自己变得头昏目眩,突然间,房间开始旋转。他试图通过做 x 和 o 的记号来阻止这一点,但这些标记似乎在来回移动,似乎莫名其妙地消失了,但粉笔圆圈和粉笔方框一直都在。他似乎并没有认识到 K 小姐实际上在来回变换位置,从一把椅子到另一把椅子,他只是意识到房间一直在旋转,他的主观痛苦与困惑越来越大。

第二天,K 小姐被要求给出她对昨天实验程序的回忆。她很快就产生了一个自发的催眠状态,且一直没有行动。她被给出"回想起"的指令,并给出"把她的记忆打出来"的催眠后暗示。

K 小姐·我忙着注视 G 博士和你,忙着记住这儿和那儿,我想不起来了。我只是专注地以不同的方式来说这儿和那儿,并通过你声音的音调变化来确定对我所说的内容,以及对 G 博士和我所说的内容。当你第一次说"一个例外",然后用与之相同的语调说:我会"一直、一直、一直"坐着时,我明白你对 G 博士说着一件事,但对我说的是与之不同的事,我必须再次留意它(指这种音调变化),因为我知道你有特别的意思。

然而,在清醒状态下,K 小姐轻易地打出了作者的笔记和 G 博士的笔记,经留意,每次她在 G 博士和作者的记录里附带插入各种项目时,她显然出现了短暂的自发催眠,并自发醒来,继续她的打字,明显没留意到插入的内容(许久以后,作者想到"时间扭曲"及其对 K 小姐自发的催眠和她打字时附带插入的内容的可能影响,这插入对她的打字没有任何妨碍。或许她在扭曲的时间里再次体验了前一天的事件,但她在催眠状态中认定她无法记住,这甚至相当有可能。这些附带的插入内容不太完整,不过与 F 小姐的完全记录很一致)。

在 G 博士努力记录的过程中,K 小姐特别留意到他没能记录下某些笔记,他做 x 和 o 标记、他瞥了一眼自己脚边的粉笔圆圈并用手指画下来,他瞥了一眼我脚边的(粉笔)方形,当他强调地宣布她坐在 A 椅子上,然后却发现她实际坐在 B 椅子上,却没有留意到她变换了位置时,他明显感到困惑。她还留意到他困惑于他所做的 x 和 o 标记的出现与消失,她观察到了震颤(F 小姐并没有留意到后者——她无法看见它,但她确实注意到了身体的不稳与摆动的胳膊,就好像是他为了保持平衡。K 小姐也留意到了这一点)。

她还留意到作者的记录中有许多空白，因为作者高度专注于这项任务，她正确地解释了作者对 x 与 o 的记号，以及他写下划掉或不划掉来当作"掩盖"和"看到"的意思。

F 小姐的描述非常全面，但是，如果没有发展出眩晕、恶心和头痛的话，G 博士就阅读不了它，尽管他多次尝试（这种重复出现的反应最能让人想起经实验引导的深度心理与生理反应）。G 博士阅读他自己的、带有 K 小姐附带插入内容的记录，引出了突然的但并不完整的回忆，比如："没错，她确实改变了椅子，只是我没有看见她这么做"以及"她把脚放在 x 上面了，这就是为什么它消失了"。

然而，他无法完全回忆起整个经历，在这项实验之后，G 博士找到那些呈现出空间定向改变的精神分裂症患者进行特别访谈，并解释道他们的断言对他来说变得更有意义了。他还对那些因空间定向改变而抱怨痛苦的一些患者表示出了极大的同情。可以补充的是，他不愿成为一名催眠受试者，但他确实询问过几次在那个时候他是否被催眠了，对作者来说，每次给出一个闪烁其词的回答似乎是恰当的，而 G 博士每一次都欣然接受。G 博士并不想确切知道，对此是一个合理解释。

和 G 博士一起对这一程序进行了进一步的测试，将其分别用于其他 3 名受试者，他们都拥有临床心理学博士学位。第一位受试者是普林斯顿大学的 P 先生（M 博士），他个人并不喜欢作者，但他是一名热情的实验主义者，不会让自己的情绪干扰到工作。事实上，他往往不喜欢太多的人，却在实验工作里会全心全意地与他们合作。

第二名受试者是史密斯学院的 S 小姐（W 博士），她对催眠感兴趣，却不知为何她反对成为一名受试者。她曾注意到其他人在没有经要求或在没有自愿的情况下，在观看自愿受试者的催眠导入时出乎意料地进入了催眠状态。她对作者说道，她会警惕着不让这种事情发生在自己身上，当被问道如果确实发生了，她会怎么做，她回复道："一次就够了。然后我会确保它再也不会发生"。

耶鲁大学的 Y 先生（T 博士）曾与赫尔一起做过一些工作，作为实验受试者他曾多次尝试进入催眠，却从未成功过。赫尔把他称作"不可能的受试者"。尽管他非常聪明，而且极有能力为对照标准、实验对象和程序制订一个充分的计划，但他总是坚持采用非实验对象对他的实验进行几次排练，即使是在简单的无意义音节学习实验里。

包括 G 博士在内的所有实验对象都在 27~ 31 岁。在他们身上运用了 G 博士所遵循过的完全相同的程序。作者分别与他们中的每一位讨论了在一些精神分裂症患者身上所观察到的空间定向问题，然后提出利用他的某位实验对象来对这一问题进行一个催眠实验的可行性。每一位都感兴趣，并表示有兴趣成为一名观察员。

遵循了在 G 博士身上所运用过的完全相同的程序，除了一点，使用了术语"空间定向"，而不是像在 G 博士实验时使用"地理"。理由是，在 G 博士的情况里，作者并不知道 K 小姐对"空间定向"的理解是什么，但他确实知道她理解"我在这儿，你在那儿，以及纽约在那儿"等游戏。

另一项差异是，F 小姐已读过关于 G 博士的所有报告，就将她安置在这样一个位置上：她能观察到受试者的眼睛，但在受试者们的视场之外。K 小姐接受了秘密指示，即她要遗忘掉 F 小姐的在场。多次重读 G 博士的记录使得作者能够更轻松自如地开展实验，K 小姐和 F 小姐都做过一次了，所以更能胜任她们的任务。

从所有 3 名受试者处获得的结果与从 G 博士处获得的结果类似，个体差异很小。没有人像 G 博士那样，用粉笔标出 x 或 o 来识别椅子 A 和椅子 B（于他们而言，粉笔是可获得的）。每个人都亲自检查了作者粘贴着字母 A 与字母 B 的椅子座位。Y 先生对每把椅子检查了 3 遍，而 G 博士不过是接受了作者的陈述。S 小姐和 P 先生仅仅看着作者在他们脚边画粉笔圆圈，在作者脚边画粉笔方块，但是 Y 先生却来回扫视圆圈和方块。

对于 G 博士，在实验结束前历经了一个多小时。对于 P 先生（他是三者中使用的第一人）35 分钟就足够了。S 小姐是第二位，需要 45 分钟。Y 小姐只需要 25 分钟。

所有三人都出现了眼球震颤，P 先生和 Y 先生通过他们的动作表现出了眩晕；S 小姐口头抱怨眩晕感。

没人留意到 K 小姐来回地从一把椅子滑到另一把椅子。

经留意，P 先生先是对 K 小姐生气，继而又对作者生气。K 小姐的记录和 F 小姐第二天打出的记录分别显示："对我生气""更加愤怒""对我和 G 博士更生气""冲我们叫喊""狂怒""对 K 小姐生气""非常恼火""真的对两人很气愤""叫喊，然后冲着 K 小姐和 G 博士高喊"。

两人（指 K 小姐和 F 小姐）都注意到，S 小姐突然以一种困惑的方式环顾房间，并抱怨严重的头痛和一般身体不适。

经留意，随着眼球震颤愈发严重，Y 先生不断移动他的手臂，就好似要保持自我平衡。接着，突然地，他闭上了双眼，并被动地站着，呈现出深度催眠的样子。对 P 先生的实验结束方式是：作者向 K 小姐发信号（示意她）安静，走到 P 先生身边，轻轻地把他领到实验室门外，关上我们身后的门，重新开始关于空间定向的谈话，该谈话恰好进入到这个时刻：开始打开实验室的房门进行实验。其效果是，在时间上将他重新定向到我们即将进入实验室的那一刻，将他从明显的催眠状态中唤醒，并对这种催眠状态产生遗忘。

作者瞥了一眼手表说，他们花了这么长的时间讨论，以至于实验不得不推迟，并建议道稍后会做出安排。P 先生在一般清醒状态下被打发走了。

对 S 小姐和 Y 先生采用了相同的程序，结果相似。

这些实验都在一天内完成，而且安排得很好，以至于三人在当天没有机会碰面。

第二天，K 小姐和 F 小姐各自打出了关于每位实验对象的报告。在通读它们，把它们相互比较，并把它们与作者自身的记忆进行比较之后，它们就被搁置一旁好几天。

然而，第三天，S 小姐带着一种不寻常的抱怨前来找作者，大意是：她必须从"观察室"里拿出一些材料，但她"突然产生了一种特殊的恐惧感"。这是一种害怕进入那个房间的恐惧（这曾是实验室），当她迫使自己打开门时，她出现了一种极痛苦的头痛。她想知道哪里出了问题。作者的回答是，她是一名临床心理学家，她刚刚描述了她想独自探索这一天来发生的现象，尤其是因为她说，门一经关上，头痛就立即消失了。

我们留心着与 P 先生和 Y 先生进行充分的接触，没有发现任何新的或不寻常的情况。F 小姐和 K 小姐也没观察到任何值得注意的事情。

那个周末，每个人被单独叫进诊疗室，并让他们阅读其他两名实验对象的报告。每个人都饶有兴趣地阅读了这些报告，但似乎都没有回忆起自己的经历。他们都认为这整个程序是一个最为有趣、最为复杂的催眠实验，并询问道，如果作者要重复这项实验的话，他们是否可以在场观察。接着，把关于 G 博士的报告递给了他们。在每个人读完这个报告之前，他们认识到 G 博士指的是戈文达斯瓦米博士。然后，他们拿起其他记录来研究，推测其他实验对象的可能身份，却没有成功（每个人被赋予的是他们大学机构的首字母）。只有 S 小姐大胆推测，P 先生的记录听起来有点像 M 博士（P 先生实际名字的首字母）会做的事，但她的推测仅限于此。

把每个人自己的记录给他们自己阅读。P 先生读过自己的记录并评论道，如果自己也被这样对待的话，他可能会有同样的感受。

Y 先生· 嗯，这家伙为自己想出了一个很好的逃脱方法。

S 小姐全神贯注地一遍又一遍地阅读关于自己的记录，而且她的脸上流露出越来越理解的表情。

S 小姐· 原来是这样。难怪我有那种恐惧的感觉并出现了头痛。这是关于我的记录……

说着，她从椅子上跃起，冲进走廊，几分钟后回来了。

S 小姐 · 这是我，确实，我完全肯定。我彻底遗忘了，但我害怕那个房间。在我动手打开门的那一刻，我出现了头痛。在我猛地关上门时，头痛消失了。但我依旧什么都不记得，只是我相当确信这是关于我的记录（苛求地说）。你打算怎么处理我的恐惧症和头痛。

艾瑞克森 · 这很简单，我可以有效地处理它，但我想以一种对你最具启发的方式来处理。

S 小姐 · （非常警惕地）那是什么？

作者的回复是拿起电话，假装请 Y 先生到诊疗室来。

艾瑞克森 · （对 Y 先生）你介意给 S 小姐展示些东西吗？

他欣然同意，我们三人沿着走廊走向"观察室"。在那儿，作者建议大家都进去，请 Y 先生先进去好吗？他欣然地这样做了，但当他进入房间时，立即产生了一个深度催眠状态。作者示意 S 小姐退到视线之外，然后他走到里面，拉起 Y 先生的胳膊，缓慢地把他领到外面，继续进行起初的关于空间定向的谈话，这就把他重新定向到最开始接近那个房间的时刻。他清醒了过来，完全遗忘了，作者谈论道，今天尝试做实验的话就真的太晚了。他们返回诊疗室，S 小姐谨慎地跟在他们后面。作者示意她进入诊疗室，当他们都坐下后，作者递给他关于他自己的报告。

Y 先生 · （疑惑地瞥了作者一眼，随意地看了看记录，然后带着迷惑、惊讶的神情，近乎高喊）那是我，那是我。那是发生在上周一，（这次）当我们进入诊疗室时，我还以为是周一。

S 小姐 · 这份关于 S 小姐的报告是我的。当我看到 Y 先生记起许多时，我经历了同样的现象。（沉思地停下来，飞奔出诊疗室，很快又回来问道）为什么我现在没有恐惧和头痛了？

对此的回复是：早些时候她曾表达过，她会警惕着不让这种出乎意料的催眠引导发生在自己身上，但如果它确实发生了，她会确保它再也不会发生。因此，她自身的潜意识就阻止她进入那个房间（她在那个房间里已不经意间进入过催眠状态），以免可能发生自发的催眠状态，就像 Y 先生刚刚所示范的那样。她的潜意识意识到这一可能性，因此她有了"保护性恐惧"。这促使她在本可以去找其他一些医生的情况下，立即找到作者。因此，她的潜意识已经认识到他负有责任，而且他给出的回答带有一个言外之意，即并没有危险，而是一次学习的机会。因此，她欣然接受了这一说法，即她是一名临床心理学家，她可以花一些时间来思考这一问题。通过言外之意，这意味着她的恐惧症和头痛可以被校正，也将会被校正。

然后，在她目睹 Y 先生的大量回忆时，她潜意识里的大量回忆自发地驱使着她去测试它，她冲向观察室，进入观察室，毫不担心自己会在不知不觉间发展出自发催眠。接着，出现了关于 P 先生的问题，S 小姐立即宣布：

当 P 先生读到那份关于 P 先生的描述时，他说这正是他在那种情况下会做的反应。我们把他叫来，然后我们怎么处理？

作者建议，在 P 先生到达时，他会把他们各自的报告交给他们，要求他们重读一遍，然后作者会坐下来，以便看见 P 先生报告上的页码。他们被告知，三人都将被指示去重读之前读过的报告，但他们（S 小姐和 Y 先生）要翻页，就像正在阅读一般，不过他们应该主要观察 P 先生的脸。然后，当作者清嗓子的时候，S 小姐要轻声地说"我是 S 小姐"，随之 Y 先生会学着（S 小姐）的样子说"我是 Y 先生"。

P 先生认真地阅读着 P 先生的报告，当他读到 F 小姐描述 P 先生"叫喊，然后冲着 K 小姐和 G 博士高喊"时，作者清了清嗓子，S 小姐和 Y 先生发表了他们的言论。

P 先生·（猛地吓了一跳，满面通红，用一种极度惊讶的语气）哇！我当时肯定气疯了。

在我记忆里，这整个事情现在完全清楚了。整周我都被一种感受萦绕着，那就是我知道一些我所不知道的事情。难怪我说，如果自己也被这样对待的话，我的表现会像那个家伙。

S 小姐立刻拉住 P 先生的手，带他穿过走廊来到观察室。她打开房门，让他走进去。

P 先生·（毫不犹豫地走了进去，看看四周）对。这就是事情发生的地方。

于是，他开始凭记忆来口头还原这间房间最初设置的实验情形。

因此，与意识共享的潜意识会阻止诸如 Y 先生发展出的自发催眠状态，S 小姐是否令自己满意地证明了这点？她问道，如果她在还没来得及回忆起来之前就走进了实验室，会发生什么。

艾瑞克森· 你会出现一个自发的催眠状态，不知不觉地认出那张脸，然后你会立即醒来，对我产生最不友善的想法与态度，而我要花费很长时间才能获得你的好感。

之后，S小姐因伴有严重头痛的慢性痛经来寻求催眠治疗，Y先生在各种实验中充当受试者，P先生对作者的态度则变得更加友好。

示例性的临床程序

几乎完全相同的这儿/那儿、这个/那个技术已被作者反复用于临床。它对那些进入诊疗室并坦率地表明自己有阻抗的患者，或者对那些仅仅表现出对治疗的明显阻抗的患者，显然是对寻求治疗的患者很有用。催眠师（治疗师）给出随意的评论，即当他们坐在那把椅子上并且会阻抗，如果他们坐在这儿的这把椅子上他们会阻抗吗？或者，他们是否在这儿的这把椅子上是没有阻抗的，因而就把他们的阻抗留在他们现在坐着的那把椅子上？他们可以在心理上考虑换椅子，坐在这儿的这把椅子上，把阻抗留在那儿的那把椅子上；或者，坐在那儿的那把椅子上，而他们的阻抗仍然留在这儿的这把椅子上。他们可以试着没有阻抗地坐在那儿的另外那把椅子上，然后回到这儿的这把椅子这儿来，并开始阻抗。要么把阻抗保持或留在那儿。关于这把椅子或那把椅子上，这儿或那儿。催眠时有必要多次提供，并多样化地重复。

因此，他们就对自身的阻抗感到困惑，并以一种令他们费解的方式。结果是他们不愿意保持这种困惑，因而他们往往会放弃他们的阻抗，并配合他们正寻求的治疗。催眠会随之产生，有时则不会，这取决于患者需求的强度。

困惑技术已在临床上被用于各种其他实例。将引用两个这样的案例，他们特征相仿，似乎都是适合困惑技术的患者，而且每个案例都有相似的主诉。一位是28岁的女士，另一位是45岁的男士。两人都痛苦地抱怨道，每当试着用右手写字时，右手就会患癔症似的瘫痪。两人的职务都要求写字，而且两人都是惯用右手。在所有其他的关系与活动中，右手都没遇到困难，甚至打字时也没遇到困难。但是，用钢笔、铅笔、触控笔，甚至一根大棍子在地上勾画出他们的名字、一个字母，或者只是一条直线或曲线，都将导致右手彻底的僵硬麻痹。就类似作者见过的以及由同事报告给他的所有这类患者一样，这两位患者都坚决地拒绝学习用左手写字，甚至是自己的签名也拒绝学习。作者长期的治疗经验表明，一旦坚持让这类患者改用左手，患者就不会再来了，作者的同事们也报告了类似经验。

记得小时候的游戏吗？右手在前，捂住心口；现在，请将左手背后，假装它已经被你丢掉了。请问，你剩下的是哪只手？这样的说法会让孩子感到费解，他发现自己陷入了一个困境：他不得不说右手是剩下的（left）那只手。此外，当你拼写"右"这个字的时候只能按字母顺序从左到右写，从右到左写的话不可能拼对（right），同样的，"左"这个字，尽管拼写和"右"很不一样，然而哪怕换到"左"这个字，如果不是从左往右写而是从右往左写的话，既不可能拼对，也是不正确的书法。

带着这样的想法，我们广泛读取了患者的病史（说实话也谈不上广泛，因为根据作者的经验，这类患者能够透露或描述的个人信息着实相当有限），以寻找对于患者特别有意义的情况。

作者为每位患者都额外安排了一次会面，好让作者有充足的机会来为他们度身定制这项困惑技术。

在初期的准备工作中，我们仔细制订了一个大纲，在一大堆以单词"右""左"和"写"为中心的困惑技术话术中巧妙融入了一些不相干的内容，那就是对患者特别具有个人意义的情形，我们还特意添加了一些细致的个人细节，好让这些内容分别贴合不同的患者。

这名女性是第一位患者，随着作者将困惑技术逐渐融入到最初的随意寒暄中，她开始变得越来越困惑和不确定，最终，当作者滔滔不绝、源源不断地向她说出以下内容时，她进入了非常好的催眠状态。

艾瑞克森·现在你的左手在右边（作者精心地、相当有力地把它放在她右肩上），你不能写字的右手是在左边（大腿上，因而创立了一种貌似合理的身体结构上的关系），这很正确，很好。现在，你不能写字的右手是在左边，你用右边（肩膀上）的手来写字。

随着进一步的阐述与重复，以及几次进一步的催眠（带有措辞谨慎的催眠后暗示），患者将她右手的书写障碍永久转移到了她的左手上，并通过催眠后暗示对此补充道：

"在你左手背上，有一个奇特的、不令人不快但有趣的、1 美元大小的'凉爽斑点'。"

3 年后，她仍在稳步工作，无论何时，只要她试着用左手拿起铅笔，还是会出现左手瘫痪，那个"凉爽斑点"仍旧存在，并且是她孩子气般强烈自豪感的源泉。在临床上，她被视为治疗成功，尽管她身上有许多有必要改变的地方，但她对此完全满意。例如，她在家务方面极度不整洁、在许多社交活动方面极度拖拉，比如，一位朋友为她准备的生日晚餐，她迟到了 2 小时，这位朋友多次打电话给她，让她快点到，避免让其他客人等候。尽管如此，她还是很受欢迎，或者至少是对她很宽容，至于她的右手使用情况，仍旧令人满意。

艾瑞克森为那位男性患者制订了一个在设计上更为谨慎的困惑技术，这位男士显然智力更高、问题更难，而且思维更敏捷。由于他的工作涉及保险，词语保险、保证、投保、确保、再保险、使安心与 write、right、left 交织在一起。碰巧，他的一位亲戚：

"就叫他赖特（Wright），但他不是一名车轮修理工（wheelwright），然而他开车时可以向右转，右转再右转（wheel right around right），最终向左转（go left）开到正确的（right）方向"。

换言之，设计更复杂的困惑技术仅需添加更精细、更复杂的文字技巧，更多利用从患者病史中得到的个人情况，以及更快、更令人困惑的时态变化。然而无论怎么做，作者都实现不了将他右手的失能转移到左手上的效果。不过，当这位患者处在催眠状态的时候，也许作者让他产生了想要逃脱困惑的强大动力，以至于他可以无可奈何地接受自己右手的失能，放弃想要克服顽疾的努力，并接受公司已经多次向他提出过的晋升机会，而且新的职位不需要他去写字，之前他一直拒绝这个提拔，理由是：

"即使我什么都不做，我也要战胜这个顽疾（指书写障碍）"。

作者的评估是：对他的治疗也是成功的，尽管几年后，他又来找作者想要再次治疗他的书写障碍，但作者三言两语就把他打发走了，方法是承诺一旦对他而言最合适的时机到来，就一定帮助他再试一次。到目前为止，他还没有找到那个最合适的时机。

对于困惑技术的各种反应

本文中讨论的第一种困惑技术（也由作者首先提出，涉及时间上的迷失）为困惑的发展提供了一种相对简单的方法。然而，仔细观察这种运用（的话），很快就会揭示出其他可能的变体和应用。因此，一系列程序被设计出来，首先是大纲的形式，然后通过细节的填充，让唤起特定现象和孤立现象的催眠状态成为可能。

关于困惑技术，另一个关注点是实验和临床的反应。临床由于具有治疗动机，往往会放弃阻抗，因此可以对患者施加更为简单的技术。有时，哪怕他们仍然有阻抗，他们似乎也不介意我们重复相同或稍加变化的困惑技术。

实验反应的差异会非常大，有时候让人觉得很有意思。例如，我们对 K 小姐使用了各种各样的困惑技术，然而她总是乐于对同一种困惑技巧或其变体做出反应。此外，在催眠状态下，她比作者更善于在其他身上施加困惑技术，不管她所使用的技术作者之前对她使用过，还是仅仅在催眠状态下第一次向她描述。

在 F 小姐的案例中，她也会反复对同一种困惑技术或其变体产生反应。然而，她无法运用困惑技术，无论处在催眠状态中还是日常状态中。事实上，大多数处在催眠状态中并且被困惑技术催眠了的受试者似乎都无法运用它，尽管在催眠状态下，他们能成功地运用普通的传统催眠技术（即使他们清醒状态下也无法将任何人导入催眠状态）。事实上，长期的经验表明，学会催眠最简单、最迅速的方法是首先体验催眠，从而直接地感受到催眠。

同样有趣的是，对困惑技术欣然且反复作出反应的受试者，在听到用于其他人的困惑技术时，有可能发展出催眠状态。然而，K 小姐和 F 小姐都是非常称职的秘书，他们可以倾听以前用在她们身上的困惑技术，而之后同样的技术用于其他人时，在没有催眠反应的情况下她们可以逐字笔录下来，做出完整的记录。显然，她们削尖的铅笔及任务的存在足以对抗任何催眠反应。此外，提前对两人的要求，她们都可以在催眠状态下用速记法记录下用于其他人的困惑技术。值得注意的是，在她们身上运用困惑技术引导出催眠状态，然后让她们在催眠状态里记录下用于其他人的同一技术（有少量不明显的、与其他人作为个人有关的变化），这种措施没有影响她们的催眠状态或记录能力。

无论是传统技术还是困惑技术，Q小姐和T先生都是优秀的受试者。然而，经历了几次困惑技术之后，他们的反应是绕过困惑技术，立刻发展出催眠状态，而无论作者使用该方法有多巧妙。正如他们在催眠状态下所解释的：

"只要我体验到一丁点儿困惑感，就会落入深深的催眠状态之中。"

他们只是单纯不喜欢困惑的感觉。这两位虽然能够很好地运用更多的普通催眠技术，却怎么都学不会困惑技术，甚至说出一个大概都做不到。其他人也有类似的反应。

H先生对各种困惑技术都欣然作出反应，他自发地发现自己可以在催眠状态下运用它们，并发现当自己仍处于由作者使用困惑技术所引导出的最初催眠状态时，自己可以对其他受试者进行实验，随后调查自己在清醒时设计与有效运用困惑技术的能力。在这方面，作为一个富有趣味且能促进认知的案例，下面将叙述他首次自发地发现自己运用困惑技术的能力。

耶鲁大学的M教授对克拉克·赫尔在那里的工作进行了猛烈的批评，并且完全不相信催眠是一种真实现象。他向作者寻求关于催眠的进一步启发，并想知道作者是否可以复制耶鲁大学正在进行的一些催眠研究。他本人是一名心理学家，却从未从事过任何催眠工作，而且耶鲁大学迄今的研究还没有使之相信催眠的有效性。他坦率且自由地陈述他的理解，并询问作者是否会向他演示催眠，或是复制部分赫尔和他学生所做的事情。

一番思考后，艾瑞克森同意了，并打电话找来了两位优秀的梦游式催眠受试者（R小姐和H先生）。两位到达后，被引荐给了M教授，M教授简明扼要但很全面地说明了自己的态度和期待。两位都表示，只要作者同意，他们愿意做M教授想要他们做的任何事。

作者表示同意，并建议先由拥有心理学博士学位的R小姐来催眠H先生，以满足M教授充分展示各种催眠现象的需求。随后，作者便借故离开，他向R小姐和H先生解释说，自己要去和另一位同事进行一项通过催眠消除疲劳的工效学研究（一项利用催眠来消除疲劳的肌力描记器实验），尽管自己不得不缺席一阵子，但他仍然会和作者保持融洽的关系。作者还补充说，自己可能会离开大约 1 小时，或者更长时间，因此 R 小姐大可以慢慢来，来满足 M 教授的一切要求。

大约 1 小时后，当作者回来时，他面临着一片令人困惑的景象。M 博士坐在桌前，面带茫然与困惑不解的表情，徒劳地试着做笔记，被告知要催眠 H 先生的 R 小姐，很显然处于深度梦游式催眠状态。H 先生也处于深度梦游式催眠状态，只有 H 先生保有与作者的融洽关系，这表现为当作者进入房间时，他抬头看向他。R 小姐显然没意识到作者，尽管她双眼睁得很大。

艾瑞克森·发生了什么事，R 小姐？

R 小姐显然对作者的话没有反应，而且这样的情况看上去需要被记录下来。于是，K 小姐很快就被叫来了，来时拿着笔记本和铅笔。

艾瑞克森·请保持现状。那么，H 先生，你正处于催眠状态吗？R 小姐也处于催眠状态吗？

H 先生·是的。

艾瑞克森·你们俩都与我关系融洽吗？

H 先生·不是。

艾瑞克森·谁与我关系融洽，为什么？

H 先生·只有我。我告诉 R 小姐只能和我保持融洽的关系。

艾瑞克森·请保持现状，维持原样，什么都不要做。我要把 M 教授带出房间一会儿，你们两个保持原样，不要有行动。对于 M 教授，你有什么想说的？

H 先生·（简洁地）现在他认识到催眠是真实的（对 K 小姐与教授的在场没有作出反应）。

M 教授、K 小姐和作者走进隔壁的房间，作者系统性地询问 M 博士发生了什么。

总之，他解释道，通过手臂悬浮，R 小姐已经在 H 先生身上诱发出了一种"深度催眠状态"，然后已经用他示范了痛觉缺失、僵住、遗忘、正向与负向的意念动觉和意念感觉现象、记忆增强、催眠后暗示、从催眠状态中醒来，以及再次导入催眠状态。

对每一项示范，她都要求 M 教授亲自测试每一个现象，这令他确信自己所观察到的是最为有趣且有效的现象。

当 R 小姐再次将 H 先生导入催眠状态时，M 教授表示，方才 R 小姐曾问过 H 先生还能做什么来指导 M 教授。

H 先生·（简洁地）是。

R 小姐·请问你会做这件事吗？

H 先生·是的（但没有任何类型的动作）。

R 小姐·那么，你打算做什么？

H 先生·我没法说，只能做出来。

M 博士·这时我才真正大开眼界。H 先生从他坐着的椅子里慢慢起身，双眼睁开，一眨不眨，瞳孔放大，明显缺乏了周边视觉。他走向 R 小姐，非常轻柔地握住她的手，慢慢地把它举起来，并温柔地告诉她在深度催眠状态下沉沉地睡着。

然后，在她开始说话时，他开始以一种非常令人困惑的方式谈到你、我、R 小姐、他自己、催眠、示范、肌力描记器（测量肌肉运动）及现象，我变得如此困惑，以至于无法知道发生了什么，直到我突然意识到 R 小姐正处于催眠状态中，他（H 先生）也是。两人都没注意到我，他要求 R 小姐做了许多事，与她要求他做的类似，只是他有所增加。

比如：他让她醒来时对自己的名字和所在之处产生遗忘。一开始，我以为她醒来了，我询问她的名字，但是她似乎并没有听到我（说话），H 先生似乎也没有听见。我摇了摇他俩的肩膀，两人都没有反应。然后，她似乎吓到了，于是他告诉她沉沉地睡着，感到舒适自在。你进来时，我正试图彻底想清楚。从你所提的问题来看，我猜你已经掌握了情况。

三人回到房间,R小姐和H先生正在被动等待。

H先生被告知醒来,他立刻醒来了,几个简单的问题揭示了这一事实,即他重新定向到了作者宣布自己因肌力描记器实验(译者注:工效学实验)即将离开的时刻。

然后,作者对R小姐说话,但是她没有给出任何回应。H先生看上去大为惊奇且困惑不解,在他说话之前,作者迅速介入,他要求H先生告诉R小姐听作者说话。

艾瑞克森·既然我回来了,你有什么要对我说的吗?

这是一个乔装过的、让她从催眠中醒来的指令。她的回应是立即醒来,时间上定向到她在H先生身上再次引导出催眠状态的那个时刻。她简单地回答道她已经向M教授示范了所有的常见现象,但作者可能想要接手,她解释说H先生仍然处于催眠状态。

H先生·(立即宣称)不,你才是那个处在催眠状态中的人。我只是得把你和我之间的融洽关系转移到艾瑞克森博士那里,这样他才能和你说话,而且,他可还没有让你从催眠状态中醒来呢。

R小姐·(困惑地)不,你处于催眠状态,但我不明白你的行为。

在接下来的1小时里,作者让他俩试着解决这个问题,而K小姐则做着记录。

两人都对自己的催眠产生了遗忘,两人都相信对方处于催眠状态之中,两人都认识到对方的表现是在清醒状态下,两人都不能从对方身上引导出催眠行为,甚至无法就时间达成一致(作者已经没收了K小姐和M教授的手表,也取下了自己的手表,因此他们都没有手表了)。

R小姐确信作者离开1小时后刚回来,H先生同样确信作者即将离开,而R小姐即将开始她的任务。两人都不明白K小姐为何在场,以及她为何做记录,他们也不能理解为何M教授和作者拒绝澄清这一事项。

最后,他们在仍然各持己见的情形下被打发走了,K小姐打出了她完整的记录。之后，M博士再次来访，他们还有K小姐都被叫来。另一方，对于R小姐和H先生而言，这个问题仍未解决。在阅读K小姐用打字机打出的内容描述时，他们似乎都无法理解各自的催眠经历。

然而，当与处于深度催眠状态下的他们分别面谈时，两人都回忆起了整个催眠事件，只是在H先生退出催眠状态时，他不得不要求R小姐重新确立与作者间的融洽关系，然后她才能应作者的要求继续讲述她的经历。

让他们彻底恢复对整个经历的记忆的催眠后暗示取得了成功，这有助于让作者和他们，他们彼此之间和与他人之间可以就此事进行最为全面的讨论。

至于M博士，他之后与赫尔博士及作者进行了大量的实验性工作。

在与R小姐和M博士的这起事件后的几年里，不知何故，H先生彻底失去了多年来对催眠的兴趣，但他对催眠的尊重仍在。

直到有一天，他不得不面对一件事：麻醉师和外科医生告诉他，他的一位上了年纪的朋友亟须一场重大的手术，然而外科休克和化学麻醉剂双管齐下，肯定会要了他的命。由于H先生当时拥有行医资格，他说服了迟疑不决的外科医生给患者做手术，同时他使用困惑技术来将患者导入催眠状态，然后通过诱发某种空间和情境定向的障碍来引发催眠麻醉效应，患者接受了大范围的腹部手术，同时，患者在幻觉中与H医生一起回家。他之所以是使用这种困惑技术，是因为患者及其亲属之前就被告知患者可能无法从手术中活下来。患者实际上恢复得非常好，H先生（更确切地说是H博士），现在大量地使用催眠。但他自己不想进入催眠状态，他没法向作者解释为什么会出现这种情况，也无法解释为什么他长期以来都对催眠不感兴趣。

还有另一类受试者，起初，他们对困惑技术反应良好，接着，他们转而激烈地反对它。以下的雄辩陈述（由一位参与者在早期研究中所作）最能说明这点：

我一直对这种困惑技术颇感愤恨和苦恼，我对它的使用感到愤恨，但最初我愿意聆听它并尽我所能地合作。毫无疑问，我的愤恨部分是由于我自身的思维模式；我总是想要弄清每一个想法，并在继续前整理好自己的思路。然而，我附和了那些令人困惑的暗示，我知道它们对我产生了作用，尽管其作用不如其他的技术那么好。

目前，它们对我不起作用。无论我处于多深的催眠状态，也无论我多么配合，只要那类暗示开始，我就停止聆听。我也不会假装自己在聆听。如果催眠师坚持不停地说，我就关掉我的听力（自我创立的催眠性耳聋），我可能会醒来——感到非常恼火。

我可以明确指出这种转变，即从勉强和略带愤恨的顺从，到断然拒绝聆听任何令人困惑的暗示。一天，我正试着决定自己是否应该向催眠师透露一些信息——我不确定那是什么，但我相信那是一些关于手头工作的信息，对于它，我不确定自己是否应该透漏。催眠师正在寻找该信息，突然，催眠师尝试了一种策略来迷惑我的思维，也就是说，在我专注于其他事情时，催眠师提及了一个用于转移我注意力的话题。我感到催眠师亟需这个信息。我记不起催眠师是怎样急切地索要这个信息并试图分散我的注意力的。我感到一阵怒火——我没有回应。现在仔细一想，我意识到那种策略是不公平的——它试着催促并迷惑我来做出答复，而不是让我基于自己深思熟虑的判断来做出决定。我也意识到，无论是那时或是可能下一次在我身上尝试困惑技术，那基本上都是相同的东西，还会让我愤怒。我受够它了，它不会再起作用了。

事实的确如此。然而对于其他的技术，这名受试者的反应惊人的积极。细心的观察者会留意到，实验和临床受试者都有明显的偏好，这应该予以尊重。因此，一位受试者可能极力反对放松技术，但喜欢手臂悬浮技术，而在另一个时间里，他可能只对另一个技术反应积极。

困惑技术的价值

困惑技术的价值是双重的。在实验工作中，它教会了实验者一种很好的运用语言的方法，一种足以改变习惯思维模式的思维敏捷性，并使他们能够充分考虑到保持专注和敏捷反应所涉及的问题。此外,它还需要实验者能够学会去识别和理解行为变化的最小线索。

在临床上,它对一些患者很有价值,他们绝望地寻求治疗,却又被自身临床问题和不受控制的阻抗(这阻止了治疗的开启)所限制和支配。一旦这些阻抗被绕过,那么就有可能获得患者的合作,以纠正他们的临床问题并让阻抗消失。最后有价值目标的是:在一些不利的情形下(如恶性疾病晚期的剧烈疼痛时)以及在那些有兴趣却抱有敌意、攻击性和阻抗的患者身上,长期频繁地使用困惑技术,已让多次催眠状态得以迅速导入。

或许最好举个例子来说明困惑技术用于处理阻抗、持怀疑态度的癌症患者,一名患者遭受着持续的疼痛,另一名患者遭受着不定期、无规律的、长期的剧烈疼痛发作,时长10分钟到30分钟,甚至更长时间。根据作者的经验,唯一的区别就在于患者自身,因为基本相同的技术(略带修改使其更适用于个人)可用于两者间任一类患者。

一名患者因全身多处转移而经受着持续疼痛,她对即将到来的死亡极为不满,她不愿意接受麻醉剂,因为除了让她昏迷之外,她得不到任何缓解,她最为渴望的是尽可能地与家人待在一起。她的所有家人都对催眠持有敌对的宗教观念,即使这是由她的家庭医生(她的教友)所推荐的。

幸运的是,一本医学书籍中的印刷文字、一篇百科全书中的文章,以及一封她的宗教传教士写给作者的私人信件(信中提到了成功使用催眠进行医学治疗)说服了这位患者的家庭成员。

还有一位患者是一位50多岁的男士,他遭受着无规律的、持续性的、突发的剧烈疼痛发作。发作期逐渐变长,从10分钟到1小时不等,但是短时发作越来越少,长时发作变得愈发频繁。

他对周遭的态度是带轻蔑的怀疑与嘲弄,以及对自身命运的愤恨和对所有人的敌视,尤其敌视医学界,因为关于癌症医学界是"如此愚蠢和无能"。

在所有的案例中,我都使用了同样的困惑技术,除了特意提到的一些有针对性的个人情况之外。方法是:

艾瑞克森·你知道,我知道,以及你所认识的医生们都知道有一个你知道你自己并不想知道的答案,这答案我知道但并不想*了解*,你的家人知道却不想知道。无论你多想说"不",你知道这个"不"事实上是一个"是",你希望它会是一个让人愉快的"是",所以你确实知道自己和家人*所意识到*的是"是的",然而,你希望那个"是"会是"不"，并且你知道所有的医生都认识到他们所意识到的是"是的"，然而他们仍然希望它会是"不"。正如你希望没有疼痛，你知道有（疼痛），但你所不知道的是，没有疼痛是你可以懂得的一些事。无论你知晓的是什么，没有疼痛要比你所认识到的更好。当然，你想知道的是没有疼痛，这正是你将要意识到的，没有疼痛（所有这一切都说得很缓慢却极为强烈，似乎完全不理会患者任何痛苦的哭喊或"闭嘴"咆哮的警告。斜体字表明经特别强调的暗示。）。

埃丝特、约翰、迪克、哈里或伊凡洁琳（或任何其他所熟知的名字），你的亲朋好友们，都知道什么是疼痛，也知道没有疼痛是什么感觉，所以你也很想体会没有疼痛，只有舒适感，而且你也知道只有舒适，没有疼痛是怎么一回事，并且随着你感觉越来越舒适，你知道你不可能对舒适说不，但你可以说："没有疼痛"，而你也感觉到没有疼痛，你也可以说："没有疼痛"，而你也感觉到没有疼痛，只有舒适和轻松，当你能体会到自己是如何舒适、轻松和放松时，这该有多好啊，你现在、以后都会感受到放松的感觉变得越来越久，越来越多，随着越来越多的放松感、惊奇和惊喜都会浮现在你的脑海中，这时你会感受到某种自由和某种舒坦，而你是如此渴望拥有这种感觉，并且当这种感觉越来越强烈时，你知道，真的知道，今天、今晚、明天、下周和下个月，在埃丝特的 16 岁生日（或任何之前提过的名字），一个多么美好的时刻，你当时的美妙感受似乎和今天一样清晰，而且能够记得起人生每一件美好的事情是一种生命的荣耀。

人们可以无限地即兴发挥，但是以这种缓慢、令人印象深刻、极为强烈与平稳柔和的强调方式来使用这些文字技术，并在不知不觉中引入新想法、过往的愉快记忆、舒适自在和放松的感受，其结果通常是高度吸引了患者的注意力，呈现出双眼的呆滞凝视、身体的静止不动甚至僵住的现象，以及一种强烈的渴望，即渴望理解作者以如此严肃与真诚的态度对他们所说的话，这迟早就会完全吸引到他们的注意力。然后，催眠师以同样的谨慎示范了对负面词汇所抱有的恐惧、忧虑与担心的情绪彻底消失，介绍它们的方式似乎是为了解释，但实际是给出更进一步有助推动积极反应的暗示。

艾瑞克森· 现在，你已经忘记了一些事，正如我们都会忘记许多事一样，好的及不好的，

尤其是不好的，因为记住好的东西是会令人愉快的，你可以记住舒适的、自由自在的、放松的和安宁的睡眠，现在你认识到你没必要疼痛，意识到没有疼痛是很好的，记住是很好的，永远记住，在许多地方、这里、那里及每一处，你一直处于自由自在和舒适，现在你知道了这点，你知道所需要的是没有疼痛，但你确实需要知道所有关于自在的、舒适的、放松的、麻木的、解离的、思维重新定向和心理能量的知识，知道并充分了解所有那些将带给你的自由，以知道自己的家人和他们正在做的一切，并尽可能长时间地带着所有的舒适与快乐去畅通无阻地享受与他们待在一起的乐趣，这就是你将要做的。

通常，大约 5 分钟就可以捕捉到患者的注意力，不过也可能需要持续 1 小时甚至更长时间。另外，非常重要的是，用词上让患者能够理解。上述两位患者都是大学毕业生。

当这些案例被转介交给作者的时候，作者的惯例是先获取一些有关人格类型、个人史、兴趣爱好、教育背景和态度价值等的初步信息，然后手写一份概括性的大纲，来安排这些事实以什么样的顺序和频率来穿插到作者滔滔不绝（絮絮叨叨）、诚意满满的催眠话术中。

一旦患者开始进入浅度催眠状态，作者会加快步伐，直接跳过一些环节，不过作者会保留在催眠话术中提及疼痛的权利，让患者知道作者并不害怕说出"疼痛"二字，并且作者有完全的信心让患者的疼痛最终消失，因为当作者提到疼痛的时候显得轻松又自然直接，通常在一种否定疼痛的氛围中，疼痛更容易减轻、转化或消失。

然后，我们应该很清楚的是，这些患者具有很强的治疗动机，于是他们的冷淡、敌意、好战和怀疑实际上都能帮助我们带来最终的结果，作者会毫不吝啬地利用他们所表达的一切内容。一个愤怒好斗的人可能在袭击别人时不小心弄伤了自己的脑袋也毫无察觉，一个满腹好奇的人为了回避一场无聊的讲座也会不自觉地关上心门，然而这样的心理现象也有可能屏蔽了疼痛。在这种情形下，患者无意中进入了一种不同寻常的内部定向状态，这让他们很容易被催眠，也很容易并接受任何满足他们需求的暗示。聪明的做法，就是一定要给出暗示，如果有一天疼痛复发到了要吃药的程度，你也只需吃一两片阿司匹林就足以缓解了；即便发生了任何的紧急情况，你也只需要打一针就好了，效果会比以往任何时候都要好得多。有时候，打一针无菌药水就足够了。

编者按：我们现在有许多更有效的药理学资源。今天的护理标准涉及医学资源与用于管理疼痛的心理方法的相同。

简短的困惑技术

所有前述内容表明,困惑技术是一个长时、高度复杂、费解的程序。制订一个程序并解释其基本原理的确是一项漫长且艰巨的任务,但是一旦做过多次且学着认识所涉及的基本过程之后,就会变得非常轻松且自如;并且可以在一些极其不利的条件下产生快速诱发的催眠状态。为说明这点,在此将陈述一个自发的实验实例与一个临床病例报告。

第一个案例发生在一个医学学会的一次讲座上。

在场的一位医生对学习催眠非常有兴趣,讲座期间,他听得很专注,但在讲座之前的社交时间里,他对大多数同事一再表现出敌意、诽谤和攻击性行为。当他被引荐给作者时,他用一种"可以捏碎骨头的力度"握手,几乎使作者失去平衡〔这位男士比作者至少高出 6 英寸(约 15.24 厘米),比作者重约莫 65 磅(约 29.48 千克)〕,并在没有任何开场白的情况下咄咄逼人地叫嚣道:"看看哪个傻瓜胆敢试图催眠我。"

当会议主持请自愿者示范时,他大步上前并用洪亮的声音宣布:"好,我要向各位证明,你催眠不了我。"

当这名男士走上讲台时,作者缓慢地从椅子中起身,似乎是为了与他握手致意。在这位自愿者伸出手准备给作者再一次捏碎骨头的力度握手时,作者弯下腰并缓慢地、精心地系好自己的鞋带,留下这名男士手臂伸出、无助地站在那里。他因作者不适宜的行为彻底懵住了,不知所措、困惑不解,完全不知道该做什么。此时,这位男士非常容易受到符合情境的第一次信息理解的影响。

随着第二根鞋带被系上,作者说道:

"做个深呼吸、坐在那把椅子上、闭上双眼、深深地进入催眠。"

这名男士迟疑地坐了下来,深呼吸,闭上了双眼,在数秒之内他就发展出了一个梦游式催眠状态。作者示范了各种催眠现象,在给出催眠后暗示之后唤醒了他。该催眠后暗示是:他将会礼貌地询问作者。

"嗯,我们什么时候开始催眠?"

之后，当作者挪动椅子时（催眠后暗示），他会完全记起一切。这名男士醒来并问了那个问题，对此，作者闪烁其词地回答。

在一次简短、随意的谈话后，作者伸手去够一杯水，却不得不挪动他的椅子。

受试者的反应是大吃一惊并说道：

"嗯，我真该死！但是，怎么做的？现在再做一遍，这样我就能知道你是怎么做的。"

我提出了好几种传统催眠技术让他来选择。他选择了手臂悬浮技术，因为这项技术听上去更有趣一些，为了照顾他和观众的受益，我展示这项技术时特意放慢了速度，并引发了另一种梦游式催眠状态。

在这样的背景下，该实验受试者以一种出色的方式呈现了问题，既充分符合他的行为模式，又引发出了某种主要满足观众兴趣的反应性行为，尽管他本人对此也有些兴趣，然而他主要的关切恰恰截然相反。他希望看到作者表现出徒劳无功的挫败感，然而即便如此，他也默认了催眠是一种有效的现象。

对发生事情的解释相当简单。这名男士带着做某事的强烈决心上台。作者站起身来，好似要和他握手致意，接着却弯腰系鞋带，留下这位男士伸手站在那里，什么也做不了，这突然中断了他意料中常规性的事情，因作者彻底不相宜的行为惊呆了，完全不知道该做些什么，因此就非常容易受到任何清晰、易理解的暗示的影响，即做些适合整个情境的事，他对作者轻声给出的简单指令做出了反应，这给他解了围。当然，发觉所发生的事情后他立刻提出要求，在这点里这位男士对催眠的潜在态度变得明显。

同样，许多临床患者表现出类似的敌意、攻击和阻抗行为，然而，他们仍在诚实地寻求治疗。困惑技术改变了两人间的竞争，并将其转变为一个治疗情境，在这种情况下，双方在同一任务中共同协作并参与其间，这任务恰当地以患者福利为中心，而不是围绕两个个体间的竞争，在临床中为达到治疗目标应当避免这种竞争。

下面再举一个处理过类似临床案例来说明。

一位患者在第一次预约时，以一种犹豫不决、不确定的方式进入诊疗室，不过，她的步履似乎太过有力、太过挑衅。

她僵硬、笔直地坐在椅子上,她双臂僵硬、双手手掌抱着膝盖。

患者 · (用虚弱的声音迟疑地解释道)X 医生让我来找你,他在我身上花了好几个小时;在他之前是 Y 医生,也在我身上花了好几个小时。在 Y 医生之前是 Z 医生,他在我身上花了 30 小时。三人都告诉我,我阻抗太强以致无法被催眠,但他们都说你可以催眠我。我去找其他两位医生是因为他们离我家很近,我不想大老远跑到凤凰城来被催眠,但是连我的家庭医生都告诉我,这将有助于克服我对治疗的阻抗。

她羞怯举棋不定的举止和声音、机械僵硬的步态、笔直生硬的坐姿、过分强调试图引入催眠状态所耗费的毫无意义的时间、遗憾地声明她不想来凤凰城接受催眠治疗,以及当第一位医生和其他医生都推荐了作者而她坚持去找其他两位医生,这些都表明:①她将会抗拒催眠;②她因自己的矛盾而困惑;③任何一般的、意料之中的催眠引导技术都无法接近她;④毫无疑问她想要治疗;⑤她会试图让作者卷入一场竞争而不是接受治疗。

艾瑞克森 · (简短生硬)嗯,让我们把话说清楚:三位医生,都是好人,和我一样好,他们在你身上努力工作了许多。他们发现你阻抗太强,我也会有同样发现。所以,让我们彼此都明白这一点。

下面的话,作为两个部分,以明显不同的语调和节奏对她说:

艾瑞克森 · 我不能催眠你,只有……你的……胳膊。

患者 · (以一种困惑的方式)不能催眠我,只有我的胳膊……我不明白你的意思。

再次用下述话语向她严厉强调。

艾瑞克森 · (缓慢地说)那正是我所指的。我不能催眠你。(作者用温柔、平和的声音迅速补充道,就好像它们是一个词)只有……你的……胳膊,看!

当他说"看"这个词时,他轻柔地将她的左臂向上抬起,他手指的触碰只是为了引导向上的运动,而不是真正的抬起它。他轻轻地撤回自己的手指,让她的手僵住地留在半空中。她看着自己的手臂向上伸展。

艾瑞克森·(轻声地叹息)闭上你的眼睛,深吸一口气,深深地睡着,当你这样做时,在你深深地、舒适地安睡时,你的左手会缓慢地回落到你的大腿上并一直留在那儿,直到我告诉你醒来。

她进入诊疗室后不到 5 分钟,就处于一个深度的、经证实的梦游式催眠状态。到底发生了什么?这位女士在绝望地寻求治疗,她远道而来寻求治疗,回应着那些反复给她的建议。对于任何惯常的、传统的、仪式化的催眠技术,或者其他她可以看到、听到及理解的各种技术,她都抱有一种固执的对抗姿态。她听到作者清晰且合乎情理地说"我不能催眠你",这取得她的信任且赞同。在她仍处于一种相信或接受的心态时,作者轻声、迅速且柔和地附上了令人费解的三个词,"只有……你的……手臂"。

因此,她要证明的事已经得到了证实,这件事就结束了。他们达成了一致,她证明自己不能被催眠的目的已经实现。她对催眠的对抗姿态就没有必要,没用了。但那三个奇特的词"只有、你的、手臂"让她面临着一个最为困惑的问题,即这是什么意思。因此,她要求作者做些解释。

作者以刻意强调的方式重申,并且在她的大脑仍然愿意倾听时,又迅速补充了四个词,第四个词是一则命令,"看!"从孩童时代起,我们就学会将某些触觉刺激解释为"移动",她对这种触觉刺激做出了自动反应。她无法理解这一点,对于这点,她没有对抗姿态,她能"看见"自己的手臂以一种她无法理解的方式在运动。也没有给她任何机会去理解。一种催眠反应的引发很容易导致另一种,僵住、瞳孔扩大,然后给出了一套全面的暗示,以确保深度催眠及其维持。

作者对这位患者同时运用了催眠和清醒状态下的心理治疗,从现象上看,进展非常神速,原因很简单,我不允许她将她的阻抗横亘在我与她的治疗之间,而是将她置于某种情境,从而让她能够客观地审视她自己的这些阻抗。这点几乎立即就开始了。

> **艾瑞克森·**嗯，现在我们可以继续治疗，而不是把时间浪费在一个你和我都不知道答案的问题上，但是对于这个问题，你很容易就找到了正确答案，也就是说你可以不需要阻抗也能够发展并保持一个深度催眠状态。

总　　结

基于上文的讨论和示例，最好将困惑技术总结为某种文字技术或沟通方式，它会逐渐地将困惑的元素引入一个内心的问题中：这到底是什么意思。这导致了某种抑制，既要求某种反应又不允许它被呈现出来，于是引发了受试者一种不断积累的内心需求，非要产生某种反应不可。这让人想起童年时的文字游戏，比如"如果不是没在下雨，那就是下雨了"，或者"我在这儿，你不在这儿，纽约不在这儿。所以你一定在纽约，因为你在那儿，不在这儿；纽约在那儿，也不在这儿"。

从这些基本的想法出发，作者在文字游戏中添加了一些变化，添加了看似相互矛盾、不相关或无关联的概念、不合逻辑的推论和以各种方式传递的想法，每一项都脱离上下文，都是一个简单、合理的结论，其本身具有意义且完整。在这种背景下，这种信息以一种富有意义的强调方式，与有效、有意义的想法一起给出，因此整体上就变为一个看似有效且以某种方式相关的混合体，这导致受试者试着将它们组合为一个单一的意义体，这有利于作出反应——从字面上讲是迫使一个反应的产生。但是这种沟通的快速性阻止了任何真正的理解，因此也就阻止了反应，并导致一种困惑和受挫的状态，这就引起了一种需求，需要一些清晰且易理解的想法。随着这种状态的发展，当催眠师提供一个清晰明确、易于理解的想法，这一想法立刻就被受试者抓住，并在他们脑中唤起某些联想。然后，这一混合体继续存在，向他们提供给另一个易于理解的想法，以强化之前清晰理解的联想。在这个过程中，人们给出似乎有相关价值的无关事物与不合逻辑的推论，从而加剧了困惑。

有时候，这类令人困惑的说法也会以一种幽默的形式呈现。例如，在一个幼稚的谜语中，"两只鸭子在一只鸭子前面，两只鸭子在一只鸭子后面，有一只鸭子在中间，请问一共有多少只鸭子？"即使是作者的玩伴们，作者在他们身上也试过这个谜语，他们已经知道答案是三只鸭子,可是当作者以"真诚相助"的姿态提示说:"你想必一定记得鸭子们就在左手的门边。"他们也会陷入一种绝望的困惑中。对于那些不知道答案还在纠结地数着两只鸭子、两只鸭子和一只鸭子的人而言,左手的门边往往是一个不可逾越的障碍,让他们给不出任何回应,因为他们会自然而然地把这个无关的因素也纳入到谜语的谜面当中。

然而,对于某些催眠使用者而言,困惑技术是最难的,他们发现不管是实验还是临床工作,要尝试该技术都会困难重重。可是,即便无法在催眠中运用困惑技术,对他们而言该项技术仍然具有重要的价值,因为哪怕只是出于练习的目的,而反复地努力设计和运用困惑技术,也能让那些更习惯于标准化、仪式化、言语化的传统催眠技术使用者们很快学会使自己的语言变得更加流畅,脱离死记硬背的暗示,更好地理解暗示的含义,更容易根据观察到的患者变化来改变自己的行为模式,以及更灵活地从一套想法转换到另一套想法。基于我们训练医学和心理学学生,以及精神科住院医师学习催眠的多年经验,布置功课让他们去设计和分析困惑技术能极大地帮助他们学习传统催眠的言语技巧,即使是那些似乎永远也学不会在催眠中自发或刻意地使用困惑技术的人,也是如此。

因此,困惑技术就是给出一些容易引发受试者心理活动和反应的想法和理解,然而正因为其中混入了一些听起来合理、相关的说法,实际上所起到的效果恰恰是不让受试者表现出所引发的反应,并让受试者产生挫败感和不确定性。困惑技术的高潮在于最终给出的那个暗示,它让受试者很容易地做出某个令自己满意的反应,并且受试者根据自己有可能不在意识层面的体验式学习也认可了这个反应。

第二章

催眠引导中形象化、悬浮和困惑的动力学

米尔顿·艾瑞克森

编者按：艾瑞克森在 20 世纪 40 年代的某个时间写下了这些评论，经留意，它们是为某篇评述所准备的，却没有完成。编者认为即使是未完成的形式，这些笔记也能为所述技术的应用提供一些见解。

催眠技巧不过是用来传递暗示和想法的手段而已。催眠技术本身并没有什么特别的意义。真正的价值在于催眠技术所引发的受试者的反应和行为。因此，当我们在描述一项催眠技术时，重要的不在于盲目照搬现成的话术，而是应该花功夫去剖析该项技术想要达到什么样的目的。不幸的是，人们总是习惯于给某个技术贴上一个标签，然后有时望文生义地根据这毫无意义的标签来使用该技术。

形象化方法

举例而言，有一项优秀的意象技术叫"房-树-人"技术。其实对这项技术更恰如其分的说法应该是"视觉意象技术的某种示例""一项基于视觉意象的技术"或"将视觉意象作为一项技术"。仅就一项技术而言，"房-树-人"与"花园-女人-日晷"或"校舍-老师-学生-桌子-黑板-粉笔"没有任何区别。这项技术的目的在于唤起受试者与体验式学习相关的视觉意象，从而让受试者忽略外在环境，在内心启动一系列渐进的相应的反应，好让受试者最终能够进入催眠状态。因此，在使用"房-树-人"技术时，有没有提到过一所房子、一棵树或一个人其实就不重要。这项技术唯一重要的目的就是启动和利用受试者内在的意象化过程，至于使用什么样的视觉意象要根据受试者的情况来度身定制，而不是死记硬背，照本宣科。我们的基本思路是所有的催眠技术都要围绕着受试者的特点来定，在设定的情境中，受试者才是那个给出反应的人。

手臂悬浮技术

再举另外一个例子,在开发和传授手臂悬浮技术的过程中,作者一直在阐明并强调,手臂悬浮技术是一种受试者在运动层面上公开参与的技术,它是一种涉及意念运动的参与性技术。使用"手臂悬浮"一词有几个原因。

之所以选择让受试者的手臂产生悬浮状态,是因为当受试者处在被动期待的状态时,受试者的意念运动很容易引发手臂的运动而无需干扰到受试者身体总体上的被动性。身体在休息,只有手在动,这是受试者从小到大都有过的体验。

到底悬浮哪只手并不重要,不过一些疏于思考、热情过头的创新者们也试过开发更为精细的技术来分别针对性地悬浮右手、左手或同时悬浮左右手。当然,他们还会去进一步地开发分别悬浮右手示指、左手示指等的技术,但他们彻底忘记了就悬浮而言,引发意念运动才是重要的,到底悬浮哪个身体部位其实并不重要。只有当某个身体部位与催眠特定的目的直接相关时,选择这部分的身体部位才是重要的。例如,当我们想让受试者用手指信号或手势来回答问题时那样。

术语"悬浮"一词主要被用来表示意念运动的主观特征,而不是意念运动的方向性。受试者对于一种轻盈的、自由的、并非有意的,或者意识上毫不费力的运动的主观感觉才是主要的考虑因素,意念运动的方向并不重要。因此,"悬浮"既可以是向上的或向下的,也可以是水平的或旋转的,甚至受试者是否真的动了也不重要,因为我们看重的是受试者是否有一种并非有意的或意识上毫不费力的运动的主观感觉,而不是受试者的身体部位是否真的呈现出在空间中的线性运动。我们用"手臂悬浮"一词只是为了便于理解和记忆,手臂悬浮主要是暗示受试者产生带有特定主观色彩的任意身体部位的意念运动。

困惑技术

有必要以某种类似的方式来讨论许多其他技术的本质意义。例如,曾多次提及"困惑技术",却从未在文献中真正描述过它。实际上,它的使用频率比已经认识到的更高,并被视为相当复杂且令人迷惑的技术,可它实际上是一个相对简单的程序。它通常是一种言语技巧,只不过在该技术中非言语元素经常被用到,甚至成为该技术的主要部分。

简单来说,"困惑技术"基于向受试者呈现出一系列看似仅为松散关联的想法(实际上基于一个不易被识别的、别有意义的逻辑联结线索），这导致联想愈发发散，其间也穿插着对明显事物的强调，所有这些都阻止受试者发展出任何一串联想，却愈发激起他们去做某事的迫切需求，直到他们准备好去接受所提供的首个明确、确定的暗示。如前所述，这种技术可以是纯言语的，或者是言语与非言语元素的混合；两者都可以用作快速或缓慢的引导，这取决于情境和需求目的。

编者按：在这个过程中，我们看到艾瑞克森通过一系列的间接暗示，首先引发和激活患者的潜意识潜能（步骤 1 和步骤 2），在此期间，他让患者的意识处于开放和接受的状态（步骤 3 和步骤 4）。同时，在步骤 5 中引起了一定的紧张和作出一些反应的迫切需求，这在步骤 6 中通过一个直接的治疗性暗示得到解决。这种间接暗示（步骤 1）与直接暗示（步骤 6）的奇妙整合遵循了催眠与暗示微观动力学的五阶段范式。

（1）"一系列看似仅为松散关联的想法实际上基于一个不易被识别的、别有意义的逻辑联结线索"是一系列间接暗示，其共同点是一个即将通过催眠所引出的重要治疗反应。

（2）导致联想愈发发散，"是在受试者努力寻找间接暗示的含义，即间接暗示的共同点时，由间接暗示所引发的潜意识搜索与过程"。

（3）"穿插着对明显（事物）的强调"本质上是一个肯定定势，它由治疗师所提供的一连串显而易见的事实所引发，这一串事实让受试者的意识在催眠期间，在一个简单的接受定势中保持开放。

（4）"所有这些都阻止受试者发展出任何一串联想"指的是，我们并不希望受试者发展出一串带有他们寻常、惯性参考框架和偏见的意识联想，因为这些参考框架和偏见包含一些习得限制，这使得他们无法利用自己的潜意识来解决问题。

（5）"却愈发激起他们去做某事的迫切需求"指的是，由于受试者的惯性参考框架无法达到闭合，他们体验到一种不稳定的平衡或期望的状态。

（6）"直到他们准备好去接受所提供的首个明确、确定的暗示"，通过带有一个直接的治疗性暗示来解决这一期望并实现闭合。

例如，在作者某次面向退伍军人事务医院专业人员的讲座中，一名实习护士"自愿"（出于上级的压力）报名成为催眠受试者。幸运的是，她本人对成为催眠受试者很感兴趣，但她很不喜欢别人来规定她。作者充分利用了她的这一情绪的背景，使用了一种非语言的困惑技术，让这位从没见过也没试过催眠的受试者在最短的时间里进入了深度催眠状态。

当她从一侧过道走到讲堂的前面时,作者夸张地把一把椅子移到适合她的位置。当她离椅子不到 6 英尺 (1.83 米) 时,她被艾瑞克森问道:"你愿意坐在这儿的这把椅子上吗?"

当说到"这把"时,作者的左手小心地放在椅背上,似乎是指出来这把 (左手放在的那把) 椅子。当说到"这儿"时,作者的右手打着 (请的) 手势,好像指着真实椅子旁边的一把椅子。她的行为停顿了片刻,但当她继续走近时,椅子被轻轻地推向她,当椅子在地板上刮擦时,发出了轻微的噪声,这很容易听见。当她离椅子更近时,椅子被轻轻地拉向一边,当她注意到这点时,椅子立即被向后推了约莫 1 英寸 (约 2.54 厘米),之后又向前朝着她推了约莫 1 英寸 (约 2.54 厘米)。所有这些她都注意到了,因为作者放在椅背上的左手是她凝视的焦点。

这时,她已走到椅子跟前,略微转过身来,开始把身体放低。她的膝盖刚刚弯曲,椅子就被转动了大约 1 英寸 (约 2.54 厘米),当她再次停顿片刻,回头去看椅子时,作者握住她的右胳膊肘,把它从她的身体略微移开些,然后再把它略微向前移动一些。她对此作出了反应,当她回转头来看着时,她的手肘被放开了,她右手的手腕被轻轻地握住,向上移动了一些,然后又向下移动了一些。随着她的视线从她的手肘转移到手上,她被作者轻声地告知:

艾瑞克森·一直坐在椅子上,当你这么做的时候,闭上你的双眼,深深地进入催眠;当你继续坐在那儿时,在催眠中睡得越来越深。

当她在椅子上坐定时,作者额外说了一句。

艾瑞克森·现在你可以舒服地做个深呼吸,而我继续我的讲座。

于是,没有更进一步的延误,没有进一步的培训,立即将她用于展示梦游式催眠及深度催眠的所有其他催眠现象。

大约 1 小时后,她被唤醒,并表现出自发的完全遗忘。

受试者·可是你把我弄糊涂了,我不知道怎么办才好。这样坐可以吗? 您想用我的手做什么?

艾瑞克森·你想进入催眠状态吗?

受试者·我真的不知道。我不确定。我甚至都不知道自己能不能被催眠。我想也许我可以。如果你想，我愿意试一试。

她被问道在她说她不知道（感到困惑时），这是什么意思。

受试者·嗯，当我开始来这儿时，你要我坐在这把椅子上，然后，你开始移动它，先是往一
　　　　个方向，然后往另一个方向，之后不知怎的，你开始移动我的胳膊，在我知道你
　　　　想要做什么之前，你又开始移动我的手。我仍然感到困惑，你想让我做什么？

　　最后这个问题，受试者充分定义了困惑技术的目标，即迫切需要对作者的行为有明
确、易懂的解释。在令人困惑的混乱状态发展中，无论是通过言语或非言语（或两者）组
合的方法，受试者都非常愿意接受和回应所暗示的第一个简单想法，以结束这一困惑。
在这个例子中，她立刻接受了这些暗示："一直坐着""闭上双眼"及"深深地睡着"。这么
做，的确让人松了口气。

　　在她从催眠中醒来时，她又回到了被深度催眠的快速发展所打断前的意识困惑
状态。

　　总结本案例子：在这位受试者身上启动了一连串的身体活动，她跟随着它的发展，先
是提供给她一个非言语的、关于肌肉运动类型的暗示，然后给出另一个暗示，其时长足以
让她意识到它，但就在她能作出反应之前，再用一个新暗示取代它。每个暗示本身都是
可接受的，尽管她正不断增长反应需要，可是每一次她的反应都受到了妨碍。此外，每一
个新暗示都是矛盾意义的复合体（即向前和向后，或者向左和向右），这迫使她需要从这
些反复变化的众多的选项中进行选择。当临床上感到这位受试者已经达到了一个心理
临界点，即她已经准备好将自己不断增长的反应需求付诸行动，就向她给出一个简单直
接的陈述。

　　简而言之，我们可以将困惑技术定义为：一系列相关且可接受的想法，这些想法通常
会导致相应的行动，在困惑技术里，以一种抑制反应的方式来给出它们，直到受试者以累
积的方式，对给出的第一个明确、确定的想法做出完全的反应。

　　在所引用的例子中，如果受试者还没做好准备进入催眠状态，作者可以很容易地将
注意力从右手转移到左手，然后转移到右手肘，再转移到左膝，这胜于任何对她周围物体
的操作，理由是，我们希望在受试者内部越来越多地建立起一种自我回应的需要。

第三章

催眠引导中困惑的另一示例

米尔顿·艾瑞克森

编者按：1976 年，艾瑞克森向罗西讲述了这则未曾发表过的示例。

有一次，艾瑞克森正向一群医生讲授催眠技术，因另一位医生带来了两名对催眠体验感兴趣的女性志愿者而中断。两名志愿者被引荐给了艾瑞克森，对那时的情形，艾瑞克森是这样描述的：

我首先告诉她们，她们真的对我一无所知，我至少受过普通教育；我上过小学；我给医生们授课；我学会了数数，我可以很容易地数到 20；通过一个一数，两个一数，四个一数，五个一数，或十个一数，我可以数到 20；我可以写我的名字。我跟她们说了一堆废话，与这些废话一起的还有关于用不同方式数到 20 的重要陈述。

然后我说道："现在，当我数到 20 时，你就可以进入到催眠状态中。"

她们只是看着我，而我则继续我那些毫无意义的讨论，那些絮絮叨叨的讨论是关于我自己的一些无关紧要的事实。我喜欢腌制牛肉，我喜欢金黄鳟鱼，等等。

然后我意味深长地看着她们，并说道："我有 4 个男孩和 4 个女孩——这就是 8 个。你知道，他们真的一打（12 个）一打来。"

说完，两人都进入了催眠状态。8＋12 等于 20。这两名女士进来时都期望进入催眠状态，她们只是不知道催眠引导是什么，所以我开始了无意义的讨论，其间我谈到了我的教育还有到 20 的数数；告诉她们在我数到 20 时，她们就会进入催眠状态——然后穿插的话语"4 个男孩，4 个女孩"——他们一打一打来；4＋4＋12 等于 20。我之前说过，我可以以任何方式数到 20，当我数到 20 时，你们就会进入催眠状态。她们就是如此快地进入了催眠状态。

所有这些废话都不是真正意义上的胡言乱语，它是一个困惑程序。对于我正告诉她们的这些废话，在她们拼命试图弄明白时（因为对一群医生讲课的人以这种方式来说话是荒谬的），她们或许会问自己，"他为什么那样说话？他为什么那样说？他为什么要告诉我们那些？"她们拼命地想弄明白，第一个可能的意思是 $4+4+12=20$，一旦她们想到了这个含义，她们就进入了催眠状态。

这就很好地展示了困惑技术及受试者努力对你所说的话赋予含义。这也要求你把注意力放在自己的谨慎觉察上，即受试者会对你所说的话赋予含义。充分地给予他们，供他们选择。

第四章

用于阻抗型患者的催眠技术：患者、技术、技术原理及现场试验

米尔顿·艾瑞克森

引自 The American Journal of Clinical Hypnosis, July, 1964, 7, 8 - 32。

有许多不同类型的很难打交道的患者也会来寻求心理治疗，他们会赤裸裸地敌对、对抗、阻抗和防御，他们每一刻的表现似乎都在表达他们压根不想接受他们正在寻求的治疗。这种自我击败的态度也是他们来寻求治疗的部分原因；这是他们反对接受治疗的神经质态度的表现，也是他们对于失去内心防御而产生的不确定性的表现，所以这是他们症状学的一部分。因此，这种态度应该得到尊重，而不是被看作他们在主观故意地或无意识地想要反对治疗师。这种阻抗应该被公开接纳，事实上也应该被欣然接受，因为这不但是对他们部分问题的一份至关重要的说明，也常常被用作打开他们心理防线的切入点。这一点是患者没办法领悟的；相反，他们的情绪可能非常痛苦，因为在他们眼里也经常将自己的行为看成是一种失控的、不快的和不配合的表现，而不是对于他们内心重要需求的诉说和表达。

意识到这点的治疗师，尤其是擅长催眠疗法的治疗师，可以很容易并且通常很快地将这些公开的、看似不配合的行为转为建立良好的融洽关系的契机、被理解的感觉，以及一种充满希望的期望态度，即期望成功实现所寻求的目标。

往往，这些患者已经见过很多治疗师了，遭遇了失败的治疗，他们的问题也愈发严重。单凭这一事实，我们就有理由花费更多的心思，给予更多的关怀来满足他们的内心需求，尤其是当我们认识到像这样一种不是友好开场的治疗关系往往会预示着一个快速的治疗过程，前提是我们要以令人感到舒服和轻松的方式来应对这种局面，把患者的敌意看作是一种症状而不是一种抵抗。

因此，治疗师帮助患者迅速且自由地表达他们不愉快的感受与态度，要鼓舞患者，既要开放、接纳与专注，又要在初次面询中有意愿给出适当的评论，以充分引出患者的

感受。

　　或许可以举一个有些极端的例子来予以说明,一位新患者,在他进入诊疗室时,做了个开场陈述,即粗俗不雅地把所有精神科医生描述了一番。

艾瑞克森·(立即说道)毫无疑问,你这么说(一定)有个该死的好理由,甚至说更多。

　　患者没有意识到斜体字处是故意(给出)的、让他更乐意沟通的直接暗示,不过它们最为有效。

　　带着苦涩与怨恨、轻蔑和敌意,患者用大量的"脏话"和"淫秽语"讲述了他为获得心理治疗而付出的不幸的、失败的、反复的且往往是长期徒劳的努力。

艾瑞克森·(随意地评论道)嗯,你一定有个极好的理由向我寻求治疗。

　　这句话是对患者来访的定义,他没认识到这点。同样,斜体字处不过是以他的语言方式表达出的看似好奇的部分评论。他没有认识到正为他定义一个治疗情境。

患者·别担心,我不会对你产生积极的移情或＊＊(不宜刊印的词)。我会付你一大笔钱来在我身上做事,懂了吗? 我不喜欢你,我认识许多不喜欢你的人。我来这里的唯一原因是我读了许多你的出版物,我认为你可以应付一个不友善的、吹毛求疵的、不配合的＊＊(不宜刊印的词),他(他本人的阻抗和坏脾气)会阻抗你试着为我做的每一件该死的事,这是我无能为力的,所以要么告诉我滚出去,要么告诉我闭上嘴,然后你开始做正事,但不要尝试精神分析,我已经受够了那些胡扯。催眠我,只是我知道你不能,尽管你出版了那些著作。所以,来,做点什么吧!

艾瑞克森·(用随意的语气,带着微笑说道)好的、闭嘴、坐下、闭上你那该死的嘴,听着并把它搞懂,我将会行动起来(用患者自己提出要求的话),但我＊＊(不宜刊印的词)想多慢就多慢,或者想多快就多快。

　　我接受他要求治疗的措辞,用的是患者自己的语言,可是说得很随意,而且也没有任何令人不快的语调和语音。因此,在患者的意识没有认识到这项事实的情况下,他被有效地告知了(斜体字处的)极为重要的事情。

　　患者坐了下来,他默默地、挑衅地瞪着艾瑞克森,他没有认识到这让自己陷入了一个治疗情境,相反他将自己的行为误解为不予合作的反抗。随着他的注意力和理解以这种方式固定并集中时,就运用了一种催眠技术,该技术在许多难对付、阻抗、不配合患者的无意帮助下历经多年才被开发出来,它凭借了大量的推测,即如何将患者自身的言语转变为极为重要的暗示,以有效地引导他们的行为,但他们当时并没有意识到这点。

技术与其原理

　　这项技术稍后将详细说明。在使用时,话术有时会几乎一字不差,但也可以通过重复和增添细节来缩短或延长,这需要依据患者的理解和反应能力。对话术加以改编以便融入患者本人的说话风格是有好处的,不管患者的说法方式是如何唐突、无礼或充满令人难堪的污言秽语。不过,作者在使用这项技术的时候,会很快停止采用患者语言风格中的粗鲁无礼,取而代之以一些不太符合语法的,又非常类似于患者语言特征的说辞。因此,患者的言语暴力在不知不觉间都丢弃了,最后患者和治疗师之间使用安全又愉快的语言交流,但语言风格仍是患者所熟知的。患者并没有意识到这是如何发生的,也常常感觉不到这样的变化,因为这是一种间接的方式;我们当然也没有任何理由要让患者意识到沟通中的这些技巧和层次,就和接受外科手术的患者不需要知道手术的所有技术细节一样。

　　当从这些好斗、敌视、对抗、防御、不配合的患者身上获取到了足够多的资料以评估他们不幸的行为与态度,并判断他们的人格类型时,就用一段介绍性话语来打断他们,这段话语混合了一些看似恰当且相关的积极与消极的评论,并以他们当时最能理解的语言形式对他们说。然而,在这些话语中隐藏并掩饰着各种直接、间接、许可式暗示,旨在将他们的反应引导为乐于接受且反应积极的行为。

以上述患者为例，他被告知，"我不知道你是否（能）如你所要求的那样进入催眠（需要仔细查看这句话，才能识别出所有积极和消极的内容，这在聆听时是不可能做到的）。"

在向这位特定患者做了这个介绍性评述之后，就运用了下述技术。该技术实际上不过是一个随意的、不一定合乎语法的解释，其中包含了直接的、间接的许可式暗示与指令，但这不容易被识别出来。因此，它们中的大部分将以斜体字表示，以便更容易识别。括号内的插入性或解释性段落只是为了向读者澄清，当然不属于言语化技术的一部分。

艾瑞克森·你来接受治疗，你要求进行催眠，你所提供的病史让我坚信催眠对你会有帮助。然而，你更为确信地表明，你是一位有阻抗的催眠受试者，尽管其他人长时间地试着在你身上引导出催眠却都失败了，各种技术都无济于事，一些有名望的人使你对催眠及催眠本身作为一种治疗性辅助产生了怀疑。你坦率地表达了你的信念，即我不能在你身上引导出催眠状态，你也同样坦率地表明，你确信自己将会阻抗所有的催眠尝试，尽管你真诚地渴望它并努力合作，但这种阻抗仍然会发生。

当一个人要抗拒催眠时，就意味着他首先得承认催眠是真实存在的，因为他不可能去抗拒一个并非真实存在的事物，既然催眠是真实存在的，就意味着总是存在着被催眠的可能性。因此，问题不再是催眠是虚还是实，是真还是假，问题却在于他对催眠能有多大的抵抗力。因此，对催眠的阻抗已经为催眠的使用奠定了基础，前提是要将受试者的注意力引导到他对催眠的抵抗力有多大上。因此，任何受试者难以察觉的导入技巧都有可能将患者导入催眠状态。

艾瑞克森·*既然你是来接受治疗的，*而且你说你是一位吹毛求疵、不配合的患者，*在我们开始之前，让我说明一些事情，以便我可以得到你的注意力，就这么坐着，双脚平放在地板上，双手放在大腿上，不要让你的手以任何方式互相接触。*

这是第一个暗示，它指的是所交流的内容比耳听到的要多。

艾瑞克森·现在，我说话的时候*你会静静地坐着，*看着那个镇纸，一个平常的文案物件。看着它时，你会保持你的双眼不动，这会保持你的头部静止，这将保持你的耳不动，*而我正对着你的耳说话。*

这是首个关于解离的暗示。

艾瑞克森· 不,不要看我,就看着镇纸,因为我想让你的耳静止不动,如果你转头看我的话,就会移动它们。

多数患者一开始都倾向于转移视线,所以通过不要移动耳这一请求就实现了眼神固定,而且非常有必要将这一简单要求重复3遍以上。

艾瑞克森· 现在,当你走入这间房时,你把你的*两个"头脑"*都带了进来,也就是,你前面的头脑("前脑")和你后面的头脑("后脑")。

可以使用"意识头脑"和"无意识头脑",这取决于(患者/来访者的)教育水平,因此这就给出了关于解离的第二个暗示。

艾瑞克森· 现在,我真的不关注你是否在用意识头脑听我说话,因为无论如何*它也不理解你的问题,否则你不会(出现)在这儿,所以我只想和你的无意识头脑说话,因为它在这里,而且离我很近,足以听见我(说话)。*所以,你可以让你的意识头脑倾听街头的噪声、头顶的飞机(轰鸣)声或隔壁房间的打字声。或者你可以思考任何进入你意识头脑的想法,系统的想法、随机的想法,因为*我想要做的就是和你的无意识头脑讲话,并且它将听我说,*因为它在听觉范围以内,即使你的意识头脑感到厌烦。

厌烦导致索然无趣、分心,甚至睡着进入催眠状态。

艾瑞克森· 如果你的眼睛累了,闭上眼睛也没关系,但一定要保持良好的警醒。

就催眠的任何假定性威胁来说,"警醒"是一个消除敌意的用词。

艾瑞克森· 一幅很好的心理或视觉图像,在你头脑中保持警醒。

这是一个未被识别的指令,让他去发展出——来自意念感觉的视觉现象,而"警醒"一词再次向他保证他可以去抗拒催眠。

艾瑞克森· *在我对你的无意识头脑说话时,请放松,因为我不关注你的意识头脑所做的。*

当我给了他一个感觉舒服的暗示,还有一个我只对他的无意识头脑说话的暗示后,紧接着令他难以察觉地(悄然无息地)驱散了他意识的关注。

艾瑞克森· 现在,在进行治疗之前,我想确定你认识到这点,也就是*你的问题并未真正被你理解,但是,你可以学着用你的无意识头脑来理解它们*。

这是一个更加强调解离的间接判断,即治疗是可实现的,以及如何实现。

艾瑞克森· 每个人都知道人们可以用口头语言交流。

若因教育水平或智力水平低下而有必要,可用"用语言交谈"来取代"交流"。

艾瑞克森· 或者通过肢体语言交流。当然,*最常见的肢体语言是当你点头"是"或"否"时*,任何人都能做到这点和理解。人们可以用示指表示"过来",或者挥手表示"再见"。示指信号在某种程度上意味着"是的,来这儿",而挥手的意思其实是"不,不要留下"。换句话说,人们用头、手指或手来表示"是"或"否"。人们都这样做,*你也可以*。

有时,我们在聆听他人说话时,同意或不同意,可能会*点头或摇头且不自知*。用手指或手来做,同样容易。现在,我想问你的无意识头脑一个问题,这个问题可以用简单的"是"或"否"来回答。这是一个*只有你的无意识头脑才能回答的问题*。

无论你的意识头脑或是我的意识头脑都不知道答案,对此,甚至我的无意识头脑也不知道。*只有你的无意识头脑才知道应该传达的是哪个答案,答案要么是"是",要么是"否",它将不得不思考*。可能是点头或摇头,或抬起示指——假定右手示指表示肯定答案"是",左手示指表示否定答案"否",因为右利手的人通常都是这样,左利手的人则相反。*也可能是右手会举起,又或者左手会举起,但只有你的无意识头脑才知道当我提问时,答案是(右手的)"是"还是(左手的)"否"*。

当问题提出时,就连你的无意识头脑也不知道它是将用头部运动来回答这个问题,还是用手指运动,*你的无意识必须彻底想清楚那个问题,在它构想好自己的答案后,它要决定它的回答方式*。

所有这些解释，在本质上是一系列暗示，其措辞上让回应性的意念动觉行为取决于一种不可避免的事件，即受试者*"必须想清楚"*并*"决定"*，此处并没有作出意念动觉反应的实际要求，这里有的只是言外之意，而言外之意是很难阻抗的。

艾瑞克森 · *因此，在这种困难情形下，我们发现了自己。*

这就为患者确立了一个联结需要。

艾瑞克森 · *我们都必须坐着，等待着，等待着（参与性的行为），让你的无意识头脑彻底想清楚那个问题，构想好自己的答案，然后决定，是用头、手指还是手来让回应发生。*

这是第二次以解释为幌子来陈述暗示与指令。表面上看，受试者被要求什么都不做，但实际上他被直接告知要被动等待，并允许一个意念动觉反应在无意识层面上发生，这个意念动觉反应意味着一种回答，他曾被仔细地告知要"让回应发生"，这是又一个心理过程，也是一个心理过程的明确附带结果。在所有这一过程中，都有隐含的或间接的暗示，考虑到意识头脑将觉察不到无意识的精神活动，他实质上将发展出一个记忆性（回忆性的）催眠状态。

艾瑞克森 · *换句话说，我会问一个问题，对这个问题只有你的无意识头脑能给出答案，你的意识头脑如果要回答的话，它只能猜测；也许会猜对，也许会猜错，或者只有某种意见，即便如此，也仅限意见，而不是一个答案。*

因此，这就弱化了他意识思维的重要性，他还无法识别这点，这进一步暗示了一个催眠状态。

艾瑞克森 · *在我提出那个问题之前，我想提议两个可能性。①你的意识头脑可能想知道答案。②你的无意识头脑可能不想让你知道答案。我的感觉是，你来这里接受治疗的原因超出你的意识头脑之外，这点我认为你会同意。因此，我觉得关于让你的无意识头脑得到它自己答案的这一问题，我们应该以这种方式来处理，即要充分保护并尊重你自身深层无意识的意愿，无论它是想保留这一答案还是与你的意识头脑分享这一答案。对我来说，这是一个用公平、公正的方式来处理一个人的自我，以及一个人所面临的问题。*

他知道自己想从别人那里得到这点，但他还没有完全意识到他想从自己这里得到公平、公正的对待。

艾瑞克森·现在，为了满足你的需求，我将要询问那个"是"或"否"的问题，请做好准备，*乐意让你的意识头脑来回答。*

这是一个受试者难以察觉的权威式暗示，以允许式的口吻来诉说一个必定要发生的结果。

艾瑞克森·在这样做的过程中，或者与你的意识头脑分享答案，或者保留这一答案，无论*你的无意识头脑认为哪样更好。当然，最重要的是那个答案，而不是分享或*
保留。这是因为任何保留，实际上只是为了当下，因为你将取得的治疗收
获……

这又是一个受试者难以察觉的权威式暗示，表面上看单纯只是一种解释。

艾瑞克森·*最终会向你揭示那个答案，就在你的无意识头脑认为最合适且于你最有助益*
的时候。因此，你可以对早晚会知道答案这点抱有期待，你的意识愿望及你
的无意识愿望，都会在正恰当的时间、以恰当的方式来寻求治疗并满足你的
需要。

这貌似解释，实则是一个明确的暗示，也是一个最有力的积极暗示。

艾瑞克森·那么你该如何回答这个问题呢？用言语吗？你很难做到。因为你必须要一字一句地说出来，还要能够听见自己的说的话。因此，这对你不公平。

"这对你不公平"无论在社交层面还是在个人层面，都是一种带有强烈要求的措辞。

艾瑞克森·至于你的无意识头脑，如果它考虑你的利益，想要对你的意识头脑保留答案，那时该如何做？非常简单，通过一种*你可能留意到也可能没留意到的肌肉运*
动，这种肌肉运动可以在显而易见的、可控制的水平上进行，或者在没有留意
*到的情况下不自觉地进行，*正如你在同意或不同意说话者的观点时，可以在没留意到的情况下点头或摇头，又或者当你认为自己只是试图想起一些事时

的皱眉(微表情的出现)。

那种肌肉运动应该是什么？我认为最好是提到几种可能性。

只是"认为"或"提到"，这很明显不是要求、命令或暗示。

艾瑞克森· 但在此之前,先让我描述一下意识头脑的肌肉反应与无意识头脑的肌肉之间的区别。

当他的注意力已经很集中的时候,作者提到了肌肉反应;这是一种保持他注意力的策略,为将来会引入但暂时延迟不表的相关话题埋下了伏笔。读者应该会意识到作者之前也用到了这种心理策略,即先提及一个话题,然后再进行初步的解释。

艾瑞克森· 意识头脑反应无法对你隐瞒,你立刻就知道它了,你接受它,你相信它,或许是勉强的。它没有任何延迟,立刻跃入你的脑海,你迅速作出反应。

无意识头脑反应则不同,因为*你不知道它会是怎样的*,你必须等着它发生,并且在意识上你无法知道它会是"是"还是"否"。

肌肉运动怎么可能是"是"或"否"？为获得一些合理的解释,患者就必须专注地听。

艾瑞克森· 它没必要与意识答案一致,可与你意识头脑的思维同时存在。你必须等待,等待着,等待着,以让它发生。它将以自己的速度、在准备恰当时发生。

这是一句权威式的命令,但听起来像是一种解释,它允许受试者花一定的时间才产生并非意识驱动的行为,它本身就带有一种强制性。此外,催眠师永远也不会告诉受试者,无意识回答的特征是:几乎总是非常地有所保留。显然,由于催眠受试者对于时间的感知发生了变化(可能源于他们改变了的现实关系),因此哪怕是富有经验的催眠受试者也意识不到这一点,因此这也是受试者产生这类反应的非常好的衡量标准。然而,这种意念运动的有所保留在时间上会大大缩短,如果无意识头脑希望意识头脑知道的话,此时意念运动在时间上的滞后和表现出的解离特征也会大为减少,哪怕无意识的回答会延迟很久才给出,因为无意识需要一个心理过程才能想出答案,也需要一个心理过程来决定要不要与意识头脑分享该答案。如果患者自发地闭上眼睛,几乎可以肯定的是,无意识给出的回答将肯定自发地不让意识有所觉察。当无意识愿意分享答案时,(即无意识同意意识头脑可以对无意识的回答产生觉察),尤其当意识的想法和无意识的答案恰恰背道而驰时，患者会显得很惊讶，有时会不情愿地承认，自己领悟到或强烈地感受到：无意识的答案毫无疑问才是正确的答案，这会进一步强化他的催眠反应。

有时候，催眠师通过问一个非常简单的问题就能引发受试者再次地对比意识和无意识，问题的措辞可以显得很严谨。例如，"但你可以把回答留在心里，你不能吗？"催眠师问这个问题时显得非常地轻描淡写，以至于患者没有意识到催眠师已经提出第二个问题了。这样一来，我们可以确保受试者会产生第二个意念运动反应，并且无意识不会让意识知道或让意识难以觉察该反应。一旦我们能教会患者即能向意识头脑分享无意识活动，又能隐藏无意识的活动不让意识觉察，心理治疗的速度会大大加快。

举例而言，我治疗过一个阻抗很强的患者，他在回答我的问题时，会有意识地摇头，简明扼要地表示否定，然后他就坐在那里好奇地看着我的反应，因为我对他的回答的反应会显的特别地迟缓，他压根不知道我在默默地等待，看他会不会从左到右的缓慢转头，或者上下点头。对这类患者的实验表明，患者的这种持续运动，尤其是头部的运动，可能会持续长达 5 分钟，而患者却对此毫无察觉。一旦患者处于催眠状态中，这种意念运动反应可能和日常清醒状态下的一样快，尽管通常情况下，患者僵住不动的样子最能说明患者进入了催眠状态。这是催眠师可以参考的判断催眠状态的另一种标准，对此受试者是无法察觉的。

艾瑞克森·"现在，这个运动应该是什么？"大多数人点头或摇头来回答"是"或"否"，我将要提出的问题就是那种类型，只需要简单的"是"或"否"。另一些人喜欢用示指的向上运动，一个示指表示"是"，另一个示指表示"否"。

和大多数人一样，我通常喜欢用右手示指表示"是"，用左手示指表示"否"，但对于左利手的人来说，情况往往相反。

"我通常"及"大多数人"（这两个）短语表明，我俩身上自然会出现普遍大多数人的行为，这是意料之中的。不要有任何武断要求的痕迹，因为患者是有阻抗的，这个暗示是一个反应上的自由，即便这是一种虚幻的自由。

艾瑞克森·然而，一些人拥有富有表现力的双手，可以轻易地、主动或不由自主地举起右手表示"是"，或者举起左手表示"否"。

"富有表现力的双手"，只是一种含蓄的恭维，但对任何自恋者来说它都极具吸引力。

事实上,一个人用手指示意或用手指或手来警告,这并不罕见。

艾瑞克森 · 我不知道你的无意识头脑是想让你的意识头脑看着某个物体,还是把注意力放在你的头或手指或手上。或许你会喜欢看着自己的双手,当你看着它们时,与此同时,你等候着看我提问时哪只手会移动,如果你的双眼模糊了,这种模糊是可理解的。这只意味着你的双手离你很近,以及你正专注地看着它们。

即使患者的眼睛是闭上的,也可毫不在意地使用这段话。它在本质上高度暗示了所有事情却并不显眼。实际上,这些所谓的重复解释,其唯一目的只是提供或重复各种各样的暗示与指令(看似没有这么做)。此外,它还提供给了各种各样的可能性,通常的间接双重束缚,这就让人很难拒绝并作出反应。所有的行为呈现都以这种方式暗示出,似乎患者所要做的全部就是表现出他的选择,但实际上并没有要求他在向他提及的各种可能性中做出选择。他并没有觉察到还说了什么或隐含了什么。作者的个人偏好是意念动觉运动的头部运动,这可以在意识觉察不到的情况下轻易实现,但是,无论患者使用哪类运动,作者会立即转向第二种意念运动动觉反应,或许还会转向第三种来强化患者的总体反应性。手部运动具有某些明显的优势,因为它很容易引发其他现象,这在稍后予以说明。

艾瑞克森 · 现在,我们来看看这个问题!

终于,患者的渴望达到了顶点。

艾瑞克森 · 我不需要知道你会选择什么运动。你的头在你的脖子上,你的手指在你的手上,你可以让你的手舒适地放在你的大腿上或椅子扶手上。*重要的是,在等待无意识答案时要保持舒适*。

在某种程度上,难以辨别地,舒适与无意识答案相互依赖在了一起,患者自然希望得到舒适。同样自然的还有,他对自己的"无意识答案"抱有某种程度的好奇和期待。另外,还给出了另一个用于拖延的初步解释。

艾瑞克森 · 现在,你正处于一个可做出任何一个或全部可能运动的姿势。

一个未被识别的权威式暗示。

艾瑞克森·至于我将要提出的问题,它也并不是真正重要的。重要的是*你的无意识所想的,它所想的,你和我在意识上都不知道,但你的无意识确实知道,因为它确实进行着自己的思考,也不总是与你的意识想法相一致。*

既然你要求我引导催眠,我就可以问一个与你的要求有关的问题,但我宁愿问一个更简单的问题。

有可能进行催眠,威胁被移除了。

艾瑞克森·因此,让我们提一个非常普遍的问题,可用已描述过的各种肌肉形式中的任意一种来回答。现在,我想要你听清楚这个问题,然后耐心地等待,去看或不去看你的无意识答案是什么。

在如此多看似合理的拖延之后,现在,患者的注意力最为集中,可以说,他正"全神贯注地"渴望知道那个问题,而这种渴望必须有一个未被识别到的基础,也就是接受这一想法,即他的无意识头脑将会回答。

艾瑞克森·我的问题是(缓慢地、专注地、严肃地说)你的无意识头脑认为它是会举起你的手、你的手指,还是移动你的头?

三种可能性,因此意识头脑无法知道。

艾瑞克森·只是耐心地、好奇地等待着,让那个答案发生。

患者所不知道也无从认识到的是:正在两个水平上与他沟通,他正处于*双重*或*三重束缚*之中。他不能否认他的无意识头脑可以思考。他不可避免地受到"思考"这个词的束缚。

任何意念动觉或非意志的运动,无论其是正向或负向,都是来自他无意识头脑的直接信息,但是,他的思考并没有延伸到这个认识上。

如果他的头慢慢地摇着代表"不",我会轻轻地举起代表他"是"或"否"的手,这会导致他的手呈现出木僵状态。这种木僵状态也是进入催眠状态的标志,属于催眠现象的一种。于是,我会暗示他感觉更加舒适,如果这时他的双眼仍然是睁着的话,我会补充道:

艾瑞克森· 或许闭上你的眼睛，深吸一口气，并为你的无意识头脑在如愿地与我自由交流而感到高兴。

因此，在他的意识觉察之外，在他有时间去分析之前，事实上，他正在无意识头脑的层面上与我沟通，因此他的确正在进入催眠状态，尽管他之前已经在意识中确信自己的阻抗会毫无疑问地打败自己想要被催眠的愿望。换句话说，我绕过了他的阻抗，办法是让他的催眠反应取决于他对于一些看似与催眠无关的说法的思考过程上，于是他认为自己不可能被催眠的错误信念被他愉快地愿意配合的无意识觉察给抵消掉了。

如果他意识到自己正在以意念运动对我的话做出反应，那么他就不得不承认这些反应肯定是由他的无意识头脑来负责和驱使的。让他陷入了另一种双重束缚：那就是他可以允许他的无意识头脑向他的意识头脑分享任何它想分享的东西，这又形成了进一步的双重束缚：这意味着他在不知不觉间也必须允许他的无意识头脑对于意识头脑有所保留，从而引发了他意识层面上的催眠性遗忘。因此，在患者看来，催眠师并没有尝试想要催眠他，但他已经被导入了催眠状态。

幸运的是，对治疗师和患者来说，引发单一催眠现象往往是一种极佳的催眠引导技术，而且为了患者的利益，应该多加利用。作者首次认识到这点是 1923 年夏天，那时他正尝试自动书写的试验。令作者惊讶的是，受试者伯莎（作者的妹妹）从未被催眠过，也没见过催眠导入，却发展出了一个深度的梦游式催眠状态。给出的暗示仅仅是——她握着一支铅笔的右手，会缓慢地、渐渐地在一张纸上颤抖、移动、做出潦草的记号直到她的手写出字母，然后在她目不转睛地盯着门把手以保持身体坐着不动时，她写的词语连成了一个句子。她写的是"奶奶的狗喜欢吃那些骨头"。作者问她是什么意思并得到了回答，"看！它正在吃那盘骨头，它喜欢那些骨头"，与此同时，她全身僵硬地指向门。直到这时，作者才认识到无意中引导出了妹妹的催眠，并且对自己她所写的东西产生了视幻觉，因为奶奶的狗在数英里以外（1 英里约 1.6 公里）。

此后，自动书写多次被用作引导催眠的间接技术，但由于书写是一种特殊技能，需要以正确的顺序做一系列的动作，因而太过费时而被弃之不用。接着使用了占卜板（19 世纪中期的一种室内游戏），但这在间接引导催眠方面有一定的效果，却由于其带有超自然的内涵而被弃置了。之后，改为更合理地描述了自动、迅速、无需特殊技巧的简单动作类型。首先对自动书写进行了改进。这是由许多不同的受试者自发且独立进行的修改，也就是用垂直竖线表"是"，用水平横线表"否"，用斜线表"我不知道"。艾瑞克森和库比

（1939）曾描述过这点。它常常被证明是一种用于催眠引导的快速间接技术。

一旦（受试者）做出了意念动觉运动反应，无需进一步拖延，可以立即利用它。例如，如果患者摇头表示"否"，那么就轻轻地抬起他代表"是"的手，自发性的木僵就会显现；或者，如果代表"是"的手指做出了意念动觉运动反应，就抬起与之相对的手来产生木僵；又或者告诉患者，他的头可以与他的手指一致。如果他的双眼睁开（随着-意动活动的开始，它们常常自发地闭上），则可以给出一个简单的暗示，即他可以通过舒适地放松、闭上双眼、怡然地休息、做个深呼吸来增加他身体上的舒适感，并非常满意地意识到自己的无意识头脑可以直接且充分地交流，并可自由地进行任何它想要的交流，无论是通过手势还是口头，或者以两种方式。

这敦促受试者认识到，无需仓促或匆忙，相比于匆忙时，目标达成得更为圆满，以及他可以无限期地继续进行无意识头脑的交流。因此，虽然避开了"出神恍惚"或"催眠"这样的词语，但是可以给出大量催眠或催眠后暗示，形式有：表现出对患者舒适感的关注，给出解释及予以保证，所有这些在措辞上要无限期地延伸到未来，并隐含着目标圆满达成的时限，这种情形就创造了一个实际的双重束缚。以这种方式，很容易就为良好的融洽关系、进一步的催眠及快速的治疗进展奠定了一个最为广泛的基础，而且这些通常可以在第一个小时内完成。在特殊情况下，作者为某位患者所迫，花费了 15 小时，患者把这全部的时间用来谴责作者，并预期治疗上的努力会失败，此后迅速出现了良好的催眠状态，治疗迅速取得进展。

所引用的上述作者运用这项技术的例子里，患者态度强烈，很不愉快，一副咄咄逼人的好战姿态，这项技术很适合这类患者，可以让患者进入一种深度的回忆性催眠状态，我们可以利用这种催眠状态给出与未来催眠治疗会谈有关的催眠后暗示。

经过充分的治疗，作者以一种简单但却快速见效的随意闲谈将这位充满阻抗的患者从催眠状态中唤醒，好像方才治疗干预的那段时间从来就不曾发生过一样。

艾瑞克森·嗯，你一直就在骂我。

因此，这就巧妙地将患者重新定向到他言语攻击作者的时刻，相应地，他从催眠状态中自发醒来，显得非常困惑，对照着他的手表以及作者的手表来核对时钟。

患者 · （惊讶地说）我骂了你 15 分钟多，但是一个多小时过去了！余下的时间里发生了什么？

艾瑞克森 · 所以你骂了我大概 15～20 分钟（对他所述时间，刻意做了个很小的扩展），然后你就失去了余下的时间！（因此，这就间接告诉了患者他有能力失去，其后跟着一个直接暗示）。嗯，那就是我的事了！现在，你知道自己能失去时间，你就应该知道，你也能同样容易地出乎意料地失去一些你不想保留的东西。所以，走吧，下周五同一时间再过来，把钱付给隔壁房间的女孩。

作者把患者说过的话还给了他，但效果是反其道而行之。尽管当初患者说这些话的时候是和开始治疗有关的，但现在治疗师重复这些话却代表着治疗师正在指导患者，他在治疗中所扮演的角色。此外，既然他说过自己为治疗"花了一大笔钱"，那么通过要求他立即付款，就让他在不知不觉中必须同意他正在接受他曾经如此蛮横无理地要求过的治疗。

他周五过来后坐下。

患者 · （用一种困惑不解、过度紧张的声音说道）我必须要喜欢你吗？

这个问题的言外之意显而易见，他声音里的紧张表明了他的惊慌，因此必须让他安心，还要让他察觉不出任何安抚他的努力。

所以，通过轻松随意地做出一项声明，第一次会面的口吻就安全重现了。

艾瑞克森 · 噢不，你这个该死的蠢货，我们有工作要做。

听到这句看似不礼貌且不专业的答复之后，他松了一口气，全身放松，这证实了他的需求，也很容易就将他的注意力转移到用斜体字表达的目的上去，并缓解了他内心的焦虑，这种焦虑实际上对后续治疗可能是种威胁。

艾瑞克森 · （随意地说道）闭上你的眼睛，深呼吸，现在让我们开始我们要做的工作。

作者说完这句话时，患者已经处于深度的梦游式催眠状态之中，因此仅仅是坐在那把椅子上就引导出了催眠状态。当治疗师不希望他进入催眠状态时，就要求他坐在另一把椅子上。

患者·喜欢你，可以吗？

艾瑞克森·下次你过来，坐在这把直背椅上时，问题和答案会跃然而出（暗指向意识觉察分享无意识觉察）。

下一次治疗时，他自发地坐在直背椅上，一脸惊讶地宣布道：

患者·噢，是的，我能做我想做的任何该死的事。

艾瑞克森·你笨（迟钝的学习者），嗯？

患者·我做得不错。

他起身，坐在常坐的那把椅子上进入了催眠状态。他不想听到任何关于"移情"和"反移情"解决方案的"胡扯"，但他能做他"想做的任何该死的事"。因此，他认识到了某种情绪反应，向自己承认它，然后通过"去工作"来处理它，没有在一些费力的努力（分析他移情的神经症）上浪费时间。相反，他只对自己之前所说的"出发"这个词感兴趣。

治疗时间不到 20 小时，每次会谈都高度富有成效，与他意识觉察的分享越来越多。10 年后，他仍然适应良好，并成为了作者友好的朋友，尽管他们不常碰面。

在很长一段时间里，上述技术被多次采用，只有较小的变动。

各式各样的患者为它的发展做出了贡献，他们给作者提供了机会以引入新的暗示、额外的间接交流，以及各种类型的双重束缚。

如上所述，这种用于阻抗型患者的技术在本质上是完整的，并且这种形式得到了广泛应用，只需要根据患者自身的智力和态度来进行修改。

作者注：为撰写这篇患者报告，查阅了旧纪录，技术本身首次作为独立项目而呈现。然后，于这篇论文而言，采用括号插入语和解释性段落来进行了改写，以解释这项技术。

在下述紧随的现场试验里，运用了书面参考，以便在那些患者身上运用时更顺畅、更容易。

首次现场试验

到目前为止，这篇论文的稿子已定型，当晚就仔细审阅过了。第二天早晨，一件幸运的巧合发生了。

一位 52 岁的新患者走进了诊疗室，他是一名成功的身份显赫的企业家。他面带愧色、窘迫，显然受到了严重的情绪困扰。他有针对性地看了看挂墙上的准许在亚利桑那州行医的执照（符合亚利桑那州法律），读了读由美国精神病学和神经学委员会所颁发的证书（该证书证明作者是该委员会的资格证书持有医师），从字典架上拿起了《医学专家名录》并阅读了其中关于作者的资质（部分），走到书架旁挑选了一些书（《医学与牙科催眠的实际应用》与《催眠中的时间扭曲》），他指出了书皮上作者的名字：

患者·（挖苦地说道）所以你尽干那种蠢事！

艾瑞克森·（随意地同意并补充道）就在昨晚，我写完了一篇关于催眠的论文，我还是《美国临床催眠杂志》的编辑。

作者的这个进一步评论给患者火上浇油。这位患者注意到作者正记下他所说的每一句话，他自发地降低语速以适应作者的书写速度。但除此以外，他仍继续抱怨。

患者·是的，我早听说过你是个疯子，但我有麻烦了，我需要帮助。

而且情况越来越糟。麻烦开始于大约 8 年前。我开车去上班，然后我会陷入恐慌，不得不把车停在路边。也许半个小时后，我可以开完余下的路去诊疗室。虽然不是经常地，但慢慢地它频率增加了，直到有一天，它改变了。我不能再把车停在路边，我必须开回家。有时,它发生在我从诊疗室回家的路上,我不得不开车返回诊疗室。也许1小时后,有时仅仅半个小时后,我就可以毫无困难地去诊疗室或回家。

我妻子曾试着开车送我去诊疗室,以免我陷入恐慌,但这只是让事情变得更糟,我反而会惊慌失措,冲她大喊"加速"。我试过出租车,那不管用。出租车司机认为我疯了,因为我会突然冲着他们大喊"调头",并让他们超速驾驶送我回家或去诊疗室。

我试着坐过一次公交车,我以为我要疯了,巴士司机不肯放我下去,直到他到了下一站。在跑回家的途中,我差点儿杀了自己。

起初并不是每天都发生,但它变得越来越频繁,直到3年前,我每天去诊疗室都会迟到,回家也会很晚。我不得不随身带午餐,因为去吃午餐和吃完午餐后回来我都会感到恐慌。

3年前,我接受了X医生的密集治疗,X医生在一家著名的诊所接受了为期3年的精神分析培训,然后又接受了2年的受控型精神分析(译者注:某种团体型管理的精神分析)。我每周见他4~5次,一次1小时,持续了2年半。但我总要留出2小时的时间以准时到他那儿,再花2小时回家。我也并不总是需要这些时间,有时我提前到达,有时我准点离开,但我的情况在持续恶化。

然后,大约6个月前,精神分析师让我服用了大剂量的镇静剂,因为我没有任何好转。但他一直在分析我,这分析没有任何起色。有些药物可能会在1周甚至2周内有效,但随后它们就没用了。

他们中的多数人对我都没有任何帮助。就是提到安定药;我已经服过了!兴奋药丸!镇静剂!还有更多的分析。

然后大约几个月前,我尝试了威士忌。我从未喝过任何酒,但那杯威士忌让我感到解脱。我可以在早上喝一杯,在诊疗室工作一天,再喝一杯,然后感觉良好地回家。在镇静剂起作用的情况下,我无法完成诊疗室工作,即使是那些不起作用的镇静剂也严重干扰了我一天的正常工作。我不得不做一些简单的工作。有一个月,我每天喝两杯威士忌，早上一杯，下班时一杯，一切都很好。然后大约 1 个月前，我早上不得不喝两杯威士忌，中午喝一些，然后喝两杯后回家。之后，威士忌的量变为了 3 杯，并在两次之间再加一杯。

我家离这儿有 20 分钟路程，我喝了 3 杯才到这儿，很烈的酒。我来早了，所以我得等上几个小时，醒醒酒，我酒醒得很快。

就在我开始精神分析之后，我听说过也读到过催眠。我也听说过你。精神分析师坦率地告诉我你就是一个疯子，催眠不但危险还毫无用处。但即便你是一个疯子，我至少知道你有正当的医学和精神病学证书。无论催眠是多么危险、多么无用、多么愚蠢，它都不可能有酒精那么糟。我现在每天都要喝的威士忌正把我变成一个酒鬼。

好吧，你用催眠做的不可能比酒精做的还糟糕。我会试着与你合作，但是，在我从精神分析师那里听说了所有关于催眠的事，以及他给过我的所有那些谴责催眠的出版资料之后，我知道头脑正常的人是不会让自己被催眠的，但至少你可以试试。

这段叙述给出时，作者面前的桌上正放着新写成的草稿，该草稿将包含在文章《催眠技术：用于因各种理由不予配合的患者》中。这意味着可立即进行试验。让患者允许作者大声读出他新写的方法，而不揭示出将其用作一个催眠引导技术的意图，这点很简单。这位男士反感地对这一请求表示了同意，却拒绝将视线固定在任何物体上。他不停地扫视房间，不愿意把手放在大腿上，而是把手放在椅子扶手上。

缓慢地、仔细地、几乎逐字逐句地默默朗读了这个技术，有时根据他的面部表情判断，重读了部分内容。

终于，患者开始先看向一只手，再看向另一只手。最后，他的目光固定在了右手上。左手示指或表示"否"的示指略微抬起，然后是左手中指。之后，右手示指带着不平稳的齿轮状运动，开始持续地抬起。他的左手示指落下去了，但左手中指仍保持着僵住态。然后，他的头开始持续点头，以示肯定，直到在双手上引导出了僵住而中断。当左手示指落下去时，他的眼睛就自发闭上了。

他被允许继续待在催眠里，作者再次缓慢地、着重地向他朗读了这一技术。

他被允许在催眠状态下再额外待 30 分钟，与此同时，作者短时离开了房间，回来检查他是否继续保持着僵住姿势，然后对这份手稿进行了补充。

最后，将患者从明显的深度催眠状态中唤醒，唤醒患者的方法是重申了关于阅读草稿的这一言论。他慢慢地醒过来并调整姿势，再次表示它（指催眠）的危害并不比酒精更大。突然，他留意到了时钟，他惊愕了，立刻用自己的手表来核对，然后用作者的手表来核对。

患者 · （惊讶地说）我半个小时前来这儿。时钟和我们的手表都表明我在这儿待了 2 个多小时——将近 2 个半小时。我得走了。

他冲了出去，接着又冲了回来。一边和作者握手，一边询问他多久后可以再预约。给他预约了 3 天后，并告诉他"务必带整瓶威士忌过来"。尽管他认识不到这一要求的言外之意，但他回答说他会的，并补充道他屁股口袋里的那瓶威士忌几乎空了，而他早上离开房子时还是满的。然后他再次离开诊疗室，当他走到候诊室时，他又回来了，再次与作者握手，只是简单地说他忘了说再见。

3 天后，他微笑着走进诊疗室，关于时事随意谈论了几句，在那把椅子上舒适地坐下，对镇纸恭维了一番。作者问他过去这 3 天发生了什么，他给出了洋洋洒洒的回复。读者可以注意到，他的下述回复与作者指出的时间序列相同。

患者 · 嗯，对于我来找你的这个问题，我一直都在好奇。我当时非常生气，我有许多话要说。我说了，你逐字记下来。我一直在算，你花费时间把它们记下来，每个字得花我多少钱，这令我极为恼火，在我注意到我待这儿已经2 个半小时，而你就是一字不差地把我所说的话记录下来时，我决定只付你 1 小时的报酬，剩余的都让你闲着了。

然后，当你告诉我下次我来的时候带上一整瓶威士忌时，我的感觉就像是对那些无用的镇静剂一样，我有点不想来了。但当我到了外面后，我意识到我正感觉异常放松，尽管我的商务约会迟到了，然而我还是回来说再见。然后，我开车去赴约却忘了喝一杯，或许是因为我对你提到一整瓶威士忌感到恼火。

第二天，在我意识到之前，我准时到了诊疗室，感觉很好，状态良好地工作了一天，出去吃了午餐，开车回家。第二天也一样。然后今天早上，我想起了今天与你有约，我还在为你提到的"一整瓶"酒而生气，但我拿出了一瓶准备放进口袋。我从另一瓶里喝了一小口，却忘了把那一整瓶放进我的口袋里。我猜你会把这解释为对权威的阻抗或蔑视。我的说法是我打算做，只是忘了。

我准时到了诊疗室，投入到一天的工作中。但在中午时分，一位老友突然拜访，我和他这顿午餐花费了很长时间，还喝了一瓶啤酒，然后我又回去工作了，好不容易才想起了我的预约，及时赶到了这里。所以，现在看来，如果你能着手开始而不是仅仅记下我所说的话，你也许能帮到我。这就是上次花了那么长时间的原因。今天早上我并不需要喝那一杯，但我不能以虚假的借口来找你，所以我喝了一杯。晚餐时喝杯鸡尾酒是OK的，但早晨喝酒就不太好。不知怎的，我对你花时间记下我所说的每一句话并不感到难受。

然后是关于时事的一些随意讨论，之后作者向患者提出了一个意想不到的评论。

艾瑞克森·嗯，让我想想，你曾是一家大型都市报的社论作者，社论应该塑造大众的观点。告诉我，这种观点是在人的意识头脑中塑造吗？你对"意识头脑"和"无意识头脑"的定义是什么？

患者·在全身心投入了 2 年半的精神分析，然后再用镇静剂和分析"洗脑"半年后，我不可能没有学到些东西，肯定也会失去些东西。我所能给你的是一个普通的门外汉定义，即人的意识头脑是意识的前面，人的无意识头脑是意识的后面，但你可能比我或 X 医生知道得更多。

艾瑞克森·两者有可能合到一起吗？

患者·这是个奇怪的问题，但我想我明白你的意思。我认为无意识头脑可以告诉意识头脑一些事情，但我不认为意识头脑告诉无意识头脑任何事情，我也不认为意识头脑能知道无意识里有什么。我花了许多时间与某医生一起，试着挖掘我的无意识头脑，却毫无进展，事实上是越来越糟。

艾瑞克森·要我在某个时候和你讨论意识头脑和无意识头脑吗？

患者·如果你继续记下我所说的以及你所说的一切，如果我侥幸解决我所面对的问题，就像上次那样，当时你把全部的时间都用来记下我的抱怨——顺便提一下，昨天下午我与一位客户打了高尔夫球，妙极了，这是这么多年来头一回精彩的比赛，而且两人都没有喝酒——嗯，请说吧，讨论意识头脑、无意识头脑、政治、催眠，以及任何你想要讨论的。

他被问道为何他如此回复。

患者·嗯，这有点尴尬。我52岁了，而我的内心就像小男孩那般沸腾，我会称这种感觉为信念和期待，就像是一个小孩，坚定不移地确信自己去马戏团的这一最有希望的梦想一定会实现。听起来很傻，不是吗，但我确实觉得自己像是一个充满希望、快乐和抱有期待的小男孩。

艾瑞克森·你还记得你坐在那把椅子上的姿势吗？

他马上分开了交叉的双脚，双手放到膝盖上，闭上眼睛，并慢慢垂下了头，不一会儿就进入了深度催眠状态。作者花了余下的1小时来向这位患者解释重新安排行为模式的重要性，这涉及明天、后天、下周、明年，简而言之，关乎未来，这样才能实现令人满意的人生目标。作者说的这些话都是模糊和概况性的，看上去是在解释什么，其实都是精心设计的催眠后暗示，目的是让他根据自己的内心需求来解读这些话。

艾瑞克森·是的，这就是你上次坐在椅子上的姿势。

这句随意的评论将他从催眠中唤醒，因而产生了一种时间上的重新定向，将其定向到了这个第二次催眠前的时间。当他醒过来并睁开眼睛时，作者刻意地看了下时钟。患者再次惊愕地发现时间过得如此之快，虽然他要求3天后再次预约，但也同意等待 5 天。在走出接待室的路上，他停下来看了一些木雕，说他打算立刻着手做一些拖延已久的木工活。

　　5 天之后，这名男士微笑着走进来，舒舒服服地坐在他的椅子上，并摆出一副与人交谈的样子。他被问到周末和其他 3 天发生了什么。正如作者所记录的那样，他的答复给得缓慢且耐心，信息量很大。

患者·我见过你两次，我的事情，该死的，你根本一件事都没做，然而情况正在起变化。我因我的问题遇到了 3 次麻烦。我打算开车去邻近的城市与朋友们吃饭，我妻子坐在前排座位。我感到了往日的恐慌，但我没让妻子知道。我已经许多年没开过这条路了，上次我走这条路时，就在现在这新的恐慌即将出现的同一个地方，我曾发生过恐慌。那次我停下车，假装检查轮胎，然后让我的妻子开车。这次，任何事也不能阻止我继续开车，恐慌消失了，但什么时候消失的，我不记得了。我们都玩得很开心，我开车回家，我已经记不得出门前恐慌的感觉。

　　然后，今天中午，我去了一家酒店，由于恐慌，我已许多年不在那儿就餐了，我正要离开回诊疗室去时，一位老朋友前来与我打招呼，他啰里吧嗦讲了一些无趣的故事，我对他很生气，但只是很生气，并没有恐慌。

　　然后，当我离开诊疗室来这儿时，一位客户在门口抓住我，告诉我了一个笑话，我很生气，因为他耽误了我去诊疗室。正当我得以离开时，我意识到我有一点轻微的恐慌，我自己处理了。你可能称之为"两次气疯"的事，是因为我被某人耽误了，他干扰了我要去往我应该去的地方。

　　现在，你必须告诉我这是怎么回事。噢，是的，我和我妻子在晚餐前喝了两杯。她说喝两杯混合饮料会很好，它们确实很好。

　　但到底发生了什么？你坐着那儿记下我和你所说的话。你没有催眠我，你没做任何精神分析。你和我说话，但你并没有说什么特别的话。我设想当你抽时间时，你会催眠我的，但为什么我不知道。我带着那个问题而来，我经历了 2 年半的精神分析毫无结果，又经历了半年的镇静剂与精神分析"洗脑"，而现在，2 小时过去了，你没做任何事，我却相当肯定我的问题已经解决了。

非正式的答复是：治疗通常发生在患者内部，而治疗师主要是一个催化剂。

患者·好吧，"催化剂"发生在准备好时。如果我可以在精神分析与镇静剂上浪费3年时间却只是变糟，而在2小时内看着你写字就能变好，你想用我多少时间都行。去诊疗室、回家、还能出去吃午饭，这些都太棒了。在酒店见到那位老朋友也很好，我们的客户给我讲的那个故事也很不错。我的下次预约是什么时候？

作者让他1周后回来，并让他的无意识头脑"根据需要"处理他的问题。

1周后，这位男士进入诊疗室，带着一些困惑询问道：

患者·事情进展得很顺利。我整周都有恐慌，不是糟糕的恐慌，是令人困惑的恐慌。因为它们出现在错误的地方。我按照我想要的方式做着日常工作，我增加了我的工作量，我往返于诊疗室都还不错。但也发生了一些愚蠢的事。我相当舒服地穿上一只鞋，但当我去穿另外一只鞋时，恐慌袭来，不一会儿就消失了，我舒适地穿上另一只鞋。

我开车进车库，熄火，从车里出来，锁上车库门，突然一阵恐慌袭来，但当我把车钥匙放进口袋时，恐慌就消失了。

更为重要的是，我的每一次恐慌都愈发的逗乐，它是如此愚蠢，如此短暂。我甚至都不介意它们。有趣的是，一个男人竟能如此恐慌，并遭受了那么长时间的痛苦，而它现在是如此短暂，如此好笑。

我琢磨着这些恐慌的原因是不是我妻子对我的恼怒。她总是想要我以她的方式来看待问题，而这总是令我很生气。所以，我琢磨自己之所以会陷入这些恐慌是不是恐慌会激怒她。你知道的。我认为这是根本原因。我所推测的是，你正以某种方式让我把这个老问题撕碎，然后让它像五彩纸屑一样散落各处。我想知道这是否就是我正在做的，我撕碎我的问题，然后把它抛到九霄云外。我很好奇，为何3年里，我从未对分析师讲过我妻子的敌意。3年时间，每周四花费5小时以上，应该会把一个人的想法都榨干。我为何告诉你？你从未问过！噢，是的，我按照自己喜欢的方式打了两天高尔夫球，没有喝酒，没有恐慌。然后在我来这儿的路上，当我走出办公楼时，我陷入了恐慌，于是我走进了隔壁的酒吧，点了3杯双份威士忌，付了款，看着它们一字排开，我一生之中从未见过比这更愚蠢的事。所以，当酒保注视着我还有那些没动过的酒时，我走了出去，我没有恐慌了。

现在，你一直在记下我告诉你的那些事情，写了大约半个小时，那儿的时钟显示已经过了半个小时，我敢打赌我下次看它的时候，它还会是那个时刻（他预见自己会失忆）。

艾瑞克森 · （缓慢地、严肃地给出回答）你完全正确。

他的双眼马上闭上了，随后就出现了深度催眠现象，随即他被要求回顾他已取得的进展。作者把他当前的会谈记录缓慢地读给他听。当他听时，他慢慢地以一种肯定的方式持续地点头。

艾瑞克森 · （就在那个时刻）正如你所说的，时钟正好是这个时刻。

患者 · （醒过来，伸了个懒腰，打了个哈欠）下周同一时间怎么样？

预约做好了。当患者离开诊疗室时，他从夹克口袋里拿出了一本小书。

患者 · 我正在读这本令人愉快的书，等我读完了，你愿意读吗？

那会是一件愿意接受的事情，患者得到了这个保证。下一次的会见非常有启发性。

患者 · （当他进来时）我很享受这些谈话。我正在试着理解。多年以来，我在无意识中一直以一种单一方式对我妻子感到气愤。在她还是婴儿时，她父亲过世了。她母亲发誓要做这个小婴儿的父亲，她过去是，她现在还是，我的妻子很像她的母亲。她当家掌权控制一切，她过问我的所有事，我儿子的事，她在各方面都是家里的男子汉。但我们在其他方面很协调，我们彼此深爱着对方，她总是做出正确地决定。

问题是,我希望她允许由我来做决定,这些决定其实也是她无论如何都会做的。不,那不是我想要的。我不需要她的许可,我就是想要自己来做决定,然后让她表示赞同,说我的想法如何正确,而不是由我来赞同她已经做好的决定,还得说这恰好也是我的意思。

有趣的是,在精神分析的 3 年里,我甚至从未谈论过这一切。现在,考虑到我对催眠的评价并不高,我好奇自己为什么把所有这些都告诉你。上个周日,我暗自发笑。我妻子宣布她要带我和孩子们去一个我想参加的娱乐活动,她知道我想参加。但我如实告诉了她,我决定待在家里。我的确很享受待在家里,我感到极为有趣,错过这次外出也是值得的。我觉得自己仿佛是一个成功坚持己见的开心小男孩。

现在,如果你允许,我将要——不,我不需要你的允许,因为我决定了要这么做,而且我已经做了将近 1 周。我是这样做的。第一天,我坐进车里,故意在前面的 1~2 个街区后短暂地恐慌了一下,然后舒舒服服地开车去诊疗室。第二天,我开得更远些,故意再来了一次刻意的短暂恐慌,然后继续开车。回家的路上我做了同样的事。剩下的就够 4~5 次短暂恐慌了,之后我就完事儿了。但我不会停止见你。如果你不介意的话,每周和你交谈一次是值得的,我预期着为此付费。

治疗一直以这种方式进行。首先,患者简单报告了他"自己的行为",并不期待作者有任何评论,并就各种相关话题进行了一般性交谈。因此,患者承担了自己的治疗责任,依据自己的方式,以自己的速度进行了治疗。

患者继续每周见我一次,有时纯属礼节性的拜访,有时也会聊聊他处在青少年期间一些孩子们的行为,不是要解决什么问题,只是拿来跟他自己做一番有趣的对比。如果以生活是否仍处于困扰来判断,那么他自己的困扰就已经消失了。

他愿意为社交拜访支付精神疾病的诊费,这一点表明,在无意识里,这个男人想要确保从一个人那里得到一段持续长久的友谊,而这个人帮助他获得了令人满意的男性支配感,同时又没有强迫他历经一段长期的、依赖的、服从的及毫无结果的治疗。相反,作者只是简单地把治疗责任交给他和他无意识头脑。

然而，随着时间的推移，越来越多的证据表明，他的来访频率在逐渐降低。初夏计划被反复提及，而这些计划，如它们的概述那般不可能继续访谈。因此，他的无意识头脑正在告知作者——访谈终止即将来临。随着结束时间的临近，他总会持续进入一个5～10分钟的自发催眠状态，在这种催眠状态下他保持沉默，作者也是如此。

过去也曾运用过类似的治疗程序，虽然并不完全是以这种方式，而是很类似的方式。一位患者在预约时会如此表达他的要求："这样我就可以给我的电池充电了"（这指的是催眠，有时带有一些有帮助的暗示，有时就只是催眠）。另一些患者来这儿似乎只是为了随意聊聊，慢慢地便停止了这种习惯。过去，这种治疗程序足以取得令人满意的长期效果，5年或10年后的随访证明了这点。

第二个现场试验

上述技术出现了一个意想不到的测试机会。

一位女大学生，是三兄妹中最小的一个，在来这里的几年前，被带有被害性质的视听幻觉严重困扰。幻觉发展成许多被害妄想，并使她对兄弟姐妹和父母产生了敌意。最后，她不得不紧急住院，她被诊断为精神分裂症，偏执型，预后不确定性。

她被各种受训于精神分析的精神科医生进行了以心理动力学为取向的心理治疗。这名女孩显然是一名智力超群的大学生，她嘲笑他们，奚落精神分析的概念，令精神分析师处于自我防御的状态；或者她激怒他们，又被认定为"不适合任何形式的心理治疗"。最终被推荐使用电休克疗法（ECT），但可能遭到亲属和患者的拒绝。患者的父亲是一名牙医，他曾就此事向另两名受过精神病学训练的心理咨询师寻求过咨询，他们都建议不要使用ECT，认为为时过早。因此，不知道是父亲拒绝了，还是患者拒绝了，或是两者都拒绝了。患者简单地解释道"我不会花30美金让一个金拇指按下压按钮来扰乱我的大脑"。

在患者进来之前,作者向她的父母收集了这些背景资料,作者询问患者她希望作者做什么。

患者·我的家人认为你可以催眠我,让我恢复理智,这是他们的说法。天啦,我太讨厌他们。所以,他们签了名,把我从州立医院带了出来,也不管我愿不愿意就把我带来这儿。现在,你要把自己变成哪类蠢货?

艾瑞克森·无论我有多大的潜力,我希望哪类都不是。(停顿)我不会对你进行精神分析,我不会采集你的病史,我不关注你的俄狄浦斯情结或你的肛欲期,我不会对你进行洛夏墨迹测验或主题统觉测验(TAT)。我要向你出示一封来自你父亲的信,以及我给他的答复。我确实有个问题要问你,你主修什么?

父亲来信的大体内容是:"我的女儿22岁,上大学,她精神上很不稳定。你愿意对她进行治疗吗?"作者的回复是"我很高兴见到你的女儿接受咨询"。

患者·我本来打算主修心理学,但事情开始出问题,所以我在三年级时改修了英语,但我已经读了许多所谓的心理学的"胡说八道"。我对精神分析深感厌恶。

艾瑞克森·很好,那我就没必要浪费你的或我的时间了。你看,我想做的就是看看我俩是否能相互理解。现在对我耐心点,让我继续瞎扯下去。你在这里有2小时的预约,既然你会感到无聊,那就让它尽可能地无聊吧。

患者·(迅速说道)嗯,至少你是诚实的,大多数精神科医生认为他们很有趣。

然后,作者非常迅速地向她解释道,他要给她读一篇他刚写完的文章(她插嘴道,"你做任何事就想获得一位听众,不是吗")。他立刻要求(正如上一个例子中)她把双脚放在地板上,双手放在大腿上,直直地盯着时钟,确保她就是"纯粹愤怒"这种无聊,"而不是去睡觉"。由于她对作者运用催眠有所意识,后面那句话就排除了她的这一想法,即将会运用催眠。

在上一案例中被描述过的技术，作者再次系统地逐项运用于本次案例中。唯一不同的是，作者进行得更为缓慢，一开始有许多重复，只是稍微改变了一下单词，却没有改变它们的本质含义。

患者·（起初她的表情是一种轻蔑的嘲讽，但她突然惊诧地宣布）我的右手正在抬起，我不相信这点，但它就是在抬起，而我没在催眠状态中。用不同类型的问题来问我，请换种问题来问我。

她被问到她的无意识头脑是否认为它可以与作者交流。

患者·（她惊异地宣称道）我的头正在点头，表示"是"，我没法儿停止它，我的右手正在向上抬起，我没法儿停止它，我的右手示指也在抬起来。或许我的无意识头脑可以与你交流，但让它们停止移动。

艾瑞克森·如果你的无意识头脑想要停止它们，它自己会这么做。

患者·（几乎立刻说道）噢，它们都停下来了，所以现在如果你问我问题，我可能会说出一些事情，对此我知道自己已经压抑了太久。请继续好吗？

她的双眼闭上了，出现了一个自发的催眠，在 2 小时结束之前就很好地建立起了治疗性融洽关系。这位女孩现在是一名最为热切、最为合作且反应极为迅速的患者，取得了极好的进展。

这只是另一个即兴的现场试验，由面谈开场时明显的敌意所促成。当她的家人表达出这一观点（即她比以往任何时候都好）时，我们之间的会面还不到 10 小时。

患者·（笑着说道）像我这样长期生活在混乱观点里的人，不会认识不到你所有的想法都是绝妙地交织在一起。我想继续接受治疗，继续学习以更多地了解自己。

在进行了 10 小时治疗之后，她又重返大学学习。她在大学里适应良好，每周见作者一次。她客观、良好且带有领悟地讨论了自己过往的症状表现,将其视为一种属于过往的、情感上的暴力体验,并且通常以一个 15～20 分钟的催眠来结束治疗时间。

第三个现场试验

在这篇文章的终稿打印出来之前,第三位患者走进了诊疗室,她的阻抗类型全然不同。

她走路时身体受到了控制,很僵硬,脚步很轻。她的右半边脸明显是一副受到控制、僵硬的样子;她说话清晰明了,说话时模式化的左侧口型。她的右眼眨动明显减少,她的右臂动作受限且迟疑,当她把手移向脸的右侧时,这种动作与左臂动作相比更为缓慢,并且很谨慎,而左臂动作则自由、轻松、显然具有表现力。为免去这位患者的痛苦,作者立刻提问了她。

艾瑞克森·三叉神经痛多久了?尽可能用最少的话来回答,慢慢说,因为我并不需要太多的病史来开始你的治疗。

患者·(泪水从脸颊滚落下来)1958 年梅奥诊所建议不能做手术、不能乙醇注射,告诉我没有治疗方法,必须忍受它,并忍受它一辈子。一位精神科医生朋友说,或许你能帮上忙。

艾瑞克森·你工作吗?

患者·没有,请假了。精神科医生让我来——寻求你的帮助。

艾瑞克森·想获得帮助?

患者·是的。

艾瑞克森·所获得的帮助不会比我提供的更快?

作者的这一评论申明了她将以作者认为是最佳的速度来接受帮助,这是为了确保不期望有"奇迹般地治愈"。

患者·是的。

艾瑞克森·现在我们开始工作,可以吗?

患者·是的,请吧,但没用。所有的诊所都说没有希望、很痛苦。每个人都很享受,但我不能。我不能和我丈夫生活在一起,什么都没有,只有疼痛,没有希望。医生们都嘲笑我,为了催眠而见你。

艾瑞克森·有人怀疑过疼痛的心因性起源吗?

患者·没有,精神科医生、神经科医生、梅奥的医生们——所有诊所都说是器质性的,不是心因性的。

艾瑞克森·他们给过你什么建议?

患者·忍受。最终手段:手术、乙醇。

艾瑞克森·你认为催眠会帮助到你吗?

患者·没有,器质性疾病,催眠是心理疾病者的需求。

艾瑞克森·你吃什么?

患者·流食。

艾瑞克森·喝一杯牛奶需要多长时间?

患者·1小时,或更长。

艾瑞克森·(疼痛的)触发点是什么?

患者她小心翼翼地指着自己的脸颊、鼻和前额。

艾瑞克森·所以你真的认为催眠不起作用?那你为什么来见我?

患者·在我生病以来我没有获得任何帮助,再试一次也不过是多花点钱,人人都说没有治疗方法,但我读过许多医学著作。

这一病史远谈不上令人满意,但她简洁与诚实的回答、她的整个举止和行为都让人确信她病情的本质,其严重性与残损性,以及她正在遭受的痛苦煎熬,这个现实及她的绝望感。她的疼痛是她无法控制的,这对催眠而言,并不是一个有利条件。60个月中有30~40个月的时间里（事后得知），她经历了无法控制的严重疼痛，偶尔会有短暂的缓解。所有受人尊敬的医学权威都宣告她的病情无法治愈，都建议她"学习与之共存，除非万般无奈，否则不要尝试手术和乙醇注射"。她还被告知，即使是手术也不一定会成功，而且手术后遗症往往很麻烦。只有一个人（这个人是一位精神科医生，他认识作者）建议她作为一种"可能有帮助"的尝试来催眠。这种长期经历中所形成的学习与条件反射形成了一种稳固的背景，鉴于这一背景，作者认为直接催眠可能会招致失败，因而就运用了针对阻抗型（耐药性）患者的这一技术。

在她绝望地注视着作者时，除了下述这句以明显坚定的语气所给出的陈述外，作者没给出任何形式的暗示。

艾瑞克森 · *在我以任何形式开始之前，我想给你提供一些一般性的解释，然后我们就可以开始了。*

患者非常轻柔地点头以表肯定。

作者立即采用上述技术，公开引用已打印的手稿，尽可能地逐字重复。她以显著的轻松对这项技术作出了反应，表现出了头部的意动运动和手臂木僵。

在这项技术中还添加了一些额外的陈述，它们是：所采集的病史并不充分，她的无意识头脑将搜尽所有的记忆，她将自由地（"自由地"这样做意味着"舒适地"）传达任何信息，以及所渴望的全部信息，她的无意识头脑应该仔细搜索，以搜寻所有可能的方法和手段来控制、变化、改变、修改、重新解释、弱化，或者以任何其他的方式，尽一切可能以满足她的需求。然后艾瑞克森给出下面催眠后暗示，即她会再次坐在同一把椅子上，依靠她的无意识头脑来理解作者及其愿望。

她慢慢地持续点头以表示肯定。当她从催眠中醒来时，作者做了下述陈述，并在话尾处加上了尖锐的音调。

艾瑞克森 · *就像我刚才所说的，"在我以任何形式开始之前，我想给你提供一些一般性的解释，然后我们就可以开始了"。你觉得这样行吗？*

在 2 分钟的时间里,她慢慢地睁开眼睛、调整姿势、摆动手指、扭动双手,然后非常轻松自如地回答了问题,这与她之前费力且有所保留的回答形成了鲜明对比。

患者·那将会非常好。(她立刻惊叫起来)噢,我的天啦,发生什么事了?我的声音没什么问题,讲话也不痛了。

这时,她轻轻地闭上嘴,慢慢地收紧咬肌,然后她迅速补充道:

患者·不,那里的神经痛还是和以前一样严重,但我讲话时已经不痛了,这真有趣,我不明白。自从这次发作开始,就几乎不可能讲话,在我的触发点上,我感受不到那种氛围。

她拍了拍脸颊、鼻和右前额,然后轻轻碰了下自己的鼻,一阵剧痛袭来。当这个平息之后她说:

患者·我不打算再尝试其他的触发点了,即使我的面部感觉上确有不同,即使我说话正常。

艾瑞克森·你待在这房间里多长时间了?

患者·(感到疑惑)哦,5 分钟,最多 10 分钟,但其实没那么久。

作者把钟面转向她——在她催眠期间,钟面位置被小心地改变了。

患者·(极为困惑地说)但那是不可能的,时钟显示超过了一个小时!(停顿了一下,她拨开袖子看手表)但那完全不可能。

艾瑞克森·(以很强的声音说道)是的,那完全不可能,但在这个诊疗室里不是这样!

患者没留意到这个间接的催眠暗示,作者给她预约了第二天,并很快将她送出了诊疗室。第二天她一回到诊疗室,在她就坐之前就被问道:

艾瑞克森·你昨天睡得怎么样,做梦了吗?

患者·不，没有做梦，但我整晚不停地醒来，而且我一直有个滑稽的想法，那就是我醒来是为了睡得更好。

艾瑞克森·你的无意识头脑理解得非常好，它可以很努力地工作，但在我们工作之前，我想先了解你的完整史，所以请坐下来回答我的问题。

探寻式的询问结果显示：父母家庭环境良好，有快乐的童年，上了优秀的大学，婚姻、经济、社会和职业都适应良好。还了解到她的首次发作大约在咨询前的 5 年，持续了 18 个月。在此期间，她曾向多家知名诊所寻求医疗或手术帮助，都徒劳无功；她进行了精神病学的检查，以排除可能的心因性因素；她咨询了多位知名的神经科医生。她是一名精神病学社会工作者，有一个令人愉快的习惯，在工作时甚至在街上行走时，她几乎总是不断地轻声吹着欢快的曲子。她的同事们都非常喜欢她，并解释到，她由作者的一位老朋友介绍过来，但她所有的其余资源都对催眠给出了最为不利的评价。

患者·我只是见了一位使用催眠的医学人员就已经帮到了我。我可以轻松地说话，今天早上我喝牛奶的时候，不到 5 分钟就喝完了，平时要用上 1 小时或更长时间，所以来这里并不是一个错误。

艾瑞克森·对此我很高兴。

作者说话时，她目光变得呆滞，自发地进入了深度催眠状态。

作者说了一些间接暗示，大意是她的无意识头脑可以做它想做的事，具体内容此处不再赘述。作者还给出了说到一半的评论，充满言外之音的评论、双重束缚，以及让一件事取决于另一些毫不相干事情的条件句式，这些事情哪怕读到都觉得毫无价值，不值一提。当作者说话的时候，运用了各种语音、语调、强调、停顿，以及各种变化多端的言外之意和条件句式，并通过语音、语调引发了双重束缚，这些都意在引发患者产生大量的行动，对于这些行动，作者也给出了各种乔装打扮后的指示。

这种表述的一个例子是：用嘴巴右侧的牙齿咬开一个巴西坚果确实是非常痛的，但她有良好的判断力，不会试图用牙齿咬开巴西坚果或山核桃，尤其是用她嘴巴的右侧，因为那将会很痛，完全不像吃饭。此处的言外之意强调的是，吃饭并不疼痛。

另一个例子是："后面的（每一口都）会如此美味时，而第一口菲力牛排会是如此痛苦，这真是太糟糕了。"同样，因为作者立刻转入其他类型的暗示，这种言外之意就不能被充分理解。

这次会谈结束时，作者用一句简单的话唤醒了她。

艾瑞克森·好了，今天就到这里。

她慢慢地醒了过来，期待着看着作者。他把她的注意力引到时钟上。

患者·（她看着手表大声说）可我才刚刚到这儿告诉你牛奶的事，整整 1 小时便过去了！ 时间都去哪儿了？

艾瑞克森·（说得轻快、轻率）哦，失去的时间已经加入到失去的疼痛中去了。

给了她第二天的预约卡，并很快将她领出诊疗室。在会谈结束时，作者的快速举动有助于分散她的注意力，让她无法有意识地去思考这些暗示。第二天，在她走进诊疗室时，她宣布道：

患者·我昨晚吃了菲力牛排，第一口痛得要命，但剩下的妙极了。你无法想象那有多好吃。有趣的是，今天早上梳头时，我有种愚蠢的冲动，想拽拽这儿的头发，想拉拉那儿的头发。这让我觉得很蠢，但我还是那样做了，我看着自己奇怪的行为，然后我留意到自己的手正放在右边额头上。它不再是一个触发点了，你看？（她给出示范）我可以触碰任何一处。

在 4 小时的治疗课程结束后，她的疼痛消失了，在第五次治疗时，她提出了这一问题。

患者·或许我该回家了。

艾瑞克森·（以一种打趣的方式）但你还没学会如何克服复发！

她的双眼立刻变得呆滞、闭上，随后出现了深度催眠。

艾瑞克森·当你停止用锤子敲击拇指时，感觉总是很好。

停顿了一会儿，她的身体在一阵痛苦的痉挛中僵住了，随即很快就放松了，她开心地笑了。

艾瑞克森·（轻率、调侃地说）噢，真傻，你需要比那更多的练习，再多半打的练习，出一身汗，那就会让你意识到你已经做了很好的练习。

当你插科打诨地调侃一件事的时候，意味着这件事并不危险或让人感觉有威胁，而且这种调侃只有在结局肯定令人满意的前提下才会发生。她顺从地按要求做了，额头上冒出了汗珠。

艾瑞克森·诚实的劳动会让你的额头冒出汗珠——那里有一盒纸巾，为何不擦干你的脸。

她摘下眼镜，仍处于催眠状态，她伸手拿了一张纸巾擦了擦脸，就像擦拭无痛的左脸一般，她轻快地擦拭了右脸颊和鼻。作者没有直接提到这一点，而是给出了看似无关的评论。

艾瑞克森·你知道，把事情做得非常好却又不知道，这很好。

她看起来只是一脸困惑，除了一丝怪异的、满意的微笑。她的无意识还没有"分享"她脸颊和鼻上的触发点已经消失。下面这句话唤醒了她。

艾瑞克森·那么现在为了明天。

作者递给她一张预约卡，并且很快就让她离开了。当她在下次约定的时间走进诊疗室时，她说道：

患者·我对今天的一切都不知所措。我没必要来，但我在这儿了，我不知道为什么。我只知道牛排味道很好，我能靠右侧睡觉了，一切都很好，但我在这儿。

艾瑞克森·你当然是在这儿，坐下来，我会告诉你为什么。今天是你的"怀疑日"，因为这么快就失去了那么多的三叉神经痛，任何一个人都有权怀疑。所以，用力扇你的左脸颊。

她立刻狠狠地打了一巴掌，然后笑了。

患者·好吧，我很听话，可那一巴掌真的很痛。

艾瑞克森·（打了个哈欠，伸了个懒腰）现在，以同样的方式扇你的右脸颊。

她明显地犹豫了一下，然后是一个快速的拍击动作，在最后时刻，拍击的力度大大减弱了。

艾瑞克森·手下留情了，手下留情了，有疑惑，不是吗，但你的脸感觉如何？

患者·（露出惊讶的神色）哎呀，没事了，触发点没了，没有疼痛了。

艾瑞克森·很好，现在照我说的做，不要再手下留情了。

患者·（她非常迅速且有力地给自己的右脸颊和鼻一记猛击）第一次我确实有疑惑，但是现在我一点也不怀疑了，甚至对我的鼻也没有怀疑了，因为我也击中鼻，但我脑中没想过（要打鼻）。

她若有所思地停顿了一下，然后用拳头狠狠地打了一下前额，之后用一种戏谑而又非常高兴的声音说。

患者·好了，没有疑惑了。

艾瑞克森·（以类似的方式说）令人惊讶的是，有些人必须在他们的脑袋砰砰地敲打一下才有一点领悟。

患者·很明显，脑子里还有空间。

两人都笑了，然后，作者突然改变了态度，变得极为专注且严肃，用缓慢着重的语气向她强调：

艾瑞克森 · 还有一件事我想告诉你。

患者的双眼变得呆滞，随后出现了深度催眠状态。作者谨慎地、以令人印象深刻的发音向她给出了如下催眠后暗示：

艾瑞克森 · 你喜欢吹口哨，你喜欢音乐，你喜欢富有意义的歌曲。现在我要你用"我想要你的任何时候，我都可以拥有你，但是，宝贝，我永远都不会有想要你的时候，而且永远如此"来编一首歌曲和一段旋律。在你吹响那个曲调的时候，你会知道，我不需要解释，因为你知道！

患者缓慢地、持续地点头，表示肯定。

之后用一句简单的话唤醒了她：

艾瑞克森 · 时间当真过得很快，不是吗？

患者 · （迅速醒了过来并看着时钟）我永远也看不懂它。

艾瑞克森 · （在她可以继续之前）嗯，行为已经发生，无法撤销，所以就把逝去的过往埋葬掉吧。再给你带来一个美好的明天，然后明天你就带着另一个美好的明天回家，又一个美好的明天、再一个美好的明天，所有其他的美好明天都将永远属于你。同一时间。

第二天同一时间的又一次完成预约后，她立刻离开了诊疗室。最后一次面谈只是一次深度催眠，由她在自己脑海内系统性地、全面性地回顾她的所有成就，并温和地要求她要完全相信自己的身体可以很好地满足她的需求，并且要求她当质疑者说你以前有过缓解后再复发的情况时，她会感到非常好笑。

作者很清楚持怀疑态度的贬损性言论的致命性，也清楚医源性疾病是怎么回事。她回家后寄来的信件表明她已经彻底摆脱疼痛了，但她提到一位敌视催眠的神经科医生，对她喋喋不休地警告说，疼痛的消失将会是极其短暂的，病痛肯定会卷土重来，即催眠治疗会不知不觉间催生出某种医源性疾病。说到这，她称这位神经学家的说法让她感到"非常好笑"，对此，她直接引用了作者给过她的催眠后暗示。

作者注：人们不会对可能忍受着极大疼痛的患者打哈欠、伸懒腰并以取笑的方式说话。在这个例子中，作者认识到这已经超出了她的疼痛之外，并无法分析对这一情境满不在乎的间接暗示。责任是她的，所赋予的含义也是她的。

讨论与评论

在之前的出版物中，作者曾多次间接或直接地表明，将患者导入催眠状态并引发催眠现象的过程主要是一种与受试者交流想法，从而引发受试者内心一系列的思考和联想，并触发受试者随后行为反应的过程。催眠并不是催眠师对受试者做了什么，或强迫受试者去做什么，甚至一一指示受试者到底该做什么，以及如何去做。受试者之所以会进入催眠状态，是因为受试者已经存在的想法、联想、心理过程和理解所致，催眠状态只是由此在受试者的内心生发而来的。然而，太多在该领域工作的研究人员以为他们的催眠工作，以及内心的意图和愿望才是导致受试者进入催眠状态的有效驱动力，事实上他们还不假思索地认为，是他们对受试者说的催眠词才引发、唤起或触发了受试者特定的反应，却完全没有意识到，其实他们所说的或所做的只是一种用来激发和唤起受试者过往人生中的习得经验，理解思考和人生体悟的手段，而这些有的来自刻意的学习，有的则来自无意识的学习。

例如，人们会用点头表示肯定，摇头表示否定，这并不是人们刻意花功夫，通过监督学习学来的，然而这些动作却构成了人们言语或非言语公开交流的一部分，或者说成了人们心理过程的一种外在表现，人们往往只意识到自己在听一个公开的讲座，却没有察觉到自己会有这些动作，只有他人才能观察到这些动作。同样的，再举一个例子，想想人们是怎么学会说话的，又是怎么学会倾听并理解对方话语的，我们只需要看看小孩子是如何学习阅读的就会明白了，像学会口语一样，小孩子会把印刷出来的词句与嘴唇运动联系在一起，并且他们还会如实验所示，将书上的文字与无意识的喉音联系在一起。因此，当一个口吃很严重的人费尽力气地说不上话时，很明显听众们也在费尽力气地克制自己唇齿舌间想要发声的冲动，以免把口吃者说不出来的话失礼地说出来。然而，这些听众从来也没有正式或非正式地训练过唇齿舌尖的动作，他们自然也不曾学过替口吃者抢白的课程。口吃者当然也不希望任何人来替他抢白，他甚至会对此非常反感。然而人们将听到的言语和自身唇齿舌尖运动相联系的体验式学习都是在无意识中形成的，一旦遇到刺激，就会自动引发，甚至压根就不需要任何意识层面上的主观故意，这些体验式学习会自动且非自愿地启动听众的心理过程，因此这种抢白的冲动通常是不可控的，哪怕人们心知肚明这很可能会导致口吃者的怨恨。

对此，有个经典的笑话，一位口吃者走到一个陌生人跟前，费了很大力气才结结巴巴地说出问路的请求。陌生人指了指自己的耳，否定地摇了摇头。于是口吃者又问了另一位路人，这位路人给他指了路。于是，这位路人问刚才那位表示自己是聋子的先生，为什么他不肯回答口吃者，这位装聋的先生结巴得很厉害地回答："你……你……觉……觉……觉得我会让自己挨……挨……挨揍吗？"他的回答生动地表明，他早已充分地体会过当有人试图"帮"他把话说全，甚至通过模仿他的口吃来嘲笑他时，自己会更加满腔怨恨。

然而，口吃者并没有直接或间接地要求对方帮他把话说全；听众也心知肚明这会招致口吃者的不满，自然也不想这样做，然而那个结结巴巴说不完的单词所带来的痛苦刺激还是会引发听众长期以来习得的说话模式。因此，催眠引导技术正是给出这样的刺激，无论是口头的还是其他类型的，没人能百分百地预测受试者会对刺激产生什么反应行为。催眠师可以说出或指出一些可能的方式，但受试者的行为只能基于他们的习得经验。因此，催眠师给出结构松散、全面、概括和许可式的暗示就变得很重要，而用死记硬背的方式来盲目使用仪式性的传统催眠技术相比之下就显得不那么重要了。

好几次，作者有机会对先天性耳聋的人和在童年期患了神经性耳聋的人进行特殊工作，其中一个例子是一位40岁后患有神经性耳聋的男士。所有这些人都接受过"唇语"训练，然而他们中的多数向作者解释说，"唇语"就是"面部阅读"，而且他们都会手语。为了证明这一点，其中一位聋人带着作者去听一位大胡子牧师的周日布道，并通过手语"翻译"以表明他是在进行"面部阅读"，因为作者那时能读懂手语。与这位聋人的更进一步研究表明，如果这位牧师以单调的语气说话或低声说话，那么他的面部就无法被"阅读"。

对这些聋人做过一个实验，其间向他们解释道，一位助手会在黑板上写下各种各样的词，几位成人（大学）会面向黑板，这些成人只是默默地观看写字，不做任何类型的评论。同时还分别向这些成人解释道，将会带进来一些陌生人，会安排这些陌生人坐在一张面朝他们（指成人）的椅子上，在助手书写时，陌生人会背对黑板，继续面朝他们（指成人）。这些成人未被告知这陌生人是聋人，会"唇语"。

聋人完全意识到他们是要"阅读他们面前的面孔",他们也意识到自己要默默地阅读出助手所写的内容,但有一项额外的事实并未揭示出来。

助手用漂亮的斯宾塞大字体(一种古老的书写样式)写下了音节数不一的单词。只有作者和助手知道的(一项事实)是:这些单词在书写时会形成图案(正方形、菱形、星形和三角形),方式是把单词放在图形角度的关键位置上。先前已在一块黑色硬板纸上写下了一个圆形(最后一个图案),并把它挂在黑板上。后者是由尽可能少的、最短的单词所组成的,以便于阅读和设计识别。

聋人坐在一个障碍物(高度足以遮住他们的手)的后面,在助手书写时,作者所坐的位置只能让他看见聋人的双手。作者看不到黑板,他不知道设计图的顺序,也不知道所写的是什么单词。他所确切知道的是,他和助手拟定了一份可能的单词清单,不过仅需要其中的 1/3,助手将自行做出选择。此外,对于每一位聋人,除开圆形外的每一种设计都会以不同的顺序排列。

一位受试者(聋人女士,40 岁后患上了神经性耳聋)获得了满分。她不仅从正在观看书写的成人脸上"阅读"出了所写的单词,还认出了图案。此外,她用手语告诉作者:"正方形""菱形"和"三角形"这三个单词"有些不对劲","星形"这个单词"有点儿可笑","圆形"这个单词"非常可笑"。然而,必须补充的是,这名女士极度偏执,在精神上也是如此。其他人没得到满分。一位男士给出了除"圆形"以外的所有答案。他打手势说,最后一组单词的书写方式不同,但他无法解释他是如何识别所有构成圆形的书写单词的。其他受试者都识别出了书写单词,对组成圆形的单词感到有点困惑,并漏掉了"星形"和"圆形"。这组人都感到他们漏掉了两个"单词"。除开偏执型精神病患者之外,所有人都被允许看黑板,而观察者们则惊讶地发现陌生人阅读了他们的面部表情,不仅识别出了设计,还读出了书写单词。

这项实验长期留在作者的脑海里,与他个人的催眠引导方法的发展有关。

因此,将自己的真实愿望牢记于心,作者随意地、许可式地(或表面上的许可式)提出了大量看似相关的想法,其方式经过精心设计,以保持或固定受试者的注意力,而不是(保持或固定)受试者的眼睛或诱发一个特殊的肌肉状态。相反,要尽一切努力将受试者的注意力引向他内在的各种过程,引向他自身的身体感受、他的记忆、情绪、思维、感觉、想法、过往学习、过往体验和过往状态,并引出当前的条件作用、理解和想法。

作者认为,通过这种方式可以最好地将受试者导入催眠状态,这项催眠技术可以被安排得极为精心,从而取得非常好的催眠效果,哪怕是面对看似极其不利的情况。然而,到目前为止,只要作者的行为让受试者产生了反感,哪怕技术一点问题也没有,作者的催眠尝试无一例外都会失败。本卷中给出了一个例子(参见"催眠引导的困惑技术的另一示例"),并且在这样的情况下,不止一个之前对于催眠非常配合的受试者都"拒绝再听下去"或醒了过来。

在本文中,用单一技术(仅有略微调整,以满足性别、智力与教育水平的要求)处理了共4位受试者。这4人代表了不同类型的阻抗、不同的背景,以及不同的问题类型。第一位是严重失调的人;第二位不幸被怪异的、受限的、不可控的失调所支配;第三位有长期的普遍适应不良史,结果是在州立医院被诊断为精神疾病,偏执型,很可能是精神分裂症;第四位在权威的诊所,被有经验的神经科医生和精神科医生反复诊断为患有一种绝望的器质性疾病,其特点是偶尔会有短暂的缓解,而且只能以部分令人满意的方式、经器质性的措施治疗,而结果并不理想。5年剧烈疼痛的经历已使最后这位患者确信并影响了她的这种理解,即心理治疗无法触及这种状况,只是在绝望的无助之下才寻求了催眠治疗。

这项技术非常成功地应用到了这4个不同的患者身上,其核心要义是先牢牢地吸引并锁定他们的注意,然后让他们处在某种情境当中,以至于他们会不自觉地从作者说的话里面去领会属于他们自己的个人含义,这些个人含义来自他们的思维和理解模式,也来自他们的情绪和愿望、倾向、条件反射、联想和经验习得,以及他们对刺激的反应模式。作者其实并没有给过他们任何明确的指示。相反,作者说话时态度随意,啰嗦重复,采用了一种既是许可式的但又富有权威感的口吻,但作者说这些话的时候方式是如此隐蔽,以至于他们的注意力并没有从自己的内心世界转移到作者身上,而是专注于自己的内在心理过程。于是,他们就进入了催眠状态,在这种状态下,他们很容易接受任何可能提供给他们的一般性想法,他们会自动地审查,评估和体会这些想法对于他们的心理问题到底有什么意义。例如,作者并没有指示第二名患者去开发他那短暂而"愚蠢"的恐慌,也没有指导他去制订什么计划来管控自己的日常出行。更是从没问过他病情的起因是什么;患者自己的认知自然觉得病情肯定会有个起因,然而作者认为压根没有必要让患者去探寻所谓的起因。

对于三叉神经痛的那位患者，作者既没向她暗示过痛觉缺失，也没向她暗示过感觉缺失，也并未采集过详细的个人史。她已被有权威的诊所、神经科医生、精神科医生反复诊断为患有器质性的疼痛疾病，不是心因性问题。她知道这些事情，作者无需进一步的提及或重复就可以理解。作者也没有向她提供一段冗长而"有帮助的"讨论，关于疼痛是什么、弱化或减轻（疼痛的各种方法、改变或重新适应她痛苦的各种方法）。*不管作者说了些什么，她所依赖的只是她自己的资源。*

因此，作者不会说多余的话，就是要启动她自己行为、反应和功能的内部过程，而这一切将会有助于她。因此，作者直接说："第一口菲力牛排会很痛苦，*但后面每一口都会非常美味*"。从这句看似简单实则复杂的话里，她不得不自己去体会其含义和言外之音，在这样做的过程中，她不得不在无意间做了另一番对比，她多年里没有任何疼痛的舒适而令人满意的饮食体验与为数不多几年里带着疼痛的饮食体验之间有益于她而差异立显的对比。

综上所述，在催眠的治疗性应用中，主要根据患者自身提出的主张来满足他们的需求。然后，通过充分地尊重和利用患者提出问题的方法，将患者的注意力固定在他们自身心理运作的内在过程上，这是通过虽然随意却明显真诚、诚恳的话语来实现的，这些话语看似是解释性的，然而，其目的只是激发出患者自身丰富的心理运作模式，以便他们动用所学知识，或者随着不断进步而发展的知识，来解决自身难题。

第五章

催眠中的哑剧技术与言外之意

米尔顿·艾瑞克森

引自 The American Journal of Clinical Hypnosis, July, 1964,7,64-70。

在作者对催眠性耳聋的早期实验中,由于受试者被诱发了催眠性耳聋,因此丧失了用语言来交流的能力,这让我们认识到了哑剧的价值并加以运用,后来我们又用书面交流来取代哑剧,因为这样操作起来更加简单。

作为一种催眠技术,哑剧技术本身是完整的,它起源于 1959 年 1 月的墨西哥城,当时作者受邀向美国临床催眠协会的一个附属分会(临床催眠实验小组)发表演讲。

就在会议之前,作者被告知,作为演讲的开场白,他将使用一名经挑选的护士来示范催眠,这位受试者对催眠、对作者都一无所知;这位受试者既不会说英语,也不懂英语——他们已经知道作者既不会说西班牙语,也不懂西班牙语。他们私底下向她解释道,作者是一位北美的医生,他需要她无声的帮助,他们告诉了她双方存在语言障碍,并向她保证她会得到作者的充分尊重。因此,她完全不知道对她会有什么样的要求。

这个猝不及防的提议让作者立即想到他过去曾经结合言语,部分使用过手势和表情的哑剧技术。于是作者结论说,这个意外情况其实提供了一个独特的机会,让作者彻底使用哑剧技术。考虑到这位受试者内心有着很大的不确定性,又很渴望去理解催眠是什么,这会让她更加积极地去接受作者通过哑剧所传达的她能体会到的信息,其效果与受试者因为困惑技术而易于接受作者所给出的明确、确切的信息如出一辙。

受试者从侧面被带了进来,与作者面对面。他们默默地看着对方,然后(正如作者在美国的研讨会上曾多次做过的那样,在研讨会开始之前,也就是在他们认识他之前,寻找作者视为临床上"反应良好"的受试者)作者轻快地且面带微笑地走向她,伸出他的右手,她也伸出了她的右手。作者慢慢地和她握手,目不转睛地盯着她的眼睛,正如她对他所做的那样,他慢慢地停止了微笑。在他松开她的手时,他以一种不确定、不规律的方式在做,慢慢地离开她的手,现在用拇指略微增加下力度,然后是用小指,再然后用中指,总是以一种不确定、不规律、带犹疑的方式,最后,他如此轻柔地收回了他的手,以至于她都没有明确认识到他是在什么时候放开了她的手,或者他最后接触的是她手的哪个部分。同时,他通过改变眼睛的聚点来慢慢地改变他双眼的焦点。因此,这就给了她一种虽细微却可理解的线索,也就是他似乎不是在看她的双眼,而是透过她的双眼看向了远方。慢慢地,她双眼的瞳孔放大,在这个过程中,他轻轻地彻底松开了她的手,留它在半空中处于一种僵住的姿态。在她手掌根处施加的一个轻微向上的力就使她的手略微抬起来了。之后,在另一只手臂上也示范了僵住,而她依然目不转睛地盯着。

作者慢慢地闭上眼睛,她也是如此。他立刻睁开眼睛,走到她身后,开始以英语解释他所做的事,因为大多数观众都对英语相当熟悉。她没有做出惊吓反应,甚至似乎都没有听见他说话。他轻轻地触摸她的脚踝,然后轻轻地抬起她的一只脚,让她用一条腿全身僵硬地站着。其中一位医生知道他懂点德语,就举起他(该医生)的拳头,打开它,疑惑地说道"双眼"。作者轻轻地触碰她紧闭的眼睑,并给了一个轻微向上的力。她慢慢地睁开双眼,看着作者,瞳孔仍然扩大着。作者指了指自己的脚,然后指了指她那抬起的、僵硬的脚,并示意落下来。看见自己的双手和一只脚都抬起来了,她显然很是困惑地皱眉,然后对作者给出"就把脚放下来"的信号笑了,她把脚放了下去,表情似乎有些尴尬或困惑,手臂上的木僵(状态)依然如旧。

几位医生唤她的名字,并用西班牙语对她说话。她只是专注地看着作者,没有做出自发的头部运动或眼部运动(当别人从远处呼唤你的时候,这种无意识的运动非常常见),她似乎也没有进一步关注自己的手。

有人用英语问作者,她是否能看见观众,很明显她听不见有人在提问,他们。作者向上、向下并横向交叉她的双手,在此期间,她交替地看着它们和他的双眼。

然后他用手指了指自己的眼睛,并通过把手指移近她的双眼,指了指她的眼睛,然后,他用右手对着观众做了一个徒劳的、无望的大幅度挥手动作,面朝观众,装出一副茫然惊奇的样子,假装一个人也没看见。她也这样做了,表现出了惊奇反应,并用西班牙语问道(作者随后被告知)"他们在哪儿?医生们应该在这儿的"。几位医生对她说话想安抚她,但她还是一副局促的样子。

作者迅速吸引了她的注意力,方式是把他的手指凑近她的眼睛,然后再凑近自己的眼睛,之后他抬起她的手,带着愉快的微笑看着她手上的戒指,就好像他在赞赏它。她的恐惧明显消失了。

一位观众询问他将如何唤醒她。作者向她展示了他手表上的秒针,通过将手指运动同步于秒针摆动,标记出了 10 秒。她目不转睛地看着。然后,他让她看着作者演示:他闭上双眼、打出约 10 秒的拍子,然后他睁开双眼,头部直立警觉地猝然一动;接着,作者笑了,并点了点头,动了动手。他示意她要做同样的事。在她这样做时,他迅速后退,当她睁开双眼时,她见到他在讲台的另一头。他立即带着微笑轻快地走上前,并伸出手打招呼。这重建了他们最初的见面方式,她立即醒来,一边打量着他,一边握手。

作者躬身说道,"非常谢谢你,我对此深表感谢",仿佛是在打发她走。其中一位医生翻译了他的话;作者重复了一遍自己的话,并再次以一种请她离开的方式握手。她看上去既困惑又带着一脸的不确定,所以与会者中有一人告诉她,她现在可以离开了。她离开了房间,似乎显得非常困惑。

后来,作者被告知,她对这整个经历出现了彻底遗忘,并表示好奇,当她本应协助时他却立刻让她离开。她还表达了对催眠的不信任,却自愿成为一名受试者,并立刻发展出了一个深度催眠,回忆起了那次经历的全部事件,包括观众的消失(负性幻觉)及她被打发走时的困惑。不过,当从这次催眠里唤醒她时,她再次表现出对两次催眠经历的彻底失忆。后来,她被该团体成员广泛地用作助手、实验受试者及教学受试者。

第二次未期而至、完全采用哑剧的引导发生在 1961 年 1 月访问加拉加斯(委内瑞拉的首都)的期间。作者受邀去参观康塞普西翁-帕拉西奥斯医院,其间他被邀请在会议室的一次临时会议上,就催眠在产科里的运用向工作人员发表讲话。一位观众提议道,在作者讨论催眠现象时能否进行演示。作者记起了自己在墨西哥城的经历,于是询问道,他是否可以与一些不知道他的来访目的、不懂英语、没有任何催眠体验的年轻女士合作。

3 位年轻女士被带了进来,他仔细地打量着她们,挑选了一位给他留下了"反应积极性专注"(作者的说法)这一临床印象的女性。作者请求其他两位女士离开,并告知这位女士,他希望她在他演讲时予以配合。翻译非常谨慎地把这点告诉了她,没再给她更多信息,她肯定地点了点头。

作者走到她跟前,与她面对面地站着,并用英文对能听懂它的人解释道,他们要看着他所做的事。翻译保持着沉默,这位年轻女士注视着作者,极为专注且好奇。作者向女孩展示了他的双手,两手空空,然后,他伸出右手,用手指轻轻地环绕着她的右手腕,除了用指尖以一种无规律、不确定、不断变化的方式进行触觉刺激以外,几乎没有触碰到她的手腕,其结果是,引起了她对他所做事情的充分的、专注的、带着期望与好奇的兴趣。作者用右手拇指在她手腕的单侧手掌尺骨处施加了一个轻微的触碰力,似乎要把它翻转过来向上;同时,在桡骨突出处,他用环指(无名指)在她手腕的背外侧施加了一个轻微向下的触碰力;与此同时,他用其余的手指做了各种各样的轻柔接触,力度上稍微接近,却没有暗示方向,她对指令做出了一个自动的反应,她并没有有意识地将它们与其他触碰区别开来。显然,她首先注意到了一个触碰,然后注意到了另一个触碰。

在她开始作出回应时,作者在不断增加指令的触碰,而不减少其他分散注意力的触觉刺激的数量和变化。因此,他暗示她手臂与手的横向运动和向上运动,方法是将变化着的触觉刺激与数量不断减少的非指令性触碰混合在一起。这些回应性的自发运动(她确实认识到了其起源)使她大吃一惊。在她瞳孔放大时,作者轻柔触碰她的手腕,该触碰带有向上运动的这一暗示,于是她的手臂就开始上升;作者轻轻地停止了触碰,而她并没有留意到触觉刺激已撤回,向上的运动仍旧继续。作者迅速把自己的指尖覆盖到她的指尖上,他变换着触碰方式,以一种无法辨认的方式引导她的手掌完全向上翻转,然后在她的指尖上进行其他的触碰,让一些指头绷直,让另一些指头弯曲。在绷直的指头上所进行的恰当触碰,使她的手肘继续弯曲,这导致她的手慢慢移向她的眼睛。当这个过程开始时,作者用他的手指吸引了她的视觉注意,并把她的注意力引到他的眼睛上,他把目光汇聚到远处,就仿佛透过她,看她的身后更远处,把他的手指移近他的眼睛,他慢慢地闭上双眼深吸一口气,放松地垂下肩膀,然后指着她的手指,那手指正接近她的眼睛。

她跟随了他哑剧式的指示,并出现了一个催眠,她接受了工作人员的努力,以确保她的注意力及工作人员用英语给出的暗示和指令。作者询问她的名字,一位工作人员快速地用西班牙语告诉了他,翻译重复了她的名字,翻译费力地念出这个名字,以便作者能掌握它的发音。她对工作人员或翻译的任何言行都没有反应,只是被动地站着,当有人试着推她时,她主动地变僵硬,但没作出其他的反应。作者领着她在房间里走来走去,触碰她的眼睑,示意她睁开眼睛,然后指了一把椅子,她坐了下去。即使睁着眼睛,她似乎对在场所有的人和所有的听觉刺激都视而不见。

作者了解到她是一位住院医生,还未曾了解过催眠。在她睁着眼睛坐着,显然看不见也听不见时,作者讨论了催眠。

讲完后,作者转向她,唤醒了她,并示意她站起来,然后,他用手掌相互摩擦一下,就好像任务已经完成了,朝她微笑并鞠躬。催眠性的面部表情消失了,她环顾房间并问道"我要做什么"(正如作者后来被告知的那样),而作者(并不明白她所说的话)鞠了一躬并说道"谢谢你,小姐"(西班牙语)。她一脸困惑,翻译解释道她的任务已经完成了,她困惑地离开了。然后作者开始回答观众的问题。

同年8月也就是半年后,作者又去拜访了那儿,并再次给工作人员讲课。先前的受试者出现在观众里,作者向她招手,示意她到讲台上来,她乐意地照做了,可就在她走到他所坐着的桌子前时,自发地出现了一个深度催眠。

其间,她不仅成为别人的催眠受试者,还在她的患者身上应用了催眠。因此,尽管作者有语言障碍,但她可以预料作者想要示范的一些现象。此外,在融洽转移之后,翻译把作者的请求传达给了她。这种融洽关系的转移是通过这种过程实现的：作者指着自己的右手，然后指着她的双手，与她握手，之后作者撤回手，指明它（指作者的右手），伸出手并与翻译握手；同时，他用左手向她示意表示她将要看见翻译，并做同样的事。在他们握手时，他们用西班牙语互致问候。

又一次出乎意料、完全哑剧式的最初引导是在委内瑞拉进行的，那是同一个月，面对着加拉加斯的医学协会。正当作者刚要开始演讲时，他被工作人员礼貌地打断了，所给出的解释是：多位在场的医生们都不相信催眠，并确信作者有个同谋，在这个同谋的帮助下，作者将实施一场骗局。很明显，工作人员在告知作者这点时，显得极为无奈，但他们解释道，作为协会工作人员，他们被委托要让作者在一言不发的情况下示范催眠，并从在场的众多观众中选择一人（对于此人，他们可确保其有效身份）。作者答复说，他希望被锁定的受试者不懂英语。

作者在礼堂的后部看到了一位约 30 岁左右的女士，对于他所定义的"反应性"（作者个人认为这是关于可催眠性最有益的表征）她呈现出了所有的有利的证据。作者把这位女士指给翻译看，问及她的身份后发现她是一位医师的妻子，这位医师不相信催眠，她也不相信催眠并且从未见过催眠。然而，她欣然来到讲台（她知道催眠正在审议之中，这点有别于墨西哥城的那位护士）。当她走进作者时，他问道，"如果你愿意告诉我，你叫什么名字？"她转向翻译，询问翻译作者说了些什么，这问话经在场的扩音系统播出了，所以她不懂英语这点就被当场确认了。

基本上采用了与墨西哥城相同的技术，得到了同样的催眠结果。然而，增加了一项内容。在演示过程中，作者轻轻地拍了拍自己的手背，并微笑着，好像很喜欢这种感觉。他对她的手做了同样的动作，她也笑了。

然后，他拂拭了自己的手背，就好像他在掸去所有的感受。之后，他以一种明显很痛的方式捏住并扭动手上的皮肤，而脸上却带着一幅极度惊讶和好奇的表情，就好像他什么也没感觉到，然后，他开心地笑了。作者伸手去拉她的手，做了同样的事,她惊讶地转向翻译,翻译由于作者的缘故而感到不安(在她走上讲台时,翻译曾向她保证,他会和工作人员一样留在讲台上,她随时都可以和他说话)。

当他用力地捏住并转动她手上的皮肤时,工作人员围了上来,他们做了同样的事,这位女士也测试了自己的手。然后,她问工作人员她的手怎么了,并问道她的手是不是死了(翻译说,她说这话的语气是悲伤的)。台下的一位医生和其他几人宽慰她,她似乎并没有听见他们,对观众的负性幻觉(视觉和听觉的)自发地表现出来了。但她很容易地听见翻译的解释,讲台上工作人员的话也能容易地听见。也就是说,她一开始就将讲台情境翻译为"是与在讲台上的人,而不是与台下观众有融洽关系,尽管她丈夫就在观众中"。

观众中一位多疑的人用西班牙语宣称,他完全相信催眠的有效性,并询问协会工作人员他是否可自愿成为一名受试者。这一请求被翻译给了作者。作者把这名女士留在台上,作者接受了台下自愿者的提议,体验结果与这位女士类似。然后,第二位受试者从催眠状态中醒来后完全遗忘了,他要翻译告诉作者可以开始催眠了,这一要求经扩音系统播放。他被重新引导至催眠状态,翻译用西班牙语告诉他"醒来后,记住一切"。他一从催眠中醒来,他的兴奋、高兴就异常热烈,这位女士也对发生在这位西班牙医生身上的事情感到惊愕。对于每一位受试者而言,唤醒的方式是:强而有力地握住他们的手,由于他们都睁着眼睛,所以轻快地摇着他们的手并轻快地摇了摇头,就好像是睡醒后并清醒下头脑。由于这位医生在这位女士身上见过这种手法,所以他的催眠反应比她更快。

有两次催眠聋人(不涉及言语)的经历,采用了手语,在给出手语时,还加上了表明倦怠和疲倦动作的哑剧。对于这两位受试者,如果他们闭上双眼,融洽关系就会失去,作者不得不剧烈摇晃肩膀来唤醒他们,这种线索一开始就被嵌入到催眠引导的暗示中。当采用这一措施(即暗示他们在深度催眠状态下保持双眼睁开)时,他们的周边视觉大为减少,且变得如此集中,或许只能看到一个字母符号的手指,除非给出相反的指示。然而,对这两位受试者4次的催眠演示,这足以充分说明,通常催眠状态及其伴随着的现象,可以通过手语在神经性聋哑人的身上引导出来,不过似乎周边视觉会有严重的丧失,并因此失去一些融洽关系。这就提出了一个耐人寻味的问题，如此依赖视力的受试者，相比于本文作者所遇到的数千名语言与听力都正常的受试者来说（在这些人身上，常见的是周边视觉丧失比较有限），为何催眠会在前者身上导致更严重的周边视觉的丧失呢。然而，在这类受试者身上，通过让她们睁开眼睛并阅读唇部动作的哑剧式指令来引导出催眠状态，就没有周边视觉的那种丧失，即使他们之前只自发地看到三指手势中的一指。在解释这一发现时，其中一位受试者解释道，"唇语其实是面部阅读；手语就是读一个符号。"

同样地，如果在引导期间以手语给出这一指令，在催眠发展之后，他们将通过书面交流来得到指令，那么周边视觉的丧失就极小。同一受试者对此的解释是"在阅读时，你也会看见纸张或黑板"。遗憾的是，从这些受试者身上获得的数据不足以作进一步的讨论。

作者所了解的、之前关于聋哑人引导的第一份，也是唯一一份报告，由西班牙巴塞罗那的阿尔弗雷多·伊萨西博士在 1962 年 4 月第五届欧洲身心医学大会上所提出来，并在 1962 年 9 月出版在《拉丁美洲临床催眠杂志》上。它的标题是 *Dos casos de sofrosis en sordomundos—Two cases of sophrosis（hypnosis）in deaf-mutes*。在这份报告里，详细描述一种在聋哑人身上引导出催眠的技术，并拍摄了该技术的演示。在最初的手势和手势交流之后，通过轻抚和轻压额头、眼睑和下颌线引导出了催眠状态，然后通过轻轻地抬起手臂并释放它们来做了测试。放松、痛觉缺失和出血的控制使得牙科工作在先前担心、害怕、不予配合的患者身上得到了成功实现，并详细介绍了 2 例年轻聋哑男士的病例记录。

讨　　论

或许，在利用哑剧技术引导催眠的这一问题上，与之最为相关的是：在无需语言的情况下，以及当具有不同文化、语言、社会习惯与习俗的两人完成一项拟议任务，在受试者对这一任务本质可能完全不知情的情况下，都可以很容易地实现想法与理解的交流。然后，想想看，在催眠文献里有那么多的所谓的催眠对照研究与报告。其中，两个同质化的小组（一个叫"实验组"，一个叫"对照组"）由同一个实验者来处理，这位实验者的用词略有不同，但他却充分意识到他想获得什么样的结果，那你就可以琢磨这些实验有多"受控"。

但当"受控受试者"以前被实验者或其他人催眠过，或观看过实验者对其他人的催眠引导和实验（当然，实验者知道自己想在"受控受试者"的"清醒状态"下复制催眠行为），你所做的就不仅仅是琢磨实验者的科学敏锐性了。对本文作者来说,实验者的智力与科学诚信都是有问题的,甚至是严重问题!

20世纪的20—40年代,本文作者做了一些研究,涉及在印度精神疾病患者与土生土长的马萨诸塞州和密歇根州的患者之间进行梦境象征性的比较,使用的信息来自拉卡卡博士(印度孟买)和戈文达斯瓦米博士(印度迈索尔)。同样,作者还用新近入院的美国精神病患者最近绘制的图片,与汉斯·普林茨霍恩在《精神病患者的绘画》(出版于1923年柏林)一书里所收集的作品进行了对比。这些相似之处令人惊奇,直到人们发现这些梦境和图片都来自基本相似的人类思维,即使源自不同的精神状态与文化。在这方面,本文作者联合劳伦斯·库比(医学博士)于1940年1月在《精神分析季刊》上发表的一则报告,评论了同一文化背景下的两人,无意识理解可能的一致性或同质化。在这篇报告里,一位受试者给出的内容,尽管措辞上略有不同,却与另一位受试者(他对所写内容明显没有意识上的了解)在深度催眠状态下独立做出的独创性神秘书写相同。实验者本身并不知道"神秘"书写的内容。

因此,印度和美国精神病患者之间所共享的梦境象征形象体系,早期德国精神病患者和美国新入院的精神病患者的艺术作品之间所共享的象征形象体系,一个催眠受试者与另一个催眠受试者之间"神秘"自动写作内容的雷同,连同这篇关于催眠中哑剧技巧的报告,所有这些现象都表明,人们的思维和理解过程是有可能趋同的,这种趋同并不是因为某些言辞就能唤起特定的反应,而是源于人们在意识层面上通常无法识别和领会的行为表征。

简而言之,这份关于在催眠运用哑剧技术的报告表明,催眠师可以有意识地使用非语言的方法来给出足够有效的催眠暗示。我们可以合理地推断,催眠师也可能在运用哑剧技术的时候无意识地给出类似的暗示,并不知不觉间在一位对催眠一无所知的受试者身上引发出复杂的催眠现象,这很像在这个实验中,当实验者对于受试者的语言、文化和社会习惯一窍不通时所采取的暗示方式,即便受试者对于实验者的语言、文化和社会习惯也毫无概念。

因此,真正的催眠实验应考虑的事项要远多于通常测试的选定项目。在制订受控措施时应始终牢记:受控措施的目的是隔离出选定项目,以便对其效果进行评估,而不被未经考虑过或未被识别出的(更不用提未被消除或未予控制的)因素所曲解。

第六章

用于症状矫正与疼痛控制的散缀式催眠技术

米尔顿·艾瑞克森

引自 The American Journal of Clinical Hypnosis, Junuary, 1966, 8, 198 – 209。

作者无数次被请求详细公开他用于缓解难以承受的疼痛或改正各种其他问题的催眠技术。对这些技术疑惑请求所做的口头答复似乎并不够充分,因为这些口头答复总是因为一种真诚被认定为开场白,即技术本身并没有其他目的,只是为了获得并固定患者的注意力,其后创造出一种乐于接受和反应积极的精神状态,因此这就使他们受益于未被认识到或仅部分认识到的、用于各类行为的潜能。经催眠技术实现这一点后,就有机会提供(多个)暗示与指令来帮助和指导患者实现所渴望的目标。换句话说,催眠技术只是用于产生一个有利的情景,在这个情景下对患者(进行)指导,让他们以一种更有利的方式来利用自身的行为潜能。

鉴于催眠技术主要是一种服务于治疗目的的手段,而心理治疗则来自对于患者行为能力的因势利导。因此,在一定范围内,同一种催眠技术可以用在有着各种各样问题的患者身上。为了说明这一点,我将举出两个使用同一种催眠技术的案例,一个案例针对的是一名患有痛苦的神经系统疾病的患者,另一个案例针对的是一位患有晚期恶性疾病并遭受难忍疼痛的患者。这是一项作者在文盲受试者和大学毕业生身上尝试过,也在实验和临床中使用过的技术。这项技术常常被用在很难打交道的患者身上,所起到的效果是吸引、锁定和保持他们的注意力,并让他们分心,不再把精力放在制造阻碍治疗的麻烦上。这项技术所提出的想法是清晰易懂的,但这些想法明显和当下的医患关系和情境无关,因此会让患者分心。这么做是为了防止难以理解的想法让患者陷入苦苦思索并寻求帮助的境地。同时,这些想法也使患者的内心建立了一种准备好做出理解和反应的心理状态。

因此,一个有利的场景就逐步形成了,以引出有必要的、有助益的行为潜能,这些潜能以前没有得到使用、没有得到充分使用或被患者所滥用。

对于引用的第一个例子，将不会对所运用的催眠技术作任何说明。相反，将给出一些有帮助的指令、暗示和引导性想法，这些指令、暗示与引导性想法使患者达成他的治疗目标，并穿插在构成催眠技术的想法之中。这些治疗性想法在引用时不会像口头说给患者时那般重复，理由是它们在冷冰冰的印刷品上，相比于作为言语流的一部分说出时更易于理解。然而，在催眠情境下，这些暗示的少数重复足以充分满足患者的需求。

这位患者是一位 62 岁的农民，已退休，仅接受到八年级的教育，却绝对聪明、知识渊博。他实际上拥有着一种令人愉快、迷人、外向的个性，然而他却非常不快乐、充满了怨恨、痛苦、敌意、猜忌和绝望。大约 2 年前，由于某种未知或已被遗忘的原因（作者认为这原因不重要，与问题的治疗无关），他患上了尿频，这让他非常痛苦。大约每隔半小时，他就有一股强烈的排尿冲动，这种冲动令人痛苦，他无法控制这冲动，如果他不屈服于这种冲动，就会尿湿裤子。这种冲动不分昼夜地存在，干扰着他的睡眠、饮食和社会适应，迫使他必须待在厕所附近，并随身携带一个装有几条裤子的公文包，以便"处境尴尬"时使用。他带着一个装有 3 条裤子的公文包进入诊疗室，他解释道，在来作者诊疗室之前他去了一次厕所，途中又去了一次，在进入诊疗室之前又去了诊疗室的厕所，他预计在与作者的会谈中，至少还有一次上厕所的需求。

他说，他已经咨询了 100 多名医生和知名诊所，做过 40 多次膀胱镜检查，拍了无数张 X 线片，做了数次检查，其中一些是脑电图和心电图。医生总是向他保证他的膀胱是正常的；建议他等 1～2 个月再来做进一步检查；"数次"告诉他"病在你的脑子里"，他的身体一点问题都没有；告诉他"应该做点什么让自己忙起来，而不是退休，不要再纠缠医生，不要做顽固不化的人"。所有这些都让他感到想自杀。

他曾向报纸上多家联合医学专栏的作者描述过自己的问题，其中一些人在他提供的带邮资带回信地址的信封里，向他提供了一篇自以为是的庸俗论文，对他的问题进行不切实际的创新，强调他的现象是一个费解的器质性起源。在他整个的探寻过程中，没有人建议过他寻求精神病学的帮助。

在阅读了两本关于"自己动手催眠"的书籍(带有误导性、提供错误信息、本质上是欺诈性的)后,他自己主动寻找了舞台催眠师的帮助——总共3名。每个人都向他提供了的常见的奉承、宽慰和承诺(非法的医疗实践),而且每个人在反复尝试催眠引导时都彻底失败了,每个人都收取了高昂的费用(根据标准医疗收费来判断,尤其是考虑到并未取得成效)。

由于所有这些错误治疗,这医疗水平并不比那些江湖骗子好,实际上更是不可原谅,他变得愤愤不平、幻想破灭、憎恨并公开表示的敌意,他正在认真地考虑自杀。一位加油站服务员推荐他去看精神科医生,并根据《周日报纸》的一篇文章向他推荐了作者。这就是他拜访作者的原因。

在完成他的叙述后,他向后靠在椅子上,双臂交叉,挑衅地说,"现在,给我做心理治疗和催眠,治好它——我的膀胱"。

在患者讲述期间,除双手外,作者以全神贯注的神情听着。作者双手移动着桌上物品的摆放位置,其中包括调转桌上时钟的钟面使其远离患者。在听着患者苦涩地讲述他的经历时,作者也忙着揣测对这一患者可行的治疗方法,这位患者是如此明显的不快乐,对医疗服务和医生如此愤恨,态度上又是如此的具有挑战性。他显然不太可能接受和回应作者此刻做的事或说的话。在作者苦苦思索这一问题时,他想到了一位遭受巨大痛苦的恶性疾病晚期患者的疼痛控制问题。那位患者的情况相当糟糕,催眠治疗的方法很是困难,却取得了成功。两位患者有着共同的经历,即以种植业为生,两人都有敌意和怨恨,两人都蔑视催眠。因此,当患者提出"给我心理治疗和催眠"的挑战时,作者毫不迟延地开始采用对另一位患者使用过的同一技术,以期实现一个催眠治疗的状态,在这个状态下,作者可以给出有利的暗示、指令和指导,可合理地预期到它们会被接受,并根据患者的实际需要和行为潜能来采取相应的行动。

两位患者唯一的区别是:对于其中一位患者,所散缀的治疗性暗示与膀胱功能和持续时间有关;对于另一位患者,所交织散缀的治疗性暗示则涉及身体舒适、睡眠、胃口、享受家庭生活、无需任何药物,以及继续享受时间而不担心明天。

以下是作者实际所提供的言语治疗,其中散缀了以这项技术的概念来形成的暗示,两个省略号之间是散缀的暗示。

艾瑞克森·你知道,我们可以认为你的膀胱每15分钟排空一次,而不是每半个……小时……需要排空一次,这很难想象……手表可以走得慢……或者走得快……哪怕是错上1分钟……甚至2分钟,5分钟……或者每半小时想一次膀胱……就像你一直在做的那样……或许有时需要35分钟或40分钟……想要它是1小时……有什么区别呢……35分钟,36分钟,41分钟,42分钟,45分钟……没有太大的区别……没有重要的区别……45分钟,46分钟,47分钟……都一样……很多时候你可能要等上1～2秒……感觉像是1～2小时……你这么做过……你能再做……47分钟,50分钟……有什么区别呢……停下来想一想,没有大的区别,没有什么特别的区别……就好像50分钟,60分钟,就几分钟……每个能等半小时的人都能等1小时……我知道……你正在学习……学得还不错……事实上,这非常好……回想一下,当有人在你之前到那儿时,你不得不等……你也做到过……你能再次做到……又一次做到……所有你所想的……1小时又5分钟,1小时又5分半钟……有什么区别呢……然后1小时又6分半钟……甚至让它又10分半钟,1小时又10分半钟,1分钟,2分钟,1小时,2小时,有什么区别呢……你还有半个世纪的时间在等着你……你可以利用所有那些……为什么不利用呢……你能做到的……或许会让你大为惊讶……甚至都没想过……为什么不在家给自己一个惊喜……好主意……没有什么比惊喜更好……一个意想不到的惊喜……你能持续多久……这就是惊喜……比你想象的要长……长很多……不如开始吧……开始的感觉不错……继续……我说,你为什么不忘记我一直在说的话呢,就把它放在你的心里,这是存放它的好地方……不能丢失它。别管(我说的)番茄种植……重要的只是你的膀胱……很好,感觉到很好,不错的惊喜……我说,你为什么现在不开始感到休息得很好、精神焕发,比你今天清晨的早些时候还要清醒?

对患者来说,最后一句话是一种间接、强调、明确的指令,要他从催眠状态中醒来。

艾瑞克森 · 然后你为何不悠闲地走回家、什么都不想呢？

这句话是在告诉他：可以回家了，但患者在意识层面还没能领会这一点。这也是一句指令，要他对于催眠和他的心理问题产生遗忘，这句话还起到了混淆的作用，目的是不让他意识到他已经在诊疗室呆了1个半小时了。

艾瑞克森 · 1周后的今天，上午10:00我可以见你。

这进一步加深了他意识上由于遗忘（而产生）的错觉，也就是说除了给他一个预约外，什么也没做。

1周后，他出现了，开始兴奋地讲述他回到家，打开电视机，立志要尽可能地推迟排尿。他观看了一部2小时的电影，在广告期间喝了两杯水，他决定把时间再延长1小时，突然发现自己的膀胱涨得很厉害，不得不去趟厕所。他看了下表，发现自己已推迟了4小时。患者向后靠在椅子上，愉快地朝着作者微笑，显然期待着表扬。然后，几乎马上他带着惊愕的神情向前倾身，惊讶地宣称：

患者 · 我现在都想起来了。直到现在，我才考虑这个问题。我完全忘了整件事。我说，你一定是催眠我了。你说了许多关于种植番茄的话，我试着抓住它的要点，然后接下来我所知道的事，就是我正走在回家的路上。让我想想，我肯定在你诊疗室待了1个多小时，然后步行回家又花了1小时，我憋住尿意不是4小时，至少是6个多小时。让我想想，想想，这还不是全部，那是1周前的事儿，现在我想起来，我整周都没有遇到一点麻烦，睡得很好，没有起夜。有趣的是，一个男人早上起床时，一心想着要去赴约，说一些事儿，却忘记了整整1周已经过去。我说，当我告诉你给我心理治疗和催眠时，你真的当真了，天啊，我很感激你，我该付你多少钱。

这个案子基本上就完成了，剩余就是和来访者闲聊的时间。在和患者聊天的同时并没有发现，患者身上可能存在的任何疑问或不确定，在已过去的几个月里，也没有任何发现。

上述案例报告可以让读者部分地理解，当治疗师在运用催眠导入和维持催眠的暗示技术时，可以穿插一些治疗性散缀式暗示，来服务于特定的治疗目标。根据作者的经验，这种在维持催眠的暗示中穿插治疗性散缀式暗示的办法，往往会让治疗性暗示更加有效。诚然，患者会听到并听懂这些治疗性暗示，然而在患者想要以任何方式对这些治疗性暗示提出异议或质疑之前，他们的注意力又被维持催眠的暗示给吸引过去了。而这些维持催眠的暗示又是一直以来的催眠导入和维持催眠暗示的延续。因此，这会让患者对于治疗性暗示产生一种感觉，即它们是有意义和有效的，因为它们被穿插散缀在了已经起效的催眠导入和维持催眠的暗示之中。接下来，治疗师可以反复穿插散缀这些治疗性暗示，可以重复很多次，直到治疗师确信患者已经充分吸收了这些治疗性暗示为止。接着，治疗师可以使用同样的散缀技术进行下一部分的治疗。

上述报告并没有指出每个治疗性暗示应该重复多少遍，因为重复次数不可能是统一的，要看治疗师想传达什么样的想法或理解，也要看治疗什么样的患者和问题。此外，在维持催眠的暗示中穿插散缀遗忘暗示和催眠后暗示，效果往往是最好的。举个日常生活中的例子：

两个差事放在一起指派，效果往往要好过同样的两件差事分别指派。例如，一位母亲可能会说："约翰尼，当你把自行车收好时，走过去把车库门关上。"这听上去就只有一件差事，执行了一个差事，会让执行另一个显得顺理成章，因此整件事做起来感觉会更轻松一点。先要求把自行车收起来，过一会儿又要求关上车库门，无论如何听上去都是指派了两件差事，没法让人把这两件事联系到一块儿。如果感觉被指派了两件差事，人们往往很容易选择其中的一件差事加以拒绝，或者干脆两件差事都拒绝。然而，当两件差事被组合成了一件差事时，拒绝意味着什么？是他拒绝把自行车收起来？还是他拒绝去车库？还是他拒绝关车库门？

要想清楚他到底拒绝哪方面，需要刻意的努力，这本身就会让人们对拒绝有所忌惮。人们没法心安理得地出口拒绝"整件事"。因此，约翰尼可能会很勉强地完成两件差事的组合，然而他可能宁愿费点力气，也不愿去将整件事分析出个所以然。如果两件差事是分别指派给他的，对于每个差事他都可以轻松地说"晚点再说吧"。但对于组合到一起的差事，他就没办法轻松说"晚点再说"了，因为如果他要"晚点"才收起自行车,他就必须"立即"走去车库,"立即"关上车库门。这是一种似是而非的思考方式,但这是日常生活中常见的"情绪思考法",日常生活并不是逻辑思考能力的练习。

按照作者的一贯做法,作者会对患者说:"当你坐到椅子上的时候,就进入催眠吧。"任何患者无一例外都会坐到椅子上的。作者的暗示是:进入催眠取决于患者坐下来,也就是说作者让患者的催眠状态取决于患者肯定会做的一件事。接着,作者会将治疗暗示,遗忘暗示和催眠后暗示与先前用于催眠导入的暗示结合起来,然后让患者保持在催眠状态中,这一切构成了确保预期结果的有效措施。这类条件暗示的效果和价值都是毫无疑问的。举例而言,不止一次,一个一坐下来就会进入催眠状态的患者对作者说:"我今天不打算进入催眠状态。"作者回答说:"嗯,也许你是想从催眠状态中醒来,当你意识到只要有需要你随时可以回到催眠状态时,*你就会醒来*。"因此,"醒来"取决于"意识到",通过这种条件暗示给患者植入的联想,可以确保患者以后再次进入催眠状态。

有了关于基本原理的这一解释,在一些初步陈述之后将提出第二位患者的问题,这些初步陈述是:作者在农场长大,享受种植各类植物的过程,目前仍然如此,且饶有兴趣地读过关于种子发芽和植物生长过程的书籍。(第一位患者是退休农民)第二位是一位花商,为方便起见,称呼他"乔"。

乔从小就开始了自谋营生,兜售鲜花,攒钱,买进更多的花再兜售,等等。不久前,他买进一小块地,他可以在上面悉心地种植更多的鲜花,他一边欣赏着鲜花的美丽,还想着和他人分享这些。结果,他得到了更多的土地,种植了更多的鲜花。最终,他成为一个大城市最主要的鲜花供应商。乔热爱他事业的方方面面,对事业倾注极大的心血,但他也是一位好丈夫、好父亲、好朋友,是备受社区尊重和爱戴的一员。

那是一个灾难性的9月,外科医生从乔的脸上切除了一块赘肉,手术中格外小心以避免毁面,通过病理学家的诊断肿瘤是恶性的。当乔开始了根治性治疗,却很快又被告知已经"太迟了"。

随后乔被告知,他只剩1个月存活的时间,乔的反应,至少可以说是悲伤、痛苦。此外,他还承受着巨大的疼痛——实际上,是极为剧烈的疼痛。

10月的第二个周末,乔的一位家人迫切请求作者对乔进行催眠治疗以缓解他的难以忍受的疼痛,因为麻醉药在他这里已经毫无作用。鉴于乔的预后情况,作者勉强同意见他,并规定在作者到达当天的凌晨4:00,停止所有用药。对此,负责乔的医生礼貌地表示同意。

就在作者被引荐给乔之前,他被告知乔不喜欢人们哪怕提到催眠这个词。此外,乔的一个孩子是一家著名诊所精神科的住院医生,他不相信催眠,对此他很确定,因为显然他所在精神科的其他医生也如此地众口一词,这些人从来也没有真正接触或体验过催眠。当时,乔的这个医生孩子也在场,由此可以推断,乔也知道儿子对于催眠的质疑。

作者被引荐给了乔,乔以一种最为礼貌和友好的方式表示谢意。乔是否确切知道作者出现的理由,这很难说。对乔进行检查时,作者注意到,由于手术、溃烂、浸蚀和坏死,乔的面部和颈部大部分缺失。乔做了气管切开术,因而他不能说话。他用纸笔交流,手边有许多便笺纸。根据所提供的消息,乔每4小时就接受一次麻醉(0.25克吗啡或100毫克哌替啶)以及大剂量镇静剂(巴比妥酸盐)。他睡得很少,专职护士随时待命。然而,乔总是从床上跳下来,写下无数的便条,有些与生意有关,有些写给家人,但多数都表达了抱怨并要求额外的帮助。剧痛不断地折磨着他,他不理解为何医生处理事务时,不能像他做花卉生意那样有效和称职。这种处境令他愤怒,因为照他看来这就算作失败。力求成功和值得成功,这一直是他的人生信条。当他的生意出现问题时,他一定会予以纠正。医生们为何不这么做?他们有止痛的药物,为什么要让他承受如此难以忍受的疼痛?

在引见之后,乔写道,"你想要什么?"这是一个极好的开端,作者开始催眠他和疼痛缓解的引导。这些并不会完整呈现,因为这些话语的很大一部分都是重复的,而且并不连续,却频繁地回头引用之前的话,然后再复述1~2段。

需要事先说明的另一件事是,作者极度怀疑催眠能在乔身上取得任何成效,因为除了乔糟糕的身体状况外,还有明确的证据表明他对过量的用药产生了中毒反应。尽管作者并不看好这次催眠治疗,但有一件事他很有把握。他可以将疑虑藏在心里，并通过举止、语音语调和所说的内容让乔感受到，作者真的对他很感兴趣，也真心想要帮助他。如果作者能将这份诚心传递给乔，那么对乔、家人和侧室里听得见的护士来说，都应该是一种安慰，无论它有多微不足道。

艾瑞克森·乔，我想对你说话。我知道你是一位花匠，你种植花卉，我在威斯康星州的一间农场长大，我喜欢种花，我现在仍然种花。所以，在我对你说话时，我想要你坐在那把安乐椅上，我要和你说很多话，但那不会是关于花卉，因为你对花的了解比我多，那不是你想要的。

请读者留意，以斜体字来表示所散缀式的催眠暗示，这些暗示可能是音节、单词、短语或句子，以略微不同的语调说出来。

艾瑞克森·现在，在我说话时，我可以极为舒服地说我希望在我谈论番茄种植时，你舒服地听我说。番茄种植是个古怪的话题，它让人好奇，为什么要谈论番茄种植？人们把一颗番茄种子植入土壤里，就可以感觉到希望，它将成长为一株番茄，会因为它的果实而带来满足感。种子吸收水分，这样做并不困难，因为雨水给花朵和番茄带来了平和、舒适及生长的喜悦，那颗小种子，乔，它慢慢地膨胀，萌发出一根带有纤毛的小细根。你可能不知道什么是纤毛，但纤毛是帮助番茄种子生长的东西，它拱出地面，成为一株发了芽的植物，你能注意地听，所以乔，我会继续说下去，你可以一直听着、琢磨着，就是琢磨你可以真正学到些什么，这是你的铅笔和本子，很抱歉，谈到番茄植株，它生长得很慢了。

你看不到它的生长，你听不到它的生长，但它确实在生长——枝干上第一片小叶状的东西、茎上的小细毛，这些细毛在叶子上也有，就像根上的纤毛一样。如果你认为植物有感受的话，它们一定会让番茄植株感觉很好、很舒服。之后，你见不到它在生长，你感受不到它在生长，可另一片叶子出现在那小小的番茄秆上，然后是又一片。也许，就像孩子般的讲话，也许番茄植株在它成长时确实感到舒适,感到平和。每一天它都在生长,生长,生长,这真是太舒服了,乔,见到植物生长,却看不见它的生长,感受不到,但就是明白,对于那株小番茄,一切都在变好,它多了一片又一片的叶子,它多了个枝条,它正朝向各个方向舒适地生长。

到此刻为止,上述大部分内容已多次重复,有时只是重复短语,有时是句子。作者注意了下措辞的变化,还重复了催眠暗示。距离作者开始后有些时间,乔的妻子带着一张纸条蹑手蹑脚地走进房间,上面写着"你什么时候开始催眠?"作者并没有配合着她去看那张纸,她不得不把这张纸移到作者前面,也就是乔的面前。作者未受打扰,继续描述番茄植株。乔的妻子,当她看向乔时,发现乔并没有看见她,他并不知道她在那儿,他正处于梦游式催眠状态,于是她立刻退了出去。

艾瑞克森·不久,番茄植株就会在某处长出花苞,是长在这个枝条上或是那个枝条上,这并没有区别,因为所有的枝条,这整株番茄很快都会长出更多漂亮的小花苞……乔,我想知道这棵番茄植株是不是真的能感受到一种舒适。

　　乔,你知道,植物是一种非常奇妙的东西,能把植物想象成一个人,这真是太好,太令人高兴了。当小番茄开始形成的时候,植物它会不会有很好的感觉,一种舒适感?如此微小,却充满希望让你有意愿吃到一颗味美甘甜、自然成熟的番茄,胃里有食物真是太好了,对于一个孩子,一个口干舌燥、想喝水的孩子,有这种奇妙的感觉。乔,这是否就是番茄植株的感受,当雨水落下并冲刷所有,让一切感觉都那么美好。(停顿)你知道,乔,番茄植株每天都在苗壮成长,每天都在生长。我喜欢这样想,番茄植株能够意识到每天都充满了舒适,你知道,乔,对于番茄植株来说,每天都在生长。对所有番茄植株来说,也都是如此。

乔突然从催眠中醒来,看来失去了定向,他跳上床,挥舞双臂。他的行为很容易让人联想到毒性的骤然激增,这在对巴比妥酸盐反应不良的患者身上可见到。乔似乎没有听见或看见作者,直到他跳下床,走向作者。乔的手臂被作者紧紧抓住,然后立即松开了。护士被召来了,擦去了他额头的汗,更换了手术敷料,用管子喂了他一些冰水。然后,乔让作者领着他回到椅子上,作者假装对乔的前臂感到好奇,乔抓起纸笔写道:

乔 · 说……继续说。

艾瑞克森 · 哦,是的,乔,我在农场长大,我认为番茄种子真是一件美妙的东西。想想看,乔,想想看,那颗种子,确实睡得那么安稳、那么舒适……一株还未长成的美丽植物,这植物会长出如此有趣的枝叶。叶子、枝条看上去如此美丽,那美丽丰富的颜色,看着一颗番茄种子,你真的会感到快乐,想到它那株奇妙的植物所蕴含的沉睡、放松、舒适……乔,我很快要去吃午饭了,我回来后,再谈一会儿。

以上是催眠内容的概要,用来表明我们可以很容易地将治疗性暗示纳入到催眠导入和维持催眠的暗示之中,这让催眠导入和维持催眠的暗示有了额外的重要性,成了搭载治疗性暗示的载体。特别有意义的是,乔自己要求作者"继续说"。尽管乔出现中毒反应,并明显地持续性发作,但他绝对是可以说得通和听得进的。此外,尽管作者给出的是对番茄种子和植株的荒谬且业余的充满欣喜的表达,但乔学得很快。乔对毫无意义、无休无止地谈论番茄种植没有真正的兴趣,他想摆脱疼痛,想要舒适、放松休息、睡眠,这是乔的思绪里最重要的需求,这是他的情感渴望里最先想的需求。他会有种强烈的需要,想从作者的胡言乱语里找出一些对自己有价值的东西。那种他所期望的价值就在那儿,以他可以确实接收到却意识不到的方式得到。乔从催眠状态中醒来,这发生在作者的一句看似无伤大雅的话("想喝杯水吗,乔")之后的几分钟。再次引导出催眠状态并不困难,只是把两个简洁的短语("想想看,乔,想想看"以及"安稳、舒适地沉睡")嵌入在一串相当无意义的想法之中。但乔所渴望的、他所需要的就在那些毫无意义的叙述中,乔立即就接受了它。

午餐期间,乔先是闲适宁静的,然后慢慢变得不安,据护士报告,另一次中毒发作出现了。作者回来时，乔正不耐烦地等着他，乔想通过写便条来交流，由于他书写时极度不耐烦，有些字迹难以辨认，他会恼怒地重写。一位家属帮助作者阅读这些便条，便条内容多与乔的事有关，他的过往历史、他的生意、他的家人，以及"上周很糟糕""昨天糟透了"。便条内容没有抱怨、没有强烈要求，只是请求一些关于作者的信息。从他愈发减少的不安来判断，与他的谈话是令人满意的。当乔被作者暗示停止走动，并坐到以前坐过的椅子上时，他欣然照做，并满怀期待地看着作者。

艾瑞克森 · 你知道，乔，我可以对你多说些番茄种植的事，如果我这么做了，你很有可能会睡着的，事实上，会睡得很沉。

这句开场白的用意，表明它不过是一句随意平常的话。如果患者作出了催眠反应（就像乔之前那样），一切也都在意料之中；如果患者没有作出反应，你所说的就是一句平常的话，根本不重要。如果乔没有立刻进入催眠状态，话语表达可以变化，例如"但是，让我们谈谈番茄花。你在电影中见过花朵慢慢地、缓缓地绽放，当见到花朵慢慢展开时，就给人一种平和的感觉、一种舒适的感觉。看起来是如此美丽，如此宁静。在观看这种影片时，人可以感受到这种无限的舒适。"

在作者看来，对于催眠引导和维持催眠的暗示技术，以及治疗性暗示的散缀技术，已经无需多言了。本文稍后将给出另一个示例。

那天下午，乔的反应非常好，尽管期间出现了几次中毒反应的发作，而且有几次作者故意中断自己的工作，以更为充分地判断乔的学习程度和未来治疗的量。

当晚离开时，乔的中毒反应已大为减轻，他亲切地握住作者的手，他没有抱怨，似乎也没有令人痛苦的疼痛，他看上去很高兴、很快乐。

亲属们对催眠后暗示很是担忧，但作者让他们放心，已经给出了催眠后暗示。这种暗示给出得极为温和，就在详细描述和重复番茄植株，然后仔细地强调道，"你知道，乔"，"意识到每天都充满了舒适"，以及"你知道……乔，每天都在生长"。

　　大约 1 个月后，11 月中旬左右，作者再次受邀去见乔。一到乔的家里，他就被告知了一个相当遗憾却并非不幸的事。在作者上次离开后，乔继续保持着他良好的反应，可是医院里的闲言碎语散播了关于乔接受催眠的事情，实习生、住院医生和工作人员利用乔接受催眠的能力，想让他成为一个好的受试者。他们带着对催眠迷信的、误解的、无知及外行可能犯的所有错误。他们的行为激怒了乔，乔知道作者并没有做过他们在做的那些冒犯之事。这是一个幸运的领悟，因为它让乔保留从作者那里所获得的所有成效，让他不因自己对催眠的敌意而有所干扰。几天的烦恼之后，乔离开医院回家了，留了一名护士固定地护理他，但她的职责相对较少。

　　待在家里的那个月，他的体重和体力都有所提高，很少出现疼痛，即使出现了，也能用阿司匹林或 25 毫克的哌替啶控制住。乔很开心和家人待在一起，有许多富有成效的活动，作者对这些活动并不完全了解。

　　在作者第二次来访时，乔对他的问候显得非常愉快。然而，作者留意到乔一直在警惕地注视着他，因此作者非常谨慎地保持着完全随意，避免任何可能被误认为是"催眠传递"的手部动作（例如，医院工作人员所利用误解并采用过的）。

　　乔极为自豪地展示了一幅镶在画框里的画，由一位才华横溢的家庭成员所绘。就乔的进步和他体重的增加，彼此进行了许多随意的谈话，作者一直努力着用简单的回答来掩盖所给出的相关暗示。乔确实自愿坐下来并让作者对他说话。尽管作者的举止是完全随意的，然而，可以想象得到，在不引起乔疑心的情况下，处理这种情形是非常困难的。或许这是一个毫无根据的担忧，但作者希望处理得更为谨慎。最终，所运用的措施是追忆"去年 10 月份的拜访"。

　　乔没有意识到，我只简单地说了一句："那次我和你聊了种番茄，想起来就像我现在可以继续和你聊下去一样。咱们就聊聊一颗种子，一株植物，这有多么享受啊。"就让这次拜访轻而易举地令他带着愉悦的心情产生栩栩如生的回忆。因此，用临床的术语来说的话，这次的拜访重新活化了第一次与他会谈时所引发的所有对他有益的方向。

　　作者参加了他们家的午餐会，乔坚持要进行全程的品控监督，并小心翼翼地看着一块正在烧烤中的牛排，烧烤炉架在他们家后院，在游泳池边上。我们 4 个人共进午餐，大家都非常享受在一起的时光，乔显然是最开心的那位。

午饭后，乔自豪地展示了他亲自在后院种植的无数棵植物，其中多数很是稀有的。乔的妻子提供了这些植物的拉丁名和通用名。当作者认出一些稀有植物并予以评论时，乔特别高兴。这并不是在假装感兴趣，因为作者的确仍然对植物种植感兴趣，乔将这一共同兴趣视为友谊的纽带。

下午，乔主动坐了下来，他的态度表明作者可以自由地做自己想做的事。作者随后说了一段长长的独白，其中包含心理治疗方面的暗示，包括继续保持轻松、舒适、没有疼痛、享受家庭生活、拥有好胃口，继续对周围的一切保持愉快的兴致。所有这些以及其他类似的暗示都不引人注意地散缀在作者的许多言谈之中。这些言谈涵盖众多主题，使乔无法分析或识别这些散缀的暗示。此外，作者运用各种各样的主题充分的伪装。鉴于彼此良好的融洽关系，这种谨慎是否有必要，这是一个值得商榷的问题，但是作者更喜欢不冒任何风险。

从医学上讲，恶性肿瘤还在继续发展，尽管如此，乔的身体状况比 1 个月前好了很多。当作者离开时，乔邀请他下次再来。

乔知道作者将在 11 月末和 12 月初进行一次巡回演讲。非常出乎作者意料的是，就在作者出发之前，他接到了一个长途电话。电话是乔的妻子打来的，她说道，"乔在分机上，他想对你说'你好'，你听"。作者听到了两次短促的喘息声。（电话那头的乔）他把电话话筒举过他的气管切口插管上，用力地呼气两次以模拟"你好"（备注：对应英文是 hello，发音是两次呼气）。他妻子说，她和乔都对作者这次旅行表示祝福，在朋友间随意闲聊期间，乔妻子念出了乔手写便条。

作者收到了来自乔和他家人的圣诞贺卡。在另一封信件里，乔的妻子说道，"催眠效果很好，但乔的病情正在恶化"。1 月初，乔很虚弱但感到舒适。最后，用他妻子的话说，"乔于 1 月 21 日悄然离世。"

作者深知，对患有恶性疾病的任一患者的生命期限的预测最是值得怀疑。10 月时，乔的身体状况并没有带来太大的希望。催眠所产生的症状改善、减轻和实际消除，以及乔的身体不受强效药物的影响（浑然不觉间做到的），这些都毫无疑问地延长了他的寿命，同时也使他的身体状况在总体上得到了现实的短暂改善，他回家后改善的身体状况，以及所增加的体重都清晰地证明了这点。尽管他的恶性疾病已扩散，可乔还是活到了 1 月下旬，这无疑证明了乔的决心以及尽可能愉快地度过余生的活力，这股活力体现了他的生活方式和创业精神。

为了进一步阐明在催眠引导与催眠维持暗示中治疗性散缀暗示的技术问题，最好再报告一下作者最初的试验工作，该项工作进行于 20 世纪 30 年代初期，那时作者在伍斯特州立医院(马萨诸塞州，伍斯特市)的研究部门任职。

研究机构所关注的是精神分裂症的众多症状，以及针对其中一些症状的可能的治疗方案。而作者最感兴趣的则是精神分裂症在心理层面的意义到底是什么。例如，当患者飞快说出一大堆前言不搭后语、语无伦次的疯话时，他到底在表达什么意思。不用说，这样一大段疯话对于患者本人来说一定是最有意义的。称职的秘书能时不时地逐字记录下患者各式各样的狂言乱语。遇到一些语速比较慢的患者时，作者本人也设法完整记录类似的疯言疯语。对于这些疯言疯语的详细研究，可以启发人们产生一些猜测性的想法，假以时日，这些猜测对于理解精神分裂症有可能会体现出其价值来。

作者内心的第一个疑问是，会不会患者在其喋喋不休、大量重复的疯话中隐藏了他真正想说的意思，只不过他的意思是以碎片化的形式散缀在一大段疯话当中而已。于是，作者又有了另一个设想：作者自己能不能编出一大段语无伦次的疯话，同样也以碎片化的形式将作者真正想传达的意思藏在里面。又或者，作者可以利用患者语无伦次的疯话，碎片化地悄悄在里面散缀一些有意义的信息，并让患者对此难以察觉。基于这个猜想，作者花了大量的时间紧张地工作着，想办法在患者语无伦次的疯话的字里行间，极其隐蔽地加入一个有意义的信息，以至于连作者的同事们一点都听不出来，除非作者事先交底。作者之前尝试过自己来编一大段语无伦次的疯话，然而作者编出来的疯话一看就能看出一种明确而可识别的个人模式，这表明作者的思维并没有足够癫狂，因此作者无法以假乱真地创造出语无伦次的疯话来。

当在患者的出产物中成功地散布了一条有意义的话时，作者发现，他过往采用催眠技术所进行的催眠实验，极大地影响了他想散布在患者重复言语中的信息类型。这次工作的是实验性和临床性工作。

当作者成功将一个有意义的信息散缀到患者的疯话中的时候，作者发现他过去对催眠技术所做的催眠实验极大地影响了他可能散缀在患者疯话中的信息类型。基于这项工作，作者接下去又进行了一系列的实验和治疗工作。

最近新聘用的秘书强烈抗议自己被催眠。在月经来临时，她常常遭受3～4小时甚至更长时间严重偏头痛的折磨，她曾在医院进行各种检查，但没有发现有用的检查结果。她通常会到休息室去"睡一觉来缓解头痛"，这过程常常需要3小时以上。有一次，在作者故意且相当坚持要她听写，并不允许她去休息室。她相当不满地开始工作不到15分钟的情况下，她突然打断作者，解释说她的头痛消失了，她把这点归因于她被迫听写打字的愤怒。后来，在另一次这种场合下，她自愿接受某种听写，这是所有秘书都试图避免的，因为它很难。她的头痛加剧了，她断定与作者的那次令人高兴的特例有关，只是一次偶发事件，后来，她出现了另一次严重的头痛。作者再次坚持要求向她听写，10分钟后就出现了先前令人高兴的情景疼痛消失了。再一次头痛出现时，她自愿接受作者的听写，头痛也再次得到缓解。然后，她实验过从其他医生那里测试在听写中得到的好处，不知何故，她的头痛愈发加剧了。在这些无用的尝试后，她又来找作者，请他听写。她被告知，作者手头并没有什么需要听写，不过他可以再次听写以前听写过的材料。8分钟以内，她的头痛又一次得到缓解。后来，以一些常规听写来回应她的需求（进行听写以缓解头痛），这样的尝试并未产生任何效果。

她再次前来，并不抱有希望，因为她认为自己已经"耗尽了听写这一疗法"。再次要求她听写，大约9分钟的时间就出现了痛苦的缓解。她兴高采烈，并保留了一份抄本，这样她可以请求他人来口头陈述"这一成功的听写"，以缓解她的头痛。不幸的是，似乎没人能产生像作者口头表达时的"正确的发音"。一直以来，对于秘书的现场记录工作，作者都会随意地给出一个催眠后暗示，即听写时并不会睡着。

她没有怀疑过到底发生了什么，其他人也没有。作者全面记录了一名精神疾病患者语无伦次的重复言语。他还让不同的秘书逐字记录过患者们无逻辑的话语。然后，对于这位常头痛的秘书而言，作者想到在这些无逻辑的话语中系统性地散缀治疗性暗示。一经发现它成功了，以相似的方式就另一位患者的语无伦次的话加以利用，这个尝试也非常成功，并试用了常规听写和"未经修改的语无伦次的话语"听写加以对照，这些对她的头痛没有任何影响。其他人使用"篡改"的材料也没有效果，因为若要有效的话，必须在大声朗读时带有某种程度上意味深长的觉察。

现在问题来了，为什么这两位患者以及那些实验使用的患者会给出治疗上的反应？可简单地给出如下回答：他们相当清楚自己为何寻求治疗，他们渴望获益；他们都处于一种乐于接受的状态，准备一有机会就作出反应（除第一位实验性患者外，可她渴望摆脱头痛，并希望在听写记录上所用时间来缓解头痛）。然后，从根本上讲，所有患者都处于接受治疗的意愿之中。一位患者有必要陈述多少次他的抱怨？仅仅是治疗师为了理解而需要的次数。对于所有患者来说，有必要的只是一次抱怨的陈述，然后他们就知道治疗师已理解了。他们对治疗的强烈渴望不仅是意识上的，而且也是潜意识上的，这点正如临床上所判断的，但更为重要的是，这点也由所获结果予以了证明。

还必须承认，无意识头脑捕捉线索与信息的迅捷。例如，你可能第一眼就讨厌某人，可能数周、数月，甚至1年或以上时间里都在意识上觉察不到这种讨厌的明显理由。然而，讨厌的理由最终变得明显于意识头脑。一个常见的例子是，一个正常的异性恋者在意识上觉察不到理由的情况下，经常对同性恋者迅速表现出反感。

患者的无意识头脑可以觉察出治疗师自身无意识行为的意义，因此要对患者无意识头脑的这种觉察能力予以尊重，这是心理治疗的一项指导原则。患者的无意识头脑可以充分觉察出那些提供给他们的、有意模糊的、富有意义的治疗指令，对这点也要予以快速与充分的尊重。上述临床性与实验性材料基于作者的这项觉察，即患者的无意识头脑，相比其意识头脑，可能听得更清楚、理解得更好更透彻。本意打算出版这个实验性工作（只有作者知道），但是，冷静的思考、对催眠总体上的地位并不安全这一认识、再加上那位秘书强烈反对被催眠（她并不反对通过"听写"作者的口述来失去头痛），所有这些都表明出版并不可行。

当实验性工作接近完成时，医院聘用的第二位秘书，常年被生不如死的痛经干扰。"头痛秘书"就向这位女孩建议道，去听写记录作者的口述，作为一种可能的缓解措施。作者非常乐意接受这点，并使用了"篡改型"的患者重复言语，证明它是有效的。

作者担心如果上级知道了正在发生的事情，那就不知会有什么发生在催眠研究上，作者小心翼翼地在第二位秘书身上实验失败，然后再成功。她自愿成为一名催眠受试者，然后作者使用"催眠"而非"听写"记录疗法来满足了她的个人需求。她还多次担任各种公认过和"批准"的催眠实验的受试者，对于其他某些实验研究，作者没有暴露自己的意图。

既然催眠已成为一种可接受的、科学性的调查方式和治疗尝试，而且对语义学也有了更大的认识，这个长期以来一直被束之高阁的材料，就可以安全地出版了。

总　　结

本文详细描述了两则案例和一则简短的实验性工作，以证明一项有效的程序，即在用于引导与维持催眠状态的暗示中散缀一些心理治疗性暗示。接受治疗的这两位患者分别遭受着神经症表现和晚期恶性疾病的疼痛。

第二篇
促进全新自我认同的创建

这部分论文讨论了我们可能视为心理治疗师最高级与最复杂功能之一的内容——促进全新意识与身份认同的创建。此处所讨论的案例贯穿艾瑞克森 50 年的经验,在这 50 年间,他探索了截然不同的各种心理治疗方法之间微妙的平衡与运用:*激发与促进、指导与非指导、权威式与许可式*。他的方法范围很广,从明显粗暴的、在职业上存疑的(让一位患者醉酒后数落他那过度保护的母亲)到利用最为微妙的敏感性以觉察关系间的细微差别(在他称为"对安全现实的识别"这一案例中有所涉及,其中为整体人格创建了一个全新基础)。

罗西的首篇关于艾瑞克森在心理治疗中采用心理震惊和创造性时刻的论文,是对他的用来促进全新身份认同、行为和社会互动模式的创新方法的介绍,尤其是在夫妻间和家庭中(Rossi,1973)。心理震惊自然伴随着日常生活中的意外事件,或者来自人格成熟过程所特有的正常发展阶段。当一个正常发展过程因患者太过固守于较早或较不充分的阶段而并未发生时,心理震惊往往会打破陈旧的参考框架,并开始寻找全新的意识发展、身份认同和生活方式。这种对全新意识和适应的探索,在我的宗教信仰里,被描述为"英雄的诞生";在人文科学的经典文学里,被描述为"精神追求"。

在所有这些案例中,对艾瑞克森工作的全新神经科学观点或多或少都有所显现,然而,所涉及的不仅仅是技术或理论原理。智慧和对生命历程的深刻理解,既是治疗原则的基础,也丰富了治疗原则。艾瑞克森认识到,在治疗师和患者的心灵间所产生的创造性互动中,每个案例都是独一无二的。

第七章

促进一个全新的妆容式参考框架

米尔顿·艾瑞克森
未经发表的手稿，1927年。

　　一名主修家庭经济学(译者注：家政学)的大二学生，因"极度自卑感"而寻求心理治疗，这种自卑感严重限制并阻碍了她的日常适应。她个人史很少也基本属实，而且也很容易理解。直到青春期伊始，她才遇到人格上的困扰。当时，在自驾的过程中，一场事故导致她被甩出车外。她唯一受的伤是"我嘴巴的右侧被划伤了，留下了可怕的瘢痕(疤痕)，这就是为何我总用手捂住嘴的右边，或者把头转过去，这样你就看不到我那一半脸了"。作者留意到她的这种举止经常出现。她不愿意向作者展示那个伤疤，坚持认为如果作者见到她脸上的伤疤，会产生"厌恶"。

　　进一步的询问揭示出，尽管她是右利手，却已学会用左手吃饭，以便在吃饭时遮住伤疤。只有在家庭圈子里，她才会短暂停止这种隐秘的行为。然而，她无法容忍任何人提到她的伤疤。在街上、在社交聚会中或在教室里，她总是遮住嘴巴右侧。她从家庭医生那里找了个医学借口，逃过了高中和大学的体育课。

　　由于她需要隐藏伤疤，这在许多方面都阻碍了她。她不能开车，因为这会露出她的脸；她不能游泳，除非是私底下。她所做的一切都受制于那个强迫性(掩盖的)需要，即用左手或右手捂住她的嘴巴右侧。甚至与男士的交往也明显受限，尽管她很有吸引力。事实上，她与男士的社交约会只限于在黑暗中走在男士的右侧。在这种散步时，尽管她喜欢抽烟，她却不抽，因为惧怕香烟的光芒会照亮她的脸。然而，她允许接吻，她非常喜欢接吻，前提是在漆黑一片情况下。

　　由于她"对小伤疤过于敏感"，家人做过许多努力让她涂上特殊的化妆品，但都被她拒绝了，为什么，她并不知道。她尝试看了许多整形外科医生，因为她的父母"对于她的伤疤，总是采取一种完全不合理的态度"。然而，所有三位整形外科医生都采取了"和我父母一样的不合理、不表示同情的态度"。结果是她对医疗行业抱有强烈的敌意。

她其余的病史并未显示出任何其他问题,但也说明了在日常行为中她的更多障碍。基本上,她的境况是:一位年轻女孩,有一只胳膊丧失了活动能力,并以一种尴尬的姿势来遮住伤疤。她寻求心理治疗的目标是学会如何在不纠正自身行为的前提下来适应障碍。她不接受关于改变她理解(关于"可怕的伤疤")的任何可能想法。

直到第三次面谈,她才允许作者看看伤疤,作者对其进行了详细的检查却并未发表评论。最后,作者告诉她,她可以再次用手把它遮住并一直盖住,她的极度紧张情绪才得以缓解。

具体的症状转移

在采集她个人信息期间,作者了解到她在素描方面相当有天赋,她对此感到非常自豪。因此,作者给她分派了一个任务,她回家后,在自己的房间里,给她的脸部画一张实物大小的素描,要表现出伤疤的精确位置、形状和尺寸。为做这项工作,必须尽可能注意到每一处细微的细节,素描将要"逼真,并且要合乎科学地精准"。

当她确信自己已成功地完成一幅"精准且逼真"的素描时,她要把它带给作者。如果她愿意的话,她可以把它放在一个密封的信封里,直到她确信自己愿意让作者来查看它,这个信封才会被打开。那天余下的时间和晚上大部分的时间,她都用来完善这幅素描,把它装在一个没有密封的大号马尼拉信封里并带给作者。由于她表示了充分的意愿,作者匆匆扫了一眼那副素描,然后将其放回信封,并把它归档在她的病例文件夹里。作者留意到,她仍旧隐藏着伤疤,但她没有那么紧张和焦虑了。为此,对于自己的感觉她显得相当困惑不解。

催眠引导和催眠后暗示

她以前曾拒绝接受催眠,但她现在欣然接受这样的建议,即作者将会引导出一个催眠状态,这样她可以得到一个全然不同、毫不相关的任务。很容易将她导入了很深的催眠状态,其间她的左手一直捂着伤疤。作者告知她,她的下一项任务有两个方面。她要去校图书馆、咨询她的母亲、询问时尚专家或咨询任何可能的信息来源,以尽可能地了解昔日装点"美人斑"的做法。这个做完之后,她要画出一系列女性面部的素描,展示美人斑的各种形状和位置。所有这些素描要在她清醒时完成,但在意识上她却觉察不出自己为何这样做。不过,她应该要知道自己正在画这些素描,并琢磨着理由。在任务全面完成时,她就会做出决定,要把这些素描向作者展示。每一幅素描都要与她所绘的自画像相似,每一幅都要显示出一个美人斑的运用。然后,她被唤醒,对催眠事件完全的(遗忘)。

心理震惊与出其不意:参考框架间的冲突

大约 2 周后,她带着一组素描出现了,这些素描充分展示了美人斑的形状、尺寸和位置。在执行这项任务时,她体验到了难以抗拒的兴致,这令她感到非常困惑且好奇。作者请她展示这些素描并予以讨论。

幸运的是,所有这些素描的纸张尺寸都与她的第一张画像相同,她所画的所有女性面孔的轮廓都与她的自画像相似。

作者利用了这个机会,他匆匆地浏览了一遍这些画,就每幅画都提了一个简单问题,然后把她的自画像塞入这一叠画中。接着请她在桌上散开它们,让她识别出每种特定类型的美人斑,是月牙状、星状、菱形状或是其他,并请她给出修饰在该位置上的理由。

她如此的全神贯注,以至于她没有立刻认出自画像。相反,她把这个伤疤描述为一个六角星形状的美人斑,修饰在嘴角,以吸引人们对这一特征的注意,因为它最具吸引力。它是六角星而非五角星,这一事实令她感到困惑,她表达了自己的惊讶,因为她很确信自己只画过五角星。随着她对它的仔细琢磨和进一步检查,她终于惊讶地认出这个是自画像。在接下来的 5 分钟里,她言语支支吾吾,说话断断续续、结结巴巴,因为她正努力整合两个相互冲突的参考框架——一个以她"可怕的以致毁容的伤疤"为中心,另一个是恰当安放在她那绝对迷人的嘴巴处的六角星形状的美人斑。

对全新参考框架的强化

最后,当她坐在那里,对自己伤疤的这一全新理解感到无助时,她被告知:

艾瑞克森· 你的父母、兄弟、朋友都很"不可理喻"地认为你的伤疤只是一块美丽的色斑,外科医生也这么认为,医生们打发你走,并把你看作是一个拒绝承认瘢痕本质的傻女孩。我……也……非常不可理喻，我将那块伤疤看作是漂亮嘴角的白色美人斑。*而你自己……在害怕、痛苦、憎恶的心绪下……准确地画出了自己的肖像，画得那么好，在不自知的情况下，你画出了伤疤的本质，一个你没有意识到的美丽的地方。*

现在，让我们科学地看待这点。美人斑的目的，是把注意力吸引到最具吸引力的特征上。你有漂亮的眼睛，你左脸颊上有个漂亮的酒窝，你有一张漂亮的嘴。你喜欢被亲吻，许多男孩都吻过你。再和他们一个接一个出去，让他们在门廊的灯光下吻你道晚安。留意到他们都亲吻你哪儿，是在嘴的左边、整个脸上，还是嘴的右边。我想他们会亲吻有美人斑的那面。*你会明白的。*

现在，回家去吧，带上这些素描……所有素描……都带走。你做得很细致，很好。你从中学到了许多。你可以留着这些素描，或者你可以把它们送人，*但你从中所学到的东西将永远伴随你。*

症状缓解和 6 年随访

随后，她的报告说，她总是被吻在嘴巴右侧（不过，这则报告的客观性存在严重问题）。此外，她很快就摆脱了捂嘴的习惯，并丢弃了自卑感。2 年后，她结了婚了并生育了 4 个孩子。

第八章

丑小鸭：转变自我意象

米尔顿·艾瑞克森

未经发表的手稿，1933 年。

两位年轻女性，她俩只是高中同学，不是好朋友，她们爱上了同一位年轻男性。一位女孩刻板、拘谨，另一位女孩则显然比较放纵。在后者妊娠（怀孕）3 个月时，她随即和年轻男性结婚了。3 年后，年轻男性又与这位妻子离婚，离婚的充分理由是：与她的放纵行为有关。2 年后，他娶了更为拘谨的那位女孩，2 年后，他们生了一个女儿，这令这位父亲非常高兴。

婚姻一直相当幸福，只有一个例外。这位母亲对女儿的要求在道德上极为严格，女儿在 25 岁时成了作者的患者。成年后的女儿寻求精神治疗，因为她 4 年的婚姻正变得非常不幸福。一直受到她母亲刻板信念的影响，她把其中一些信念带入了她的婚姻。

成年女儿的故事大致是：她的丈夫是一个"无法忍受、无法形容的骗子"，而且从第一次见到他开始就一直如此。在他们恋爱期间和婚后第一年，她都原谅了他，因为"当一个男人陷入爱河时，你必须对他的话半信半疑"。然而，现在她的儿子快 3 岁了，开始懂得许多事，她不希望他的父亲"不断撒谎"。

她曾多次试图与丈夫讨论这一说谎行为，却发觉自己无法做到，因为他是"如此的甜蜜，充满了爱意"，而且也因为"我忍不住如此希望，他的谎言是真实的"。然而，在过去的 1 年里，她变得异常的紧张和暴躁，无法与丈夫讨论任何事情，以至于她无缘无故地发脾气、大喊大叫、威胁着要离婚，甚至想过自杀。在任何时候，她都无法与任何人谈论她丈夫的说谎（行为），她丈夫坚持要她去看看精神科医生，她才终于拜访了作者。

她丈夫之前的拜访揭示出，他非常担心妻子的精神状态，因为他只能描述为突然暴发的暴戾脾气和阵阵哭泣，她显然无法给出解释。他很确信没有什么触发事件，除此以外这桩婚姻他认为是很幸福的。

患者最不愿意透漏出她丈夫反复说的是什么谎话，坚持认为作者只需要指令她丈夫说出不加掩盖的简单真相。最后，经过大量的劝说她同意告诉作者。事实上，她的丈夫由于爱上了她这个人，出于善良和深厚的爱给出了错误的判断，才坚持告诉她，她很漂亮，她很迷人，她的头发很美丽，他喜欢她翘翘的鼻，"以及所有那些男人们在坠入爱河时才会说的傻话"。

她接着说，打她还是个小孩子时，她的母亲"每天"告诉她：她相貌平平、长得不漂亮，她不漂亮是一个"十字架"，她必须欣然乐意背负。此外，对她来说，培养迷人的个性是唯一正确的也是很好的选择，因为个性将持续一生，而美丽终将消逝。

小时候，她并不太在意自己的长相。高中时，她已出现了相当多的自我意识，但最终顺从命运，享受着"锻炼个性"的乐趣。她很少接受高中男生的第二次或第三次邀请，因为他们关于她的相貌"谎言"。毕业后，她找到了一份秘书的工作，并一直工作到结婚。

她与所嫁男人的第一次社交活动给她留下了不可磨灭的印象。他当时就已告诉她，在他所遇到的人里面，她的个性是最为迷人的。在随后的约会中，他一再重申这点，直到后来他才告诉她，她有多漂亮。她当时接受了这些赞美，因为他爱着她，因为这些赞美符合他对她个性的反应。因此，他的"谎言"作为情感上的夸张，可以被原谅。

然而，随着怀孕的到来，她的乳头颜色变得非常深，她的母亲告诉过她，生育总是会让女人失去她仅有的一点美丽。女儿的反应是接受"这一事实"并对母亲产生了强烈的愤恨。因此，她拜访娘家的次数大大减少。最后，只在节假日和家庭纪念日时才去探望。

然而，她丈夫对乳头变暗并没有产生任何厌恶。事实上，他对此"虚伪地假装高兴"。这一点，再加上他对她的"美貌"持续表达出的欣赏，这些使她陷入了一种难以忍受的境地：他的赞美不断提醒着她的不幸和他的虚伪。她觉得，要解决这一问题，就要直截了当、开诚布公地承认她并不迷人这一事实。然后，这个问题就可以不必再提了，也就不必再提及她的长相了。

作者谨慎地试着让她逐一评价自己的五官，因为对作者和她的丈夫来说，她的容貌比一般人漂亮得多。然而，她的想法很是死板僵化，并且立即指责作者为了安抚她而试着掩饰她的姿色平平。因此，作者放弃了这一努力。尽管她对作者感兴趣于"不相干的事情"而感到不耐烦，但询问并未揭示出其他重大问题。她儿子被描述为"酷似"父亲，"能将他们区分开是因为约翰没有胡子"。

当被问道这种可能性（即她丈夫可能真的相信她漂亮，因为"人们常说谎，直到他们真的相信为止"）时，她确实惊呆了。一番思索后，她说道，如果是这种情况的话，可能需要治疗来帮助她更好地忍受这种情况，这样她就不会因他的错误信念而发脾气，也不会变得如此沮丧。

治疗性催眠、期望与内在搜索

由于她通过另一位患者知道了作者使用催眠，所以让她对催眠疗法感兴趣就是一件相对容易的事情了。她是一位良好的受试者，所需的培训很少，而且非常配合。尽管之前已大量问过她丈夫，作为第一项措施，仍然要求她列出她读给儿子听以及读给邻居 6 岁女孩（她周末在经常帮忙照看）听的各种童话故事。在这些故事里，有一个她读得很频繁的故事《丑小鸭》。她被要求在催眠状态下背诵一些故事，其中包括《丑小鸭》。显然，作者并没有特别关注这则故事。然而，她的丈夫说道，自从儿子 2 岁生日起，她就经常给他读《丑小鸭》的故事。

在下一次会谈时，她被告知在催眠状态下讨论她丈夫浓密的深棕色胡子。她对这个胡子表示了极大的赞赏，并反复说她是如何坚持要他留胡子的，因为这会使他看起来与众不同，并拒绝让他把胡子剃掉。在他们恋爱期间，她坚持让他留胡子，他照做了。在她仍处于催眠状态时，作者给了她一项指令，该指令是催眠后任务，即拿一只深棕色眉笔，给她儿子画上胡子，以此作为对丈夫的恶作剧。然后，在他们笑完之后，她要去检查这个胡子和她丈夫的胡子,并学着理解一些对她而言非常重要的事。起初她并不知道到底是什么事,但在恰当的时间,它会变得完全可理解——以极大的力量。

接下来的会谈中,她要讲述她对儿子脸上胡子的反应。实际上,她将它描述为"丑陋的东西",因为它"不适合约翰尼的脸",尽管他父亲留胡子很好看,而且父子的面貌几乎一模一样。她还表达了一种模糊的内心不安感,好像她正试着理解一些她已经意识到的东西。

然后,她被催眠进入深深的恍惚状态,并被告知她的无意识要记起一个童话故事,仔细思考这个故事,而且要让她的意识头脑不知道这点,任何方式都不行。这则童话故事将由她的无意识挑选,因为它将以一种最为独特的方式适用于她,并将满足她的需求,以充分理解某种有关她自己的、她必须知道的事情。此外,她必须在自己所熟知的童话故事中检索,对她而言,没有一则故事会是正好的,但她终将放弃检索的这一任务,而是就近选择一则故事,希望它会是适当的那个。她的无意识要花费好几天的时间来研究这则故事。另外,她可能还会梦到它,但她会记不住自己的梦。她的无意识也不会让她知道无意识正在想什么。然而,她会在意识上觉察到,她的内心正发生着一些事,将改变她的态度和理解。

同时,在某种程度上,画在她儿子脸上的胡子在她看来是如此丑陋,与儿子的脸格格不入以及她丈夫的胡子在他脸上是如此迷人,将以某种方式融入那则童话故事,澄清她所有的想法,并确立那些她非常想要的态度。

最后,就在她的下次面谈前,她会无意识间被驱使着去做一些事,这些事将在她进入诊疗室时通知作者这点,即她的无意识已经充分地完成了任务。然后,在会谈期间,无论是在清醒或是催眠状态下,她都会带着越来越多的理解来开始讨论她全新的、改变了的无意识理解,以此方式让它们成为自己整个生活反应与态度的一部分。

作者再见她是5天后,在她进入诊疗室时,她因迟到而道歉,并解释到她在美容院耽搁了一下,在那儿她"搞砸过工作"。她补充道,她过去不喜欢去美容院,除了烫发外什么也没做过,但是这次她尝试了美容院能提供给她的一切。除了表明她确实能够"服从命令"之外,作者再无评论。这令她困惑,但她开始了一次随意的谈话并突然打断说,她想谈谈她画在儿子脸上的胡子,以及她丈夫的胡子。

她被告知要谨慎地仔细考虑这一话题并组织她的想法。几分钟后,她开始她的解释:她实际上在儿子脸上复制了她丈夫的胡子,尺寸虽小,但有同样的深棕色与形状。因为它"并不适合",因而效果是怪诞丑陋的。男孩儿太小了,他的面貌太年轻了,尽管他和他父亲长得极其相似，但结果就是一次令人反感的愚弄。只有当他足够大，足够成熟了，他上嘴唇上的深棕色胡子才会有吸引力。说到这里，她停了下来，脸红了，冲动地宣布道：

> 患者·就像乳头一样（停顿）。女孩子的乳头就应该看起来年轻，但当她成熟并怀孕时，它们就应该看起来不一样。嗯，就像是一个成年男人的脸上有着小男孩的皮肤，那不会好看（停顿）。或许我最好不要再把自己当小女孩看待了，我丈夫认为我是一名成年女人。

她所表达的评论令她惊愕地陷入了片刻的沉默。

> 患者·我刚刚想起了"丑小鸭的故事"。我这一生都在反复阅读那个故事，我不知道理由。过去几天我一直心不在焉，我一直把那个故事记在脑子里。你知道吗，我敢打赌，那些老鸭子还是认为天鹅很丑。它必须加入天鹅的行列，才能发现自己是美丽的。

> 艾瑞克森·鸭妈妈会一直认为年轻的天鹅是丑陋的，但其他的年轻天鹅会怎么想？这个年轻的天鹅关于自己又真正了解多少呢？

她还没来得及回答，作者就着重地告诉她：

> 艾瑞克森·你了解，你将永远了解。现在，当你丈夫今晚回家时，你为何不在门口依偎着他，直截了当地问他，"难道你今晚不想带一位漂亮女孩出去吃晚餐吗？"

> 艾瑞克森·你的下一次预约是在 1 周后的同一时间。

随即就让她离开了。她来之前先见了她丈夫。他反馈说，她完全服从了指令，他如此惊讶，以至于忘记了一个商务约会，热情地同意了她的提议。他极为强调妻子的转变，对发生什么表示出好奇，但同意等待，待她愿意讨论催眠事件的那个时刻。

在与她的面谈时，讨论维持在了一个模糊、随意的层次上。大约 3 个月以后，她要求一次预约，目的是讨论有无必要将她最初"愚蠢的想法"告知她的丈夫。经询问后发现，他显然已失去了所有对此的好奇。1 年过去了，作者再次见到了他们，因为他们带来了一对年轻夫妇，这对夫妇是他们的亲密朋友，由于婚姻问题正在考虑离婚，他们希望作者能像处理她的问题那样来处理这对夫妇的问题。调查显示，他们调整得很好，非常幸福。

第九章

对母亲支配的惊人突破

米尔顿·艾瑞克森

之前未曾发表的手稿，大约在 1936 年。

这名患者，X 博士，他曾接受美国精神分析协会和国际精神分析协会前任主席长达 300 小时的密集式精神分析治疗，这种治疗没有取得任何治疗效果。之后，他被另一位美国精神分析协会的前任主席收为患者，又进行了 300 小时的密集式精神分析，也没有获得成果。在经历了这些失败的精神分析努力之后，这位患者被转介给了作者。

意识上的受限与癔症性耳聋

作者大约花了 6 小时与这位患者交谈，确定了没有办法在意识水平上与之沟通的事实。他可以描述自己的强迫性、恐惧、怀疑和强迫行为，但若在治疗会谈期间给出任何形式的评论，他就会目光呆滞，很明显，他出现了一种癔症性耳聋。

他的耳聋是采用本应引起惊吓反应的声音来测试的。我们安装了一个设备，能够从患者的背后发出声响，因此患者没有办法看到这个装置并意识到会发生什么。对于本该吓人一跳的声响，他没有表现出任何惊吓或任何其他反应。然而，作者发现，他仍然有着充足的视觉意识和足够的选择性听力，让他能够听到并理解作者说的话，他的癔症性耳聋仅限于跟他说话时把他当作一名患者或以一名患者的身份来谈论他。

催眠引导与用于催眠后暗示的训练

待这些查明后，在接下来的 2 小时里，作者向患者给出如下解释说，即他将被催眠，但不会做任何努力来进行治疗，而是会尽一切努力来训练患者，使他成为一名良好的催眠受试者。对于这点，患者欣然同意，就像他来接受治疗时一样的被动接受。患者很容易就进入了一种深度梦游式催眠状态，作者花了相当多的时间来教他体验各种催眠现象，尤其是催眠后暗示的执行。这些现象种类繁多，但都谨慎避免了任何可能被诠释为治疗的东西。

后来，在一次 3 小时的会谈里，作者引导出了一个深度梦游式催眠状态，并向患者系统性地提出了一长串催眠后暗示。它们被解释为在他催眠期间无需执行的暗示，它们在催眠中没有治疗效果，它们是催眠之后的暗示，其执行将在离开作者诊疗室之后的某个日期，在一个他自己和所有其他人都认为他处于意识状态下的某个时刻进行。与这些暗示相互交织的是一种保证，即患者无需害怕聆听这些催眠后暗示，他可以通过这些信息来宽慰自己，即在他聆听这些引导语时，这些暗示对他作为一个个体和作为一个人格是没有影响的，在某个看似遥远的未来之前，这些暗示没有意义。

作者给他举了一个例，大意是：他可以轻易地随时接受一个暗示。暗示 2 周后的某个特定的日子，他会吃一块牛排。听着这个暗示后，很明显他根本不需要以任何方式来拒绝执行这一暗示的可能性。作者还给出了与之类似的暗示，以确保他充分理解这一点，即他可以接受所有这些催眠后暗示，然后只不过敷衍地把它们的执行推迟到某个对他而言是遥远未来的那个时刻。

这些催眠后暗示经过了精心设计，根据患者妻子（X 夫人）所给定的信息而定，这位妻子聪明、乐于配合，长期忍受着她的不幸命运却毫无怨言。

从本质上讲，他的母亲完全掌握着局面。他和妻子结婚已 15 年了，当时已有两个儿子，分别是 10 岁和 12 岁。作为结婚礼物，患者的父母给了这对夫妻一栋房子，就在父母房子的边上。新郎和新娘不被允许去度蜜月。母亲坚持让患者（她称其为桑尼）从医学执业中抽出 2 周时间，在新房子里度蜜月。令新娘震惊的是，第二天早上，她的婆婆出现在新房子里，正在准备早餐，并必须由婆婆来决定菜单，新郎和新娘必须吃她做的东西。婆婆还准备了午餐和晚餐，此外还告诉他们要什么时候睡觉、什么时候起床。患者母亲的这种行为在他们 15 年的婚姻里一直存在。她陪着他们上教堂，年轻的丈夫紧挨着他的母亲坐在教堂长椅上，妻子被丈夫的父亲隔开。他的母亲带他们去她自己最喜欢的地方吃晚餐，带他们去她所选择的娱乐场所。简而言之，在结婚 15 年的时间里，他的母亲主宰着这对夫妻家庭生活的每一个细节。

这位母亲是基督教妇女禁酒联盟的成员，在医学院上学期间，患者住在兄弟会的宿舍里，曾喝过酒精饮料。她每周至少要进行一次关于酒精危害的冗长说教，然而他从来不敢把这件事告诉他的母亲。他也不被允许喝软饮料、茶或咖啡。患者有次曾冒险要求喝脱脂奶的特权,而他的母亲则是阐述只喝水和巴氏灭菌奶的好处。

母亲为他挑选衬衫、领带、鞋子和内衣,她具体规定了每一件替换衣物,以及在哪个场合下该穿哪套西服。母亲确实允许他在无人陪同的情况下去诊疗室,但从家去其他地方的时候,母亲就会跟他一起去,并把他作为 3~4 岁的孩子一样对待。刚结婚时,他走路去诊疗室,母亲说这种锻炼很好。但 1 年后,他开始在清晨时离开,以免有人看见他独自在街上行走。母亲赞同长时间地待在诊疗室工作,为了避免被人看见,他开始工作到深夜。然而,这种回避方式不太有效,他开始走小巷回家。

在他医学的从业中,他所从事的专业需要与患者的保持最少的接触,其中大部分的患者都由他的诊疗室助手和技术人员来看诊。他的母亲坚持让桑尼去参加医学会议,然而,她总是陪着他去,陪着他回。他很快就变得不自在,无法参加县级医学学会的任何活动,事实上,他开始避免与医生同行交谈。就这样过了 12 年,他寻求住院治疗。他的父母恳求他所在的治疗机构为他提供一间特殊的私人房间。他的母亲住在附近的宾馆,得到允许来每日探访他并带他散步,因此他就没有参加该机构为患者所设的任何活动。由于 300 小时后,他没有任何改善,他的母亲决意寻找另一位治疗师。她陪伴她儿子去第二位治疗师的诊疗室,并在预约时间前往,结束后陪伴桑尼回家。治疗师允许了这点。

当桑尼被带到作者那里接受治疗时,作者非常强调地告知母亲,她不能陪着他进入诊疗室,她必须把这个责任交给他的妻子。作者最终成功地向这位母亲传达了这一想法,即迫使妻子带她丈夫接受治疗,这是对妻子的一种适当处罚。这位母亲,出于对儿子幸福的真诚关切,应该确保他的妻子要履行这一惩罚性责任,即带他去接受治疗。

在对母亲做了这个恶作剧之后,与这位妻子间的会谈很愉快。X 夫人是一位聪明能干的年轻女性,但她在与婆婆打交道时感到毫无希望,也没有能力让丈夫脱离他的母亲。作者可以自由坦率地与她交谈,并得到了她的这一承诺,即对作者的计划,她会保密。事实上,她对作者的计划非常满意,而且也极为热情地配合。

X 夫人被告知要让母亲继续对她的统治,但要满怀喜悦地期待着以后将会发生的事情。向处于深度催眠状态下的患者所给出的催眠后暗示经过了细致的设计,为确保其完整性还全面地咨询过 X 夫人。给 X 夫人的解释是:她的丈夫,在日常的清醒状态时无法接受治疗,在催眠状态下也不会接受治疗。所采用的方法是使用催眠将所有那些会导致催眠状态下治疗的事情彻底地烙印在患者的脑海中,并同时暗示它们在这次催眠状态下不会起作用。患者被告知,所有这些治疗性暗示会在未来的某个特定日期里无法控制地生效，当他完全处于意识的觉察状态。换句话说，在催眠状态下给出治疗，却保持着不起作用，直到后来具有完全意识觉察的某个时刻，届时它会变得强制生效。

对母亲支配的惊人突破

在所有的催眠后暗示都完成后，还设立了一个特定日期和特定时刻，也就是一个周日的早上 10:00。所选定的时间是母亲常规来接儿子、儿媳和两位孙子前往教堂的时间。那个早晨，母亲已经为桑尼一家准备了早饭，然后她回家更换衣服好去教堂。患者一家也已经为去教堂而装扮好了。母亲走了进来，她的儿子像往常一样跟她打招呼；然后儿子宣布（据他妻子所说，与催眠后暗示完全一致）："妈妈，请你到厨房来一下好吗？"

他母亲一脸疑惑地跟着他，他走到厨房的一个架子前，拿下一瓶威士忌，轻松地拔出塞了一半软木的酒，他倒出了一满杯，而他母亲则震惊地站在那里，一言未发。接着，他说出了一连串亵渎和令人憎恶的脏话，宣布他打算"喝得比臭鼬还要醉"，而她（指他的母亲）则"要在没有他陪同的情况下，把她自己拽去教堂"。于是，他立刻喝下了 6 盎司（177.42 毫升）纯威士忌。患者所不记得的是：早餐后，他立刻去了洗手间，将手指伸进喉咙，把吃过的早餐都吐了出来。6 盎司百分百浓度的纯威士忌，其作用非常惊人，催眠后暗示也使这点更加明显。X 博士瘫倒在了地板上，他妻子和他母亲为他脱掉了衣服，把他放到了床上，而他则唱着那些可追溯到兄弟会那个时期的未经删减的歌曲；然后，他醉得不省人事了。他的母亲吓坏了，回家洗了个澡，这是她多年以来第一次没有去教堂。

他母亲一直躺在床上，直到第二天早上，她过来准备早餐。就在她进门时，她发现桑尼正在早餐室等她。他以最亵渎和最令人憎恶的方式向她打招呼，并解释道，"我一直在等你，因为我想再来一杯威士忌"，然后他把一杯看似威士忌的饮料一饮而尽。实际上，那是他妻子准备的茶，看起来像威士忌。喝完之后，他说道，"现在我最好摇摇晃晃地上床睡觉"，然后他开始唱"今天喝醉，今晚喝醉，比以往更醉"，他的母亲哭着离开，躺床上一天一夜。

在他的母亲安全地离开房子之后，其中一个孩子就一直留意着，以防他们的祖母或祖父返回。X 夫人为丈夫准备了结婚 15 年以来的第一顿早餐。X 博士通知他的诊疗室说身体不适，请假休息在家。

中午，X 夫人为全家准备了午餐，当天晚上准备了晚餐。他们在自己所选择的时间上床睡觉。在所有这一切里,患者的妻子在与丈夫的关系中,扮演了一位被动、顺从的角色,就像她对待丈夫的母亲那样。作为对催眠后暗示的回应,患者开始因妻子对待自己的态度感到非常高兴。第二天早上,他母亲怒气冲冲地走进房子说道,她要把房子内部彻底打扫干净。她看见了威士忌瓶子(实际上里面装的是茶),并把里面的东西倒进了洗碗槽。她找到了另一瓶还未开封的威士忌,她非常高兴地打开它,把它倒进了洗碗槽。接着,她命令桑尼走进客厅听她"解释一些事情"。她还命令桑尼的妻子和孩子们也这样做。患者非常温顺地照做了,当她的母亲开始说"现在你听我说"时,患者拿出半品脱真正的威士忌,就在他母亲恢复常态跑过去夺取酒瓶之前,他一口气喝光了它。他的妻子立刻抓住两个孩子,把他们推出房间。患者以亵渎和令人憎恶地方式告知他的母亲,如果她再次不请自来的话,他就会立刻喝醉,甚至或许还让他的妻子和他一起喝醉。接着,他用许多粗俗的话命令他母亲离开这所房子,并表示,如果她敢叫任何医生或任何朋友过来看他的话,他将对她采取极其不愉快的措施。

他母亲相当震惊地离开了。接下来的 3 个月里,她没有出现,但是患者留意到她一直在楼上的窗户处观察,他有没有上班,以及他是否走路回家。在这 3 个月里,患者和他的妻子对整个事件有了良好的理解。也是在这 3 个月期间,患者单独前来找作者以强化他的催眠后暗示,并做进一步的阐述。

在 3 个月结束时,患者得到了一套全新的指示。他要找到一所他想住的房子,安排租房或购房,接着安排好搬家公司,完全搬到城市另一头的新家。搬家要安排在他父母定期拜访一名城外亲戚的那一天。

患者和他的妻子花了 6 周,找到了一所理想的房子,并与搬家公司做了适当的安排。当他母亲在搬家当晚回家时,她大为惊讶地发现,桑尼一家所居住的房子已经空了。

第二天,她出现在桑尼的诊疗室,想知道新家的位置。桑尼冷冷地告诉她,他不认为她应该知道,如果她试图以任何方式找出来,那么他、他的妻子和孩子们将永远不去看她。母亲被制服了,她离开了,不再试着干涉儿子的生活。

1 年后,患者和他的妻子正式拜访了他的父母,良好的家庭关系确立起来了。感恩节晚餐时,他的母亲开始告诉桑尼他的盘子里应该有什么,令她大为惊讶的是,她儿子携带儿媳和孙子们立马起身离开餐桌返回自己的家去了。然而,在圣诞节的时候他们还是回来一起共进晚餐时,他的母亲表现得体。因此,良好的家庭关系才得以建立,桑尼小心翼翼地试探了一下,他给母亲倒了一杯威士忌,她礼貌地拒绝了,当着母亲的面,桑尼和他的妻子各自来了一杯威士忌。

除了健康的家庭调整以外，患者开始参与县级医学学会的会议，当选为县级医学学会主席，当选为州立医学学会主席，后来在所属专业的全国性学会里担任要职。与这位患者在一起工作的时间总共不超过 20 小时，作者没有发现之前 600 小时的精神分析治疗对患者的治疗有着突破性帮助。

第十章

促进全新自我意象的心理震惊和出其不意

米尔顿·艾瑞克森
未经发表的手稿,成稿于 20 世纪 30 年代。

心理治疗的目的是使患者尽可能有利地去实现合理的个人目标。准确来讲,心理治疗的目的不是推进某个特定的思想流派,或者试图证实某些基于主观阐释的心理学理论,心理治疗的任务很简单,依据患者当下的生活现实,以及基于患者合理期待的延续到未来的生活现实,来评估者的一个或多个心理问题。

作者很清楚,自己对于这种简快疗法和对于心理治疗目的认知与其他治疗流派之间存在着巨大的差异,后者坚持认为作为患者未来改变的先决条件是,治疗师应该首当其冲花费 1～3 年甚至更久的时间要艰苦努力地工作,从而细致地将患者早已过去、无法改变的过往史进行审视和分析一遍。在这之前,他们甚至都不会谈及患者当前和未来的实际需求、理解、能力和可能性等的话题。

你也许会想到,是的,的确存在一些受到心理问题困扰,并受益于各种心理治疗流派的人,然而还有数不清的人,他们尽管也有心理问题,却在没有接受过任何心理治疗的前提下依然实现自己的目标,取得了他们自己和他人眼中个人和社会意义上真正的成功。因此,当你想到这一点的时候,很可能会大感惊讶,惊讶于许多自封拥有"唯一正确"的阐释,实则纯属猜测的治疗流派所奉行的自欺欺人的教条主义。在这些稍显尖刻的引言之后,作者想呈现一个案例,其成功运用了被某些同事讥讽地描述为"非传统、不符合既定心理治疗规则"的心理治疗。对于那些批评者而言,患者从中获益这一事实与这一争论点无关。

案例：安

第一位患者，女性，35岁，受过专业训练，拥有硕士学位。她稍微有点胖，但在其他方面，她绝对迷人、优雅，有着非常讨喜的性格。她的主要问题可以用同龄未婚男性的一番愤慨话来概括，就是："如果那个该死的女孩能打理一下头发，清洗一下耳朵和脖子，穿衣服看起来不像是裹在身上的麻袋片那样，拽直她的袜子，擦亮她的鞋子，我会对她非常有兴趣。"

总之，她的外表构成了她的问题的缩影，上述愤慨的言论很好地描述了她的外表。然而，安是一位非常聪慧的年轻女性，在作者与她为期6个月的专业接触中，她清晰明了的思维和全面评估问题的能力给作者留下了深刻印象。正如员工会议上所显示出的那样，作者也对她的能力产生了一种诚挚的敬意。然而，作者还留意到，除了一位极为能干、非常友好的老年妇女（这位老年妇女非常肥胖，患有关节炎）之外，安既没有普通朋友，也没有亲密朋友。

最后，艾格尼丝（那位老年妇女）找到作者，解释说，安患有严重抑郁，尽管她拥有安适、井然有序的外在表象，但安肯定有自杀倾向。她解释道，很长一段时间以来，她一直试着哄劝安去寻求治疗，直到最近，安才相当勉强地同意去见作者，但也只是短暂的，用她这位朋友的话来说，"这该死的白痴看不到任何希望，我希望你抓着她的颈部，把她的脸塞到镜子前去，让她好好看一看她自己，把自己视为一个真正有价值的人。没有人，确实没有人能和她说上话……我也做不到，安就是呆住不动，变得又聋又哑，让我和她失去了所有联系。但我终于设法让她在一段时间内听取我的意见，所以她同意见你'几次'。如果你愿意的话，看在我的分上，请你见见她，因为我被安的绝望吓坏了"。

催眠引导的准备

安显然不愿意赴约，作者邀请她坐在诊疗室内的门边，而作者则坐在房间的另一边。

艾瑞克森·安，如你所见，我因脊髓前角灰质炎而导致了残疾，无论何时你想逃离这间诊疗室，你都可以在我穿越房间前冲出门外。因此，在那个位置上你是安全的。如果你想在那个位置上发展出催眠状态，在我能穿过房间前，你仍有时间从催眠状态中醒来并冲出诊疗室。在关于催眠的员工讲座上，就近期你出席过的那次示范里，我提到过几个人，他们不知不觉间进入了催眠状态，又在不知不觉间离开了这一状态，我曾拒绝说出他们是谁。安，你就是其中之一。因此，我很高兴在这里见到你，我希望你来接受艾格尼丝和我都认为你有必要接受的治疗。然而，治疗不会强加于你，艾格尼丝为你预约了这次面谈，它将只用于概述情况，你出现在这里意味着你认识到自己有必要接受治疗。

艾格尼丝还告诉我，你有工资，没人需要供养，但你却老爱乱花钱，以至于12年里你只存了700美元，因此你确信你负担不起治疗费用。让我们立即纠正你的想法。这次会面我不收钱。是看在我们的朋友艾格尼丝的份上，因此你并不欠我什么。

随后，如果我们还要面谈的话，我会给你做治疗，并且你必须按照我开出的条件来付费，一切都由我说了算。我开出的条件是：你必须无条件，彻底和完全地服从，我给你的每一个指令，无论我命令或要求你做什么。对于我的这种独断专行，你唯一能寻求的保护是，在你按照我的指示行事之前，你可以自由地选择先与艾格尼丝谈一下，说你想说一切或任何事情。如果她表示赞成，那么你将别无选择，只能服从。

你告诉过艾格尼丝你没有时间接受治疗。因此，我希望你尽快给出答复，不要磨蹭，不要犹豫。你将被告知要做什么，如果你愿意，你可以和艾格尼丝商量，然后你将贯彻执行那些指令。就是这样！如果我告诉你辞职，你就要辞职；如果我告诉你早餐要吃新鲜的蒜瓣，你就要吃。

我表达得清晰明了，同样清楚的是，我要你明白，对于你的心理治疗，我想要的是行动和反应，不是言语、想法、理论、概念。我想要反应，所有的可取的、好的、丰富的行动与变化上的信号性反应，而不是对改变的思考，而是具有建设性的改变与行动。如果你理解了这点，请让我知道，然后我将继续。

安温顺地给出了肯定地点头。

艾瑞克森 · 很好！现在好好听我说。在接下来的 3 天里，仔细思考我所说的一切。好好理解这点，在接下来漫长的 3 天里，你要仔细思考我对你所说的一切。如果我让你进入催眠状态，你就要这么做。我和你都知道你可以作出最充分的催眠反应，我是站在观察的角度上，你站在自身无意识学习和那次真实反应的体验的角度上（最近员工现场体验的场景中）。我不在乎你是否喜欢这一坦率的事实陈述，但是你想获得治疗，你在很多方面都证明了这一点，尤其是对艾格尼丝。

　　3 天后，如果你确定要接受治疗，那么就回到这里接受最适合你的治疗，让你成为一个潜在的快乐、适应良好的人。这个时候来准备住多久就住多久，并带上你的支票簿。如果你决定接受治疗，那么就不要和任何人讨论这个问题，甚至不要和艾格尼丝讨论，因为她被告知不再讨论你的治疗愿望。为治疗花去你银行账户的存款、甩掉你的人格中的问题做好准备并投入治疗，但如果你没有那么坚定，就不要回来了。这个决定必须完全由你自己决定。

　　记住，治疗将满足你的愿望，但它并不总是舒适和轻松的。你希望它迅速完成，它就会迅速且彻底地完成。一旦你来了，你就要对治疗全身心投入，你的银行存款会属于我，你的汽车登记证也会属于我，无论我是否拥有它们。我将告诉你要做什么，以及怎样做，而你将会是一个最服从的患者，完全学着将你提出的所有想法转化为行动。

　　现在回家去吧，你有个重要决定要做，要自行决定。如果是肯定的话，3 天后这个时间过来，听从我的吩咐。再见。

艾格尼丝报告说，3 天里安极其沉默、心烦意乱，她的工作受到了极大的影响。

一次出其不意与快速的催眠引导

安在约定的时间来了，她犹疑不决、哆哆嗦嗦地走进诊疗室，并站在那里，一直等着作者说话。

艾瑞克森· 关上门,在靠近门的那把椅子上坐下,在做这两项任务期间,发展出深度的梦游式催眠状态,在催眠过程中,你要在精神上、视觉上和听觉上全神贯注于我。在你觉得自己已做好准备以便我开始时,点下头。

安坐好后不久,她就开始以一种深度催眠状态下典型的方式(动作的持续性)来点头,她的目光牢牢地盯着作者。她的眨眼和吞咽反射都缺失了,她僵化的面部表情是梦游式催眠状态的特征。

艾瑞克森· 这很好,安。就像现在这样继续待在催眠状态里。接受我所说的一切。记住,你可以自由地就任何细节向艾格尼丝提问,但除此以外,我所说的话都是保密的。我将要对你说的话不是你所期望的。它会对你很有帮助……极其有帮助。我将向你概述一个行为进程,你必须严格执行。你能向我作出你的绝对承诺吗?

安点了头,缓慢且持续。

艾瑞克森· 你害怕吗?

安肯定地点头。

艾瑞克森· 你无需害怕,我会让你大为震惊,我会给你带来巨大的心理上的痛苦。这两种体验都令人不快,几乎让人麻痹,然后,当你吸收了它们所表达的理解时,痛苦与苦恼就将消失,你准备好了吗?

安点了点头。她被告知双脚并拢站立,双手放在身体两侧,不要移动,除非有适度移动要求的指令。她满怀期待地站立着、等着。

艾瑞克森· 安,你35岁了,你看起来比实际年龄至少年轻5岁,你的相貌绝对有吸引力,尽管你有讨人喜欢的长相、性格和聪慧,但你至少有14年没有约会了。你身高5英尺3英寸(160厘米),你体重约130磅

（58.967 千克）。你有修长的脚踝、优美的身材、漂亮的嘴巴，以及美丽的眼睛。所有这些你都可以自己验证。

艾瑞克森 · 安，你知道你双腿间有块漂亮精致的毛吗（用一种极其强烈严肃的语气，以一种传达极其重要的信息的方式）？

安站着，盯着作者好几分钟，面部通红，一直红着，她的木僵显然非常强烈，以致她无法闭上眼睛无法动弹。

艾瑞克森 · 你肯定有，安，它的颜色比你的头发颜色要深。现在，至少在睡觉前的 1 小时，比如说今晚 21：00，在你洗完澡后，光着身子站在卧室的全身镜前。仔细、系统、全面地检查你腰部以下的身体。对你的脐（肚脐）感到满意，好奇你肚脐和漂亮阴毛之间的脂肪。

试着认识到你是多想让一个合适的男人抚摸你漂亮的阴毛和你柔软圆润的腹部。想一下你是多想让他抚摸你的大腿和臀部。站在镜子前，一直站在镜子前，直到你意识到这一切。

然后，当你感到身体上令人愉悦的疲倦时，幸福地上床睡觉，红着脸的那种幸福，你知道自己的双腿间确实有块漂亮的毛，然后进入安稳的生理性睡眠，整晚都睡得安稳踏实。你无需记住自己的梦，这些梦也不会打扰你的睡眠。但是第二天，你外表平静且镇定，内心却温暖且幸福，工作状态良好、轻松舒适。

你是否理解了所有这些指令，你准备按照我概述的那样做吗？如果你充分理解了，就肯定地点点头。

安缓慢地点头，继续红着脸，呼吸不规律。

艾瑞克森 · 现在仔细听着，安。不久，你就要从催眠中醒来，你会彻底忘掉所有在这儿发生的事、所有在这儿说过的话，以及所有在这儿你所体验过的事。回家去，早早地洗澡，盆浴或淋浴，擦干身子，然后突然发觉自己正站在全身镜的前面，盯着腰部以下的自己，然后完全记起在这儿对你说过的每一句话、每一句评论、每一项指令，并且，充分执行它们。你将会这样做，以充分履行我的指令，并充分满足你对需要取得的治疗进展的必要理解。

然后，明天同一时刻再过来，是你的第二次预约。装扮上要和今天一样，穿同一条裙子，外表上看起来要和今天一模一样。

现在，从催眠状态中醒来，对我所要求的全部遗忘，去做你的工作，无意识地等待今晚合适的时机。在轻轻唤醒的过程里，舒适地坐在椅子上，然后变得充分警觉，但不要因我打发你走而好奇。

安坐下来，显然从催眠状态中醒来了，满怀期待地看着作者。她被告知：不要对时间的流逝感到好奇（她看了一眼手表，并表现出明显的惊讶）、一切都很好、她会来履行下一次的预约（没有更进一步的指示）。她困惑不解地离开了。

下一次预约，她早来了半小时，在这段时间里，她在诊疗室前来回踱步，就好像是在要不要履约而努力做决定。她准时进了诊疗室，脸涨得通红，她忽然宣布道：

安·我什么都记得，我不知道该说什么。

艾瑞克森·关上门，坐在那把椅子上。

她照做了，立刻出现了一个深度催眠状态，她睁大眼睛看着作者，脸依然红着。

艾瑞克森·我明白了，你想要治疗，你按照指令做了。

她脸更红了，并持续点头。

艾瑞克森·现在，请像昨天一样站起来，谢谢！现在，请仔细听我说，一边仔细听，一边沉思……昨天，以一种你无法避免的理解的方式，以一种排除任何抑制或压抑可能性的方式，我要求你充分意识到自己所拥有的女性气质的标记，这种女性气质的标记，你应该以各种方式来恰当地珍惜。

但这并不是你要意识到的全部。今晚，就像昨晚一样，以我昨天描述过的同一顺序，你会意外地发现自己赤身站在镜子前，然后突然回忆起我在诊疗室已给过你的全部指令，这些指令我今天会给你。

今晚，当你一丝不挂地站在镜子前，看着自己的女性气质标记，对它感到满意，甚至脸红，然后突然间，就像是首次见到它们一样，你仔细看着自己胸前的两个女性标记。

仔细地检查它们，视觉上的，触觉上的，仔细思考所有那些你知道我能让你思考的事——所有那些我能让你仔细思考的事。我有必要详细说明吗？

安慢慢地摇摇头。

艾瑞克森 · 对这项任务，相比于我的命令你会做得更加细致吗？

当安试着把脸转向一边时，她的脸上阵阵发红，然后，她顺从而肯定地点了点头。然后，要求她第二天再过来，穿上同一条裙子，确保外观不变。接着，要求她坐下，将她从催眠状态中唤醒，对一切彻底遗忘，直到当晚她出现在镜子前的那个关键时刻。当她从催眠状态中醒来时：

艾瑞克森 · 今天就到此为止。

她脸上露出困惑的表情，相当困惑不解地看了一眼手表，但什么也没说就走了。

第二天，她准时出现，进入诊疗室时她脸上通红。她毫不犹豫地迅速关上门，坐在那把椅子上，立刻就进入了深度梦游式催眠状态，她的脸红消失了。

艾瑞克森 · 你想说点什么吗？

安点了下头。

艾瑞克森·好,现在说出来,直到你完全满意。

安·(迅速说道)我照你说的做了,我认为我做得比你所能要求的更好。(然后满脸通红地问)我必须告诉你吗?

艾瑞克森·不,安,事实是,你完全服从了指令,甚至比我预期的还好。由于你的这一提问暗示着你愿意通过讲述(那些你可以合理期望我不知道的)事情来在治疗中予以配合,你的进步是完全令人满意的。

安不再脸红,满怀期待地等着。

艾瑞克森·两次,隔天醒来后你什么都记得,然而很好地处理了你的觉察是吗?

安肯定地点头。

艾瑞克森·现在像之前那样站起来,站在椅子旁。今天的任务要困难得多、难得多、更棘手、更令人痛苦。离开这里后,你要通知你的诊疗室,今天剩下的时间你要请假。离开这儿时,要忘记我即将对你说的话,然而,在意识上,仍要充分认识到过去两个晚上你已获得的那些学习。

听好了!你已多次听到一位母亲把小孩子收拾得整洁干净,然后断言,在她看来只要几分钟的时间,这孩子就会变得不可思议的蓬头垢面。现在听着,安!这是你出现在诊疗室的第三次,你连续3天穿同一条裙子,这已经不是头一回了。我不过是确保衣服不会因意外而改变。现在,仔细听了,把每一个单词都存放到你的无意识头脑中,在你离开这间诊疗室回到公寓,并发觉自己站在镜子前时,你突然在意识上充分记起了(每一个单词)。你理解了吗?

安缓慢地点头,显然被作者相当严厉的语调给弄得不知所措。

艾瑞克森·安,你的衣服看着让人讨厌、松松垮垮的,就像是装土豆的破旧麻袋,而且它还皱皱巴巴、汗渍斑斑的,在你的整个衣橱里,你就没有一件合身、看上去得体的衣服。每一件衣服都是对眼睛的侮辱。毫无品味、颜色不适合，什么都不适合，然而，你穿着它们来诊疗室，上街。今天，当你发觉自己站在镜子前时，在意识上充分记起所有我今天在诊疗室说过的和将要说的话，检查你的每一件衣服，穿上看看，注意不合身的地方、汗渍、斑点、裂口、衬衫上的松扣——看看你是多有能力把自己打扮得有碍观瞻。

安，更糟糕的是，看看你的头发。在我认识你的这6个月里，我从来就没见你好好地打理过它，至少有几根头发总是缠结在一起，还有你那个分缝，你是怎样让它歪曲得如此离谱？拿上一面手镜，用它来帮你在大镜子里看。一位女士的头发是"使她容貌生辉"，而像你这种情况，安，是容貌生厌。

还有更多呢！对于清洗耳朵和耳朵后面的污垢，你是有个人偏见吗？别回答，还是照照镜子，那时再得出答案！还有你的脖子！你洗澡时，淋浴或盆浴，你怎么会忘记洗脖子呢？这一定是一种艺术，是一种不受欢迎的艺术。谁会想要和一个脏脖子女孩，一个像你这样的脏脖子女孩，搂着脖子亲吻？

当你照镜子时，你会为之颤抖。如果你想要女性来证实我所说的一切，去找艾格尼丝，让她松懈一些她那受抑制的感受。相比于我所说的，你会更不喜欢它们（劣习）。

你的指甲多长时间修剪一下？你为指甲下面的填满黑色污垢而沮丧，你认为和一名因指甲污垢而沮丧的女孩牵手是一件愉快的事吗？不要回答，这些问题是反问句。我认识你有6个月了，你头发乱糟糟，你耳朵和脖子脏兮兮，你的指甲让人讨厌、令人厌恶，你的衣服不合身、不整洁，你的袜子皱巴巴——今晚也看看这些吧。你的外表是多么邋遢呀！

你银行里有700美元，你还可以借一些钱，去市中心的百货商场（指明了一家店），找Y小姐。我认识她，艾格尼丝认识她，我已经跟她充分谈过你的需求。你告诉她你想让她教你大量你所缺乏，但作为第二天性每个女人都应该具备的知识。Y小姐是通情达理的，她会完全接受指令。购买你必需的一切,买适合你的漂亮衣服,买除臭剂和止汗剂,学会梳理头发——向你的 700 美元和你所借的钱愉快地道别。从工作中抽出时间——我知道这是可能的。我可以说上许多,但确实没必要详尽阐述。

只有一个问题引起了我的兴趣,但不要回答。那就是,你哪里来的良好判断让你去看牙医,让你的牙齿状况保持得如此好,还是说你天生就有如此美丽的牙齿? 好吧,利用它们来投入到你面前的任务里去吧。

现在,你要离开这里,对今天发生在这间诊疗室里的所有事情出现彻底失忆。出于任何你所想到的原因,通知诊疗室今天余下的时间你都不在。回你的公寓,高兴地环顾四周,它干净整洁。艾格尼丝如此告诉过我。对此感到满意。然后走到镜子前,让"恐怖秀"开始,并痛苦煎熬到最后,然后认识到什么样的幸福可以属于你。

对你的结束语是这样的:在理解了我将要说的话之后,醒来并迅速离开。别再让我见到你,直到你让你的下一次预约处于一种"视觉上令人愉悦"的状态下。现在离开这儿,从另一面关上门。

她在疑惑不解中匆匆离开。

1 个月过去了,一天下午,安满面通红地走进诊疗室,笑得很开心,却又很尴尬,穿着非常漂亮的礼服。她解释道她将参加一场非常"特别的"晚餐,与一位非常"特殊的男朋友"共舞,还说道她以后会把这一切都告诉作者(她确实这么做了),她还非常自觉地补充道,她希望她自己是一位"视觉上令人愉悦"的人。

不到 1 年,安就和一名医生订婚了,此后不久,她嫁给了他,并搬到了国内其他地方。偶尔会收到关于她的消息。安 45 岁那年,作者意外地偶遇了她,她和家人正在度假。她是 4 个孩子的母亲,看上去还不到 40 岁,她过得非常幸福。她丈夫在他的专业领域获得了显著的赞誉,整个家庭显然都很幸福,适应良好。安做了个细致的评论,大意是,随着女儿愈发长大,能理解每一件事时,她打算逐步教会孩子"如何成为一名视觉上令人愉悦的人"。

第十一章

纠正自卑情结

米尔顿·艾瑞克森

未经发表的手稿,成稿于 1937—1938 年。

一位受聘为文员的 29 岁男士,以一种自相矛盾的方式来寻求治疗。他解释道,他虽然想要治疗,但他并不值得任何人在他身上浪费时间。他曾向其他精神科医生寻求过治疗,却总是中断治疗,因为他觉得为取得效果所花费的时间似乎与他作为一个人的价值极不相称。他总觉得这些花在他身上的时间最好能花在那些不那么自卑的患者身上。他来找作者,希望作者使用催眠,希望加快他的治疗,让他不会剥夺更加值得的患者与作者相处的时间。

作者的建议是,他可能希望进行能满足他最基本需求的有限治疗。对此,他尽其所能地最大热情地表示了同意。他还勉强同意这一观点,即初步访谈将用于获取必要的真实的个人史,但他可以自由地提供作者想要的任何信息来缩短时间,这一话语稍微让他安心。

他个人史的总结方式可以是:首先给出反复出现的主题,然后列出佐证用的事项。这一主题是"无论做什么,我从未做过任何非常好的事。我在每一件事情上都做得非常差"。

他的父母懒惰、游手好闲,他是独生子。他没有参加八年级的毕业典礼,觉得自己没有真正毕业,因为转学,高中读了 4 年半。即便如此,他因缺少一个学分而没有毕业。

学校的社交活动里,他总是迎合他人,他的羞怯与缺乏自信使他无法积极参与。高中时,尽管他的体格很好,他只做成过短时间的送水男孩(赛事期间给运动员送水)。用他自己的话来说,他是"一个被淘汰的送水男孩"。本质上,他是那类"好人"之一,对这类人,人们普遍的倾向是感到轻蔑的怜悯。

他将近 18 岁时,父母过世。他的第一份工作是零散的体力劳动。最后,在一家大型汽修厂,他找了份洗车的工作,并逐步成为杂工和跑腿,这让他进入了汽车零部件部门,在那里,他表现出了良好的能力。然而,他愿意为很低的工资而努力工作,但这只为他挣得了工作保障和普遍的不被尊重。

在打听他能做什么的微小细节时,发现了许多的一致性的事项。可以列出其中的一些:

(1)他不能整齐地打领带,也不能整齐地系鞋带。

(2)他上班总是迟到 5 分钟,下班晚走大约 20 分钟。

(3)他一次又一次地说一些不恰当的话,破坏伙伴们为了他而共同安排的社交活动,比如,他对自己的女伴说,"他(另一位男士)总是得到最漂亮的女孩"。

(4)他的个人史中另一项非常重要的、一再被重申的主题是"如果我能做好一件事,就一件事,我都会对自己有一些自豪感。你不能教我做好一件事吗"。

(5)最后一项,他在给出个人史时反复提及的,是他的字迹,几乎无法辨认,他的工作记录一直是让他感到尴尬的根源,尽管这些记录构成了他不被解雇的保障。

利用患者的自卑状态来引导催眠

当他说完自己的故事后,他被告知作者将对他采用催眠疗法。至于实施治疗的方法,作者解释说,作者会先用他来给自己的医学院学生做催眠演示,对他的治疗将在作者给学生讲课时顺便进行。这种对他非常不重视的安排恰恰利用了他哪怕在治疗场合也都必须感觉低人一等的心理需求,实际上还他还感觉颇为愉快。他一向以来的顺从模式帮了很大的忙,让他毫无困难地进入了深度催眠状态。他学会了轻而易举地表现出所有的常规催眠现象。

大量运用催眠后暗示来营造出某种情境,在这种情境里,他普遍的无能行为与医学院学生的能干行为形成鲜明对比。通过这种方式，他把作者视为一个彻底宽容、慈悲的保护者，就建立起了一种对作者的依赖与安全感，以满足他的神经质性需求。

催眠角色扮演以促进客观的自我感知

患者已同意作为催眠演示的受试者参与到作者对医学生的教学工作中。作者会在教学中夹杂对于他的治疗。这样的教学活动持续大约 12 小时后，患者进入了深度催眠状态，并丧失了自己的身份认同。于是，作者引导患者认同自己其实是其中的一名医学生，具体的人选是作者认为患者最容易对其产生认同的那位。引导成功之后，作者又将那位被选中的医学生，同时也是一名业余演员，导入了深度催眠状态，并指示他认同自己其实就是那位患者。

随后，作者重复使用了之前用过的各种催眠程序，来营造一种特定的情境，好让患者（那位业余演员所扮演的患者）复制出自己之前糟糕的行为。在此期间，自认为是学生的患者参与了针对催眠所引发的行为，其实仿造的是他自身行为的讨论。这样一来，他既能从一个客观、超然的角度来看待自己，又能从自己并没有意识到的内在知识出发，准确地理解正在发生的事情。

当他的无能看起来已经得到充分证明时，作者实施了最后一项干预措施，这之前没有使用过。作者按部就班地召集了各位医学生，但并非全体人员，并让他们一个接一个地写下"这是六月美好的一天"并签上大名。每个学生都被敦促要写得字迹清晰，易读。接着，每个人写的作品都受到了整个团体的严格审查，只有扮演患者的那位业余演员例外。在全体学生中，有一个人并没有被召集，就是那位真正的患者。

接下来，患者（扮演者）被要求写下同一句的句子。这份作品的字迹极为潦草，完全看不懂，签名也实在难以辨认［作者之前向这个学生（扮演者）展示过真的患者的笔迹，并嘱咐他去研究一下］。作者一遍又一遍地责令患者（扮演者）写得清楚一些，但患者每次写出来的字迹依然难以辨认。

在与整个小组关于书写讨论之后，作者解释道，可以利用一种特殊技术来教会患者（扮演者）写得轻松易辨。于是，这名扮演患者角色的医学院学生，被退行到了早期的儿童水平，并被要求写下简单的句子。他用典型的孩童笔迹来写，但字迹清楚。在获得了不同年龄阶段的笔迹样本后，将他重新定向到最初的催眠状态。他再次写出了难以辨认的潦草字迹。

一系列的催眠后暗示与自动书写

接下来,作者给了这位演员一系列的催眠后暗示,暗示他从催眠状态中醒来,醒来后当遇到特定的线索时,就用清晰可辨的笔迹写下"今晚不下雨",并签上几个其他同学的名字。作者向他解释说,他要自动地完成书写,而他并不知道这些字到底是谁写的,因为字迹是如此的清晰。当他遇到第二个特定的线索时,他会非常小心地再次写下同一句话,但仍然不知道这是自己写的。事实上,他会极力否认自己写过其中的任何一幅字,并坚称自己不可能写得那么字迹清晰。

患者(扮演者)不折不扣地遵从了作者的指令,他两幅难以辨认的作品和字迹清晰的作品在小组中传阅,以便让大家进行批评和讨论,而他极力声称自己没有写过这两幅作品,他的说法因为他的催眠后遗忘而表现得颇为真切。

在此之后,作者用催眠技巧将仍处于催眠状态中的受试者重新定向,并恢复他对自己的身份认同。患者立即退行到了童年的不同年龄阶段,在每个年龄阶段,他都被要求清晰易读地写下"这是六月美好的一天"这句话,每次都要签名,还要附上年龄和日期。当患者退行到 14 岁的时候,作者给了他一系列长时间的暗示,大意是当他成年后,他会被要求做同样的事情,并得到了他会这么做的承诺。随后,作者又将他重新定向到了当下的情境,但让他对于催眠发生的一切产生失忆,尽管他仍处于深度催眠状态。

作者以极为强调和谨慎的方式,向患者给出了一长串催眠后暗示,大意是:在醒来后,他要依据某种特定的线索自动地写下"这是六月里美好的一天"这句话,并签上他的名字。他不会知道自己正在写这句话,还会极力否认自己写过它。此外,在书写的同时,他会与医学院学生讨论一些将要提出的话题。

作者事先和学生们通过气,让他们准备好一些话题,如 10 年前的城市人口、某些建筑在街道的位置等。此外,催眠后的线索会被重复好几次,每次给出线索的时候,作者都会问一些问题,比如"我想知道下一张纸上是否会出现同样的文字",或者"我希望下一个签名会有完整的中间名,而不是首字母"。患者必须通过执行这些话里隐含的暗示才能对每个类似的问题做出回应。

作者在合理地确信患者理解了时,就唤醒了他。在几句随意的话之后,作者瞥了一眼学生们,其中一名学生开始讨论一个话题。作者用手指在桌子上"嗒"地简短敲了一下。患者心不在焉地拿起一支铅笔,一边参与着指向他的讨论,一边写下那句话并签上了名字、姓氏，以及中间名的首字母，所有这些都清晰可辨。

这张纸被悄悄地撤掉了，学生们抛出了一个新的话题，作者再次给出了催眠后线索，即用好奇的语气询问，这句话会不会被人给写出来。患者在给出回应时严格遵从了作者的指令。这一次，作者要求他将注意力放在已经写完的作品上，并问他这是你写的吗。

他的反应自然是否认，而学生们则热情地坚持说这就是他写的。为了证明他的观点，患者在他自动书写的文字下面用他一向难以辨认的字迹写了同一句话。他的"论证"被接受了，但人们表现出很不情愿的样子，作者借着这个态势要求他特别仔细地检查那一页文字，并彻底记住它的样子，并准备好在再次拿给他看的时候认出这幅作品。然后，作者悄悄将这张纸放到了他的视线之外，和第一张纸放在一起。

接着，作者让患者清点一下桌子上的纸张，并逐一仔细检查，看看上面是否写过字。当他确认这些纸上没有字时，作者让他参与到一个全新的话题讨论当中，接着作者再次给了他催眠后线索，即作者"想知道"他的名字是否会出现在最上面的那张纸上。他的手开始自动书写，且字迹清晰，但他对此毫无意识。

作者再次重复了同样的程序，这次，作者想知道的是最上面的那张纸是否会被放在其他纸的下面，以及他的全名是否会写在下一张纸上。他带着一副茫然的样子整理着纸张，把最上面那张纸放到最下面，并在新露出的纸上写下自己的全名。

作者不断重复的同样的程序，并指示他一张又一张写下来以下内容，字迹清晰可辨。作者还反复地提醒他注意到当他在写字的时候，所有人都离他有整整 10 英尺（约 3.05 米）远。对于这点的重复提醒让他十分困惑。

第 3 张纸："我的生日是 11 月 9 日，我出生在洛迪"。

第 4 张纸："娜塔莉·威廉姆斯"。

第 5 张纸："2 3 8 1 9 2 9"。

第 6 张纸："在下一张纸上寻找写这句话的人的名字"。

第 7 张纸："约翰·R·多伊"。

第 8 张纸："你不相信，是吗"。

第 9 张纸："你会的——你真的会的"。

第 10 张纸："你不知道你能写好，是吗，约翰·R·多伊"。

第 11 张纸："你即将发现自己能写好，你会真正了解这点。你将观看自己写，你将亲眼看到"。

最后一张纸被放在了纸堆的底部。随后，作者打断了患者，问他自从那句话之后，还有没有其他的字被写在纸上。患者摇了摇头,说这些人都离得太远了,他瞥了一眼那摞纸,补充说,如果有人想写的话,随时可以去写。作者问他是否还记得他被要求记住的那张纸。他点了点头,作者走过去将那张纸递给他。他指着纸上"奇怪的文字"和自己写的字,向小组中的每一个人展示。作者要求患者对于刚才自己关于纸上并没有写过字的说法持最为理直气壮的态度,然后将这摞纸交给作者。

当患者的态度一度被分散时,最上面的那张纸被悄悄地替换掉了,作者再次问他对纸上没有写过字他是否很有把握。当他信誓旦旦地说"是的"时,作者将最上面的那张纸递给他,显然是让他重新检查一下。他非常震惊地发现,最上面那张纸上"他原先写过的字"消失了,原先纸上"奇怪的文字"则挪到了一个不一样的位置上。

作者又对纸张做了一番手脚,让患者不断地加深困惑,直到他宣称自己完全摸不着头脑了,因为他知道作者并不是一个魔术师。作者立即向他保证,一旦他想通是怎么回事,那他得到的无疑是正解。

接着,作者又让患者检查面前的那摞纸,查看一下每张纸上到底有没有写过字。他很明确地说肯定没有,在作者的要求下,他开始逐一检查每张纸。

前几张自然是空白的,当他看到第 3 张纸时,他惊讶地评论道,"这和我的生日一样,我出生在洛迪,真有趣"。看到第 4 张纸时,他更惊讶了,惊奇地评论道这是他母亲婚前的姓氏。

第 5 张纸上的内容彻底令他困惑,他否认对此有任何的理解。然后,当被问道他当前的街道地址和任何他所记得的其余过往地址时,他顺从地开始回忆,然后突然认出了这是他 1929 年居住过的门牌号。他立即看向下一张纸,匆匆地读了一遍,然后揭开第 7 张纸。他大声地念出了自己的名字,并宣布到这是他的名字,还说道这里没人知道他的中间名,以及这不是他的书写,这不可能是他的书写。他重新检查了其他纸(包括前两张)。发现第 1 张纸和第 2 张纸写的是不同的内容,这一发现令他更加困惑了。

当阅读到第 8 页时,他目瞪口呆,说不出话来。

患者· 我不能,我不信。

然后,在迟疑地环顾四周后,几乎是遮遮掩掩地,他看了第 9 张纸,不确定地摇了摇头,并慢慢地掀起第 9 张纸去看第 10 张纸,他迷惑不解地大声念出来。

患者· 这是怎么回事? 发生了什么?

艾瑞克森 · 你正在学一些非常重要的东西，为什么不看下一页？

他顺从地揭开下一张纸，仔细地阅读，然后转向作者，似乎是在等待。随即，以前曾用来引导出催眠的一条催眠后线索被给出，他立刻进入了深度催眠状态。

艾瑞克森 · 你无意识地了解了关于书写的全部真相，现在你做好了意识上了解它的准备。你能写好，你可以为自己很好地做了一些事而自豪，不仅如此，你意识到，你确实意识到，自己可以把许多事情都做好。在你可以利用所有这些理解来改变你做许多事的方式之前，只剩下一件事要做。这件需要做的事很快就会完成。

促进客观自我感知的视幻觉

艾瑞克森 · 我想让你看着那儿的水晶球，看见自己如此长时间以来一直以不幸、令人不快的方式在写字。清楚地看见自己。做完这个之后，看着第一个水晶球旁边的第二个水晶球。在第二个水晶球里，你现在看见自己写得字迹清晰，当你看着的时候，一股巨大的喜悦、高兴、自信和自豪感将会涌上你的心头，做好准备，当你一醒来就会看到自己的书写"这是六月美好的一天，署名：约翰·R·多伊"。你将看着自己的手写出这句话，接着再写一遍。然后你会把这些纸张放到一边，转身向我，打心底里告诉我，你能写好，你将写出任何自己想写的话来向我证明这点。接着，世间所有的欣喜都会在你身上涌现，就像一名快乐的小男孩，一个正在成长的男孩，就像一个赢得了第一名的少年，就像一位在首份重大的工作中取得了成功的年轻男士。你将真正与大家分享这份喜悦，我们将享受你的幸福，因为从许多方面来说，它对你意味着一切。现在醒过来，先看看你的手是怎么写的。

他完全遵照了指示，他自行决定写下的话是：

患者 · 我真的能写——我真的能做许多我将要去做的事。约翰·R·多伊。

读完之后，患者跳跃起来，先是稚子气般，再是孩子气般，接着是年轻人般，一遍又一遍地要求每一个医学院学生和作者来读他的书写,给予好评,再看着他进一步写字。这种情绪的展示大约花了 15 分钟。然后,他突然把这些纸收拾起来,并递给了作者。然后,他转向医学院学生们:

患者·谢谢你们。请原谅,先生们。

他坐下,解开鞋带,把它们系成了整齐的蝴蝶结。

患者·(直起身子)我也要谢谢你们,先生们。如果你们需要任何汽车零部件,我会给你们提供这个世界上最好的服务。

与大家握手之后,他离开了,但有人看见他进去了男士盥洗室。在他出来时,他的领带打得整整齐齐。

作者 2 周后又见了他。他报告道,他一直在加班,为他的雇主重新抄写过去所有的收货和出货记录,这样他的雇主就会有合适的记录。1 个月之后,他得到了晋升,工资涨幅明显。他有了自己的社交生活,加入了一个业余剧团,目前正定期排练一个主要角色。他还与一位同龄的年轻女性有过多次社交活动。

1 年后,他在一家大型汽车配件公司担任一名小主管,显然很开心,而且正在考虑结婚。几年后,作者间接得知他的婚姻很幸福,仍然受雇于同一家企业。

第十二章

对两例身心（性质的）口腔科疾病的催眠治疗

米尔顿·艾瑞克森

引自 The Journal of the American Society of Psychosomatic Dentistry and Medicine, 1955, 1, 6 - 10。

在精神病学的实践中总是会遇到一些患者，他们的问题围绕着一些他们并不满意的身体特征。他们经常向那些在身体和生理方面受过专业培训（整形外科）的人来寻求帮助，然而这些人并没有接受过必需的培训或经验以认识到这点，即首要考虑的是患者的个性反应，而不是患者的生理状况。

因此，当治疗师努力改变患者的生理状况时，无论使用什么样的技术，无论结果是否优秀，都无法得到患者的认可，因为患者满心期盼的不仅仅是身体层面会得到多大的提升。在口腔科和整形外科领域尤为如此，有时候，哪怕最为精湛的治疗都有可能满足不了患者的情感需求。

为说明口腔科领域中这一普遍的身心疾病类型，下面将引用两个案例。在每种情况下，患者将口腔科上的异常解释为一种明确的人格失调。对于每种情况而言，治疗的不是矫正牙齿的问题，而是对情感需求的认识。

第一种类型的患者，作者治疗过几例。其中有位患者接受了拔牙，并安装了假牙。可她依然在生活上很难调适，她对牙医工作的长期不满这令她的不适雪上加霜。另外一位患者，将所有的生活重心都放在她的神经质反应上，蔑视任何类型的治疗。第三位患者在寻求口腔科治疗时，她的牙医宽慰她说：她应该为自己的独一无二而感到自豪，牙医的工作做得非常之好，以至于这位患者的生活也适应良好，令人满意。

第二种类型的患者，作者治疗过两例。两个人都对做好的牙齿矫正非常不满，因为他们的主要人格问题并没有得到解决。

这里所报告的患者，都没有寻求过牙齿畸形的矫正，他们的牙医也没提议过任何矫正的必要性。

虽然将要引用的案例主要代表了那些最好由精神科医生来处理的问题,但有必要让那些相关领域的人意识到这些看似轻微的身心反应的本质和可能危害,并认识到更加充分处理它们的机会。

案例一

一位高中女生,因第一学年成绩勉强达到要求和第二学年功课不及格而寻求精神科帮助。她来找作者的理由是她知道他是一名催眠师,因为他给学校做的一次课外讲座让她印象深刻。当她走进诊疗室时,她说道,很可能作者看她一眼,她就会被催眠,她甚至可能并不知道自己处于催眠状态之中,作者并没有做任何让她失望的事。

她瞒着父母来到这里,因为她觉得他们不会理解她的问题,她也不能去找她认识的其他人,因为他们只会弱化她的问题,并"不实地"打消她的疑虑。

她的抱怨是,她的外表"绝对怪异",因为她只有一颗双倍尺寸的上门牙,这一开始并没有困扰到她,直到她的生理发育成熟,同时居住地发生了变化,她不可避免地进入了一所她不认识任何人的高中。

对她的个人状况和学校情境,她的反应是孤僻、封闭,并且极渴望地设想自己的牙齿是"正常的"。她发觉自己(因顾及外表)而极为局促不安,不愿意在学校食堂吃饭,无论如何都要尽量避免微笑或大笑。由于她故意绷紧上嘴唇,所以她的单词发音有缺陷。然而,她在诊疗室的态度很是自在,她解释说,这是因为她可能被催眠了。

在面谈期间,作者留意到她几乎完全在说俚语和"花言巧语的套话"。即使是在发表严肃言论时,她也在用大量的俚语来表达。

对于接下来的两次面谈,她被鼓励着来展示她所知晓的过去和当前的大量俚语知识和流利的运用,她很高兴地展示了自己的能力。此外,她是一位出色的模仿者,对口音有着非凡的掌握能力,这是她最愿意展示的。因此,她被要求详细展示英格兰式"不连贯"的讲话和苏格兰式的"咬式"发音。另外,对于流行歌曲(过去的和现在的)、连环画、童话故事和各种轻文学都有广泛的了解。

接下来的面谈大量讨论了俚语的生动性。这场谈话不知不觉间迂回地引发了一场关于表达方式的讨论,比如莱尔·艾布纳的"嚼口香糖""你的牙齿真大啊,奶奶""死于脚后跟牙痛的老丹·塔克""为了更多的零用钱而咬爸爸""用尖牙咬香蕉",以及各种与牙齿或牙齿活动有关的表达或短语。

所举的例子都与那个时代的漫画有关,她很感兴趣,很高兴,但也被作者努力用"嘻哈(hep)"风格说话而逗乐了。她欣然为这场讨论作出了贡献,她调用了流行歌曲、童话故事、漫画和俚语里有关牙齿的大量知识,却没有留意到其对个人的含意。对于下一次面谈,她承诺要用她所能"挖掘出的每一项参考,从中式大砍刀到麋鹿俱乐部"来"让牙齿嘎嘎响"。

接下来的会谈非常有趣。为回应一项请求(以连珠炮似的方式、在英格兰式表达与苏格兰式表达间相互交替、做的时候要使用俚语),她开始从歌曲、故事、小调、打油诗、漫画、寓言和新旧俚语中无数次地提到牙齿。

当她终于开始放慢语速时,作者说道,"当你咬一项任务时,你确实是用尖牙在咬,但另一方面,你已经有了真正的嘻哈配饰。现在用你的大砍刀来多砍一些英格兰式,用你的尖牙来多咬一些苏格兰式。"

她陡然停了下来,显然是突然意识到牙齿对个人的含意,还认识到了这一事实,即牙齿可以是一个有趣、逗人发笑和讨人喜欢的迷人题材。随即,由于她非常喜欢双关语,她被提醒到"那是我爸爸/我的流行"这一漫画,并被告知,她回家,对着镜子灿烂地微笑,然后说"那是我的大嘴"。如果她不明白,那么她就去查字典。在下一次面谈中,她满带笑容、放声大笑,咧着嘴向作者打招呼并说道,"是的,先生,那是我的大嘴"。

作者询问她,打上次面谈以来,她一直在做什么,她的答复是:"我一直在'嚼国际肥肉'(用各种口音说),玩得很开心,因而让老师们困惑,让同学们快乐"。当被问及她是否觉得自己怪异,她说她不觉得,但当她"嚼着青蛙、酸泡菜或玉米面包"(法式口音、德式口音和南方口音)时,她的老师肯定会这么认为。

后来,她的某位高中老师在和作者讨论教学问题时,评论过他的一位学生(患者A)的显著转变。他先前注意到她是一位羞怯、孤僻、笨拙的学生,她的讲话有问题,朗诵也令人不满意。然后有一天,她用浓重的英式口音做了一次完美的朗诵,另一天又用苏格兰式口音完美地再次朗诵了一遍。后来,他听到她在走廊上用挪威口音和一群人聊天。他认为她绝对是个聪明学生，但她的青少年行为让人相当费解。

后来，另一位老师在讨论他的博士论文（该论文关于高中行为的多个方面）时，引用了患者 A 的案例，她的显著转变和她惊人的语言天分，这使她成为一名备受欢迎、适应良好、有能力的学生。

案例二

一位 21 岁的女孩，受雇于一家建筑公司，担任秘书。她寻求治疗是因为"我觉得我太自卑了，活不下去了。我没有朋友，一个人呆着。我相貌过于平平了，无法结婚。我想要个丈夫、一个家，还有孩子，但我没有机会。除了工作和成为一个老处女之外，我什么都没有。但我认为，我在自杀前应该看一下精神科医生。我要在你这儿试 3 个月，然后，如果事情没有得到解决，那就要结束了。"

她的这种态度完全是不可改变的，并且就同意 1 周 2 小时的治疗时间，为期 3 个月。她预付了费用，并明确要求在第 13 次面谈结束时要准许她离开。她检查日历，数了数可能的面谈次数。

她不愿意沟通过往的个人史。她的父母都不想要她，自她记事起，他们就一直不幸福。她高中毕业后不久，父母在一场车祸中丧生。从那时起，她就住在出租公寓里，做过各种速记和秘书工作。由于自我不满，她常换工作。

关于她自己和她的自卑感，她苦涩地列举如下：

（1）在两颗上门牙之间，有条难看的宽缝，这太可怕了，我都不敢笑（好不容易才说服她展示一下，缝隙大概是 0.125 英寸）。

（2）我无法清楚地说话（由于她绷紧上嘴唇）。

（3）我的头发又黑、又粗、又直，而且太长了。

（4）我的胸部太小，臀部也太小。

（5）我的脚踝太粗了。

（6）我的鼻子是鹰钩状的（实际上，非常轻微）。

（7）我是犹太人。

（8）我是一个没人要的孩子，一直都是，将来也会是。

在解释这一缺陷列表时,所有的重点都放在她上门牙的缝隙上。于她而言,那是她所有困难的根源。她觉得她可以适应"其他",但这个"可怕的缝隙"让她失去了任何适应的希望。

在她不高兴的自我描述之后,她抽泣起来,然后尝试离开,并宣布道,"把钱留着吧,我去的地方不需要它"。然而,(作者)说服了她,让她保持起初为期3个月的治疗计划。

与她的自我描述相反,她确实是个漂亮女孩,身材匀称、非常迷人。除了低垂的头以外,她动作优雅、姿势优美。

然而,她的总体外观却极不招人喜欢。她的头发凌乱、缠结、长度不一。很明显,她自己剪的头发,而且剪得歪歪扭扭还马虎。她的上衣少一颗扣子,裙子上有个小裂口,上衣和裙子不搭。她的衬裙露出了一边,她的鞋子磨损了,鞋带系得很难看。她没有化妆,尽管指甲的形状很好,但有一只手上残留着指甲油,她解释道,几天前她开始涂指甲油,但她太过灰心,没能完成,也没能除去她尝试的证据。

在接下来的4次面谈里,她闷闷不乐,不予配合,坚持要求作者"说个不停来赚取他(应得)的费用"。

然而,作者还是了解到,她被一位年轻男士深深吸引住了,他大她2岁,也在她就职的地方工作。当他走到走廊的饮水机旁时,她通常会观察他。但她不理他,也从不和他说话,尽管他已向她示好。

经询问显示,这种饮水机旁的偶遇相当多,无论他何时去,她都会去,而且很显然,他的行为类似。这种情况已持续了过去的2个月。

经证明,她是一位相当糟糕的催眠受试者,只能引导出轻度催眠状态。因此,所有这些和后续的面谈都是在轻度催眠状态下进行的。

在接下来的4次面谈里,她一直穿着她首次来访时的同一身衣服。这些面谈主要是为了暗示一个总的想法,即到某一天时,她要购买一套全新的、却不张扬且端庄的衣服,要在美容院做头发。然后,在作者设定的日期里,她要穿着新衣服上班。给她提供的合理化理由是:既然她对未来并不乐观,她不妨"来一次最后的放纵"。

接下来的两次面谈都用在她"分开的牙齿"这一主题上。作者给她分配了一项任务,在嘴里灌满水,然后从齿间喷出,直到她熟练掌握了瞄准和射程。她认为这项任务既愚蠢又荒谬,但每天晚上都认真练习,因为"我做什么并不重要"。

在接下来的两次面谈里,先是间接地,然后越来越直接地谈及这一想法,即她利用自己全新获得的喷水技能,作为一个恶作剧来牺牲一下那位令人向往的年轻人。

起初她拒绝了这一想法,然后认可它是一项有点儿有趣却粗俗的幻想,最后接受了它,认为确实有执行它的可能性。

最终形成的计划是:下周一,穿上她的新衣服,把指甲擦亮,前一个周六在美容店打理一下头发,她要等待一个有利的机会,在年轻男士之前到达饮水机旁。她要在饮水机那儿等着他的到来,嘴里装满水喷他。接着她要咯咯地笑,开始向他跑去,突然转身"在走廊里拼命地跑"。

后来得知,她完全执行了这些暗示。周一下午的晚些时候,她抓住了执行这项计划的机会。他惊愕的神情和他的惊呼"你这个该死的小婊子"引起了她的发笑。她一跑,他很自然地就追了上去,并在走廊的尽头抓住了她。在抓住她时,他宣布,"对于那种把戏,你将得到一个很好的吻",他言行一致地行动了。

第二天,她颇为胆怯和尴尬,留心地走到饮水机旁。当她俯身时,她发现自己被水枪喷了,那年轻男士躲在电话座架后面。她立刻在嘴里灌满水,向他喷射,但当他正面迎接她的冲锋时,她转身狂奔。她再次被抓住亲吻。

患者未能遵守接下来的两次预约,然后在下一个固定时间来了,她改变了外在形象——非常整洁。

她提供了上述情况,并说道,第二次插曲的后果是共进晚餐,2天后再次共进晚餐,现在她正考虑接受另一次晚餐和看戏的邀请。

她进一步解释道,作者向她暗示的那个愚蠢恶作剧的结果是,让她花费了许多时间来思考,来"盘点自己"。对此,她对作者有项请求,即他能否冷淡地、审慎而明智地、直率地详细评价她?当这点做完后,她将终止治疗。她说这话时露出的微笑使人非常放心。

因此,通过下述讨论满足了她的这一要求:

（1）她最初忧愁、绝望的情感态度。

（2）她蓬头垢面、衣着寒酸的样子。

（3）她对自己身体的无端贬低。

（4）她把牙齿"资产"误解为一项"负债"。

（5）她在治疗方面的真诚与配合，而无论所提出的想法看似多么怪异。

（6）通过承担起了自己的责任，她已准备好对愉快的生活状况作出反应。

（7）一个显而易见的事实是，她现在认识到了自己的个人价值。

（8）她需要审视在初始面谈中所述的人生目标。

（9）她的个人魅力，不仅仅是她自己看到了，还获得了男性角度的赞赏。

她聚精会神地听着，在面谈结束时，她礼貌地感谢了作者，然后离开了。

几个月后，邮箱里收到了一份带有标记的当地报纸，上面刊载了她订婚的消息。大约 6 个月后，收到了她与那位男士结婚的通告。然后，15 个月之后，接到了一封信，里面有她家人的快照、她儿子出生的通告，以及一则宣布她丈夫晋升为建筑公司初级成员的剪报。从那以后，再也没有收到任何直接的消息，但她给作者介绍了几位患者，他们都对她赞不绝口。

讨　　论

尽管这两名患者都强调他们的牙齿缺陷是他们生活适应不良的基本考虑因素，但他们还是如实地描述了各自的病史。作者设法让他们道出了生活的整体情况，虽然牙齿问题只是众多问题之一，但作者抓住了牙齿的问题，用它来代表他们整体的问题。

对这两例的治疗都基于这样一种假设，即如果有机会，人格就有强烈的正常调整倾向。两位患者都把抱怨集中在一个身心性质的单一项目（这一项目在必要时是可改变的）上，这一简单事实表明，不一定需要对患者的经验生活进行长期、广泛的探究和详尽的再教育。

获得的治疗结果表明，对于受限制的身心反应，一个简单的心理治疗方法可能非常有效。如果这种方法在这两名患者身上失败了，那么仍然有可能采用更复杂的心理治疗程序。

第十三章

对安全现实的确认

米尔顿·艾瑞克森

引自 Family Process, September, 1962, 1, 294 - 303。

随着儿童理解能力的进步,现实、安全及对于边界和限制的定义都是孩子很重要的考虑因素。对一个 8 岁的孩子来说,权利、力量、现实和安全会是一个很严肃的问题。当一个孩子年幼、弱小但又聪明,其心智水平和情绪容易波动,假如让他活在一个充满不确定性的世界里,他就会想要学习什么才是真正的强大、牢靠和安全。

一位 27 岁的母亲在和她 8 岁的儿子相处时,遭遇到了严重的困难,儿子变得越来越目中无人,简直是每天都找出一种新的招数来反抗她。这位母亲 2 年前与丈夫离了婚,理由很充分,并得到了亲朋好友的认可。除了儿子,她还有两个女儿,一个 9 岁,一个 6 岁。有几个月,她会偶尔与其他男人约会,期待找到一个归宿,但她发现儿子变得越来越叛逆,这是一个她意想不到的问题。大女儿曾短暂地加入了他的叛逆行列。这位母亲开始想办法,她有一套习惯的管教措施,她会发火、叫嚷、斥责、威胁,然后很生气,打孩子屁股,再和孩子态度平和,客观、公正地讲道理。过去,这套办法对孩子们一直很管用。

然而,对于她的这套习惯的办法,她的儿子乔却拒绝做出任何的回应,即使她反复打他屁股、剥夺他的权利、流泪,或者诉诸家人的帮助。乔干脆扬扬得意、兴高采烈地说自己打算想干嘛就干嘛,谁都阻止不了,任凭什么都不会动摇。

儿子的不良行为蔓延到了学校和邻里,简直没什么能免遭他的破坏。学校财产被损毁、老师受到蔑视、同学们遭到袭击、邻居的窗户被打破、花坛被毁。邻居和老师们试图插手此事,他们成功地恐吓了孩子,但也无济于事。最后,乔开始毁坏家里有价值的物品,尤其是母亲夜晚睡着之后,第二天早上他又厚脸皮地否认罪行,这让她极为生气。

恶作剧的最后,母亲无奈只能带他前来治疗。当母亲讲述时,乔带着得意扬扬的笑容听着。在她讲述完后,他吹嘘地宣称,作者无法阻止他,他将继续做他喜欢做的事。作者向他保证，他的母亲会做足够的事情，让他有机会"完全靠自己"改变自己的行为。乔以一种难以置信的嘲笑方式收到了这份保证。然后，他被赶请出诊疗室，并声明他母亲会被告知一些她可以做的简单小事，这样他自己就可以改变自己的行为。他还以一种最友善的方式受到了认真的挑战，试图弄清楚这些简单的小事可能是什么。这让他在等待母亲时陷入了安静的沉思。

作者单独与这名母亲讨论了一个孩子对于世界的需求，在这个世界里，他可以确信有人比他更强大、更有力量。到目前为止，她的儿子愈发绝望地证明了这点，即这个世界是如此的不安全，以至于这个世界里唯一强大的人是他自己——一个 8 岁的小男孩。然后，作者煞费苦心地就这位母亲接下来两天的活动给出了明确指令。

在他们离开诊疗室时，乔挑衅地问作者，他是否建议母亲打他的屁股，作者向他保证道，除了给他充分机会以改变自身行为以外，不会采取任何措施，没有其他人会改变他的行为。这一答复令乔困惑，在回家的路上他干扰了母亲的驾驶，因此母亲严厉的体罚了他，这样母亲才得以安全驾驶返回。这也是母亲早有预料的，晚上像往常一样，让男孩随心所欲地看电视，母亲被建议要从速从简处理，不要争论。

第二天早上，祖父母过来，接走了两个孙女。母亲要求吃早餐，乔打算去游泳。当他看到母亲把一些包好的三明治、水果、果汁（装在保温壶里）、咖啡（装在保温壶里）及一些毛巾拿进客厅时，他感到非常困惑。她把所有这些物品，还有电话和一些书，稳稳地放在一张厚重的沙发上。乔要求母亲立即为自己准备早餐，还威胁道，如果她不赶快的话，他就毁掉他能触摸到的每件东西。他的母亲只是冲他笑了笑，然后抓住他把他脸朝下迅速放倒，并用全身的重量重重地压到他身上。他大叫着让她下去，她温和地回答道，她已吃过早餐了，除了试着改变他行为的方法外，其他都是白费心思。同时，母亲也确信自己不知道会对他采取什么样的方法，因此一切都将取决于他。

男孩奋力挣扎，要冲破母亲的体重、力量和敏捷的反应。他大喊、尖叫、大骂着脏话和下流的话、哭泣、最后不得不可怜兮兮地承诺要永远做个好孩子。他母亲回答道，这一承诺没有任何意义，因为她还没有弄明白他将如何改变他的行为。这引起了他又一阵的愤怒，终于停息后，他迫切要求去一趟洗手间，他母亲温柔地解释道，她还没有思考完，并递给他一条毛巾，让他擦干，免得他太湿。这又引起了一阵疯狂的挣扎，很快他就筋疲力尽了。他母亲趁着这阵平静给祖母打了个电话，乔聆听着，她随意地解释道，她还没在思考里得出任何结论，她确信任何行为上的改变都必须出于乔。乔对这句话的反应是用尽最大的愤怒尖叫着，他的母亲对着电话说，乔正忙着尖叫，所以他没有时间考虑如何改变自己的行为,她把听筒放到乔的嘴边,让他对着话筒尖叫。

乔陷入了闷闷不乐的沉默,随后又被突发的猛力、尖叫、要求、因哀求而中断的抽噎所打破。对于这一切反复折腾,他母亲温和地给出了同一模板的回答。随着时间的推移,母亲给自己倒咖啡、倒果汁、吃三明治、读一本书。临近中午,男孩礼貌地告诉她,他确实需要上趟厕所。她承认(自己)有类似的需求。她解释道,如果他同意回来复原他躺地板上的姿势,并让她舒服地坐在他身上,那么就有可能让他上厕所。他哭泣了一会儿,同意了。他履行了自己的承诺,当母亲坐在他身上时,几乎立刻发起了新的反抗行为,要把她赶走。每一次近乎成功的努力都让他更加疲惫。在他休息时,她又开始吃水果,喝咖啡,随意打个电话,读本书。

5个多小时后,乔投降了,低声下气地简单说道,他会做母亲让他去做的任何一件事。他母亲同样简单且诚挚地回复道,她的思考一直是徒劳的,她完全不知道要让他做什么。听到这里,他突然哭了出来,不过很快,他抽噎着告诉母亲,他知道要做什么。她温和地回答道,她对此感到非常高兴,但她认为他没有足够的时间来考虑这件事,或许再思考1小时左右会有所帮助。

乔静静地等待着1小时的流逝,同时,他母亲安静地坐着读书。在1个多小时过去之后,她看了一下时间表达了想读完这一章节还需要点时间。在他母亲读完这章之后,乔颤抖地叹了口气,接着他轻轻地抽泣着。

完成阅读后母亲站了起来,乔也站了起来,他弱弱地说想要些吃的东西。他母亲反复费力地解释道,现在吃午饭已经太晚了,早餐总是在午餐前吃,现在提供早餐的话就太晚了。相反,她建议他可以喝上一杯冰水,然后舒服在床上度过下午余下的时间。

乔在睡梦中被厨房里母亲的烹饪的香味唤醒。他的姐妹们已经回来了,他想和她们一起吃晚饭。但是他的母亲严肃、简单、清晰地解释道,照惯例是先吃早餐,再吃午餐,然后吃晚餐。不幸的是,他错过了早餐,因而他不得不错过晚午餐。现在他将不得不错过晚餐,不过幸运的是,他可以在第二天早上开始全新的一天。乔只能哭着回到卧室睡觉去了。那天晚上,母亲睡得很轻,但乔没有起床,直到她备好了早餐。

乔和姐妹们一起进入厨房吃早餐,在他的母亲为姐妹们端上煎饼和香肠时,他高兴地坐下来。乔的面前放了个大碗,他母亲解释道,她额外为他做了一份特别的燕麦片早餐(这是他不太喜欢的一种食物)。泪水再次涌上了他的双眼,但他感谢了她的款待(这是家里的习惯),吃得狼吞虎咽。他的母亲解释道,她多做了一份,这样他可以再来一份。她还兴高采烈地表示,希望余下的食物足以满足他的午餐需求,为了避免剩下来的食物被用作午餐,乔狼吞虎咽地吃着,但他的母亲烹饪了相当多。

早餐后,乔没有得到任何指示就开始打扫他的房间。做完这个,他努力捡起他扔在草坪上的石头。他询问母亲,是否可以前去拜访邻居时,母亲不知道他要去干什么但同意了。当他走到隔壁按响门铃时,母亲从窗帘背后观察他。门开了,他显然在和邻居简单地说了几句话,然后继续沿着街道走。她后来了解到,就像他之前有计划地恐吓邻居一样,现在他有条不紊地四处游说、向他们道歉,并承诺会尽快回来赔罪。他解释道,他需要相当长的一段时间才能消除他所做的所有恶作剧的不良影响。

乔回来吃午餐,吃了黄油和又凉又厚的燕麦,自愿帮忙擦干盘子,下午和晚上都在看课本,而姐妹们在看电视。晚餐很丰盛,不过还有剩下的食物,乔安静地吃着剩饭,也没有说什么。就寝时间到了,乔自觉上床睡觉,而他的姐妹们则等待着母亲惯常的最后的通牒。

第二天,乔去了学校,在那里他做出了道歉和承诺。这些道歉都被大家小心地接受了。那天晚上,他和姐姐发生了一场惯常的、幼稚的争吵,姐姐尖声叫着"妈妈"。当母亲进入房间时,乔明显地开始颤抖。两个孩子都被要求坐下,首先要求姐姐陈述自己的情况,轮到他说时,乔说他同意姐姐的观点。然后他的母亲对乔解释道,她希望他成为一名正常的8岁男孩,像所有普通的8岁男孩一样惹点小麻烦。然后,母亲向他俩表明争吵没有任何好处,应该停止,两个孩子默然接受了。

获得母亲的协助

作者对乔的母亲进行教育,让她按照指示来处理她儿子的问题,这是一个相当困难的任务。她是一名大学毕业生,具有社会责任背景的高智商女性。在面谈中,要求她尽可能充分地描述乔在学校和社区造成的破坏。有了这样的描述,在她的脑海里,这些破坏就放大了,这令她痛苦(植物会重新生长、破损的窗玻璃和撕破的衣服可以更换,但在整个面谈中她不会得到安慰)。

接下来,她被要求描述乔"过去的样子"——相当快乐、行为表现良好、实际上是一个非常聪明的孩子。作者反复要求她对乔过去和现在的行为进行比较,每一次都要更加简短,每次也都更加突出重点。然后,作者要求她以"乔过去的样子"和依据他当前行为表现,推测乔未来"非常有可能成为的样子"。作者给出了一些有用的建议来协助母亲勾勒出形成鲜明对比的"想象中未来的图画"。

在这场讨论之后，作者要求母亲充分思考这个周末她能做些什么，以及她应当和乔一起各自扮演什么角色。她束手无策，这使她完全处于被动状态。作者给出了精心策划的方案。利用了母亲对儿子不良行为的压抑的、内疚的、怨恨和对抗的情绪。作者和母亲尽一切努力让母子的关系转向一种令人满意的、有计划的、有目的的期待中，以挫败她儿子试图证实自己的不安全感和母亲无效的努力。

显然母亲的合理的陈述"她过胖的体重是 150 磅（大约 69 千克），不能完全压在一个 8 岁孩子身上"，从而赢得了母亲全面地配合是作者计划的主要因素。一开始母亲对自己过重的体重问题进行回避。作者帮助母亲系统地列出计划的不同意见，显然母亲始终坚持她的观点：她的体重太重，孩子无法承受。作者精心细致地描述了整个周末的各种细节的可能性，引发了母亲越来越强烈的对参与的渴望，并希望自己能够在周末充分配合作者设计的各种的事情。

当这位母亲似乎在情绪上做好了适当程度的准备时，她的体重问题再次被提出来。作者只是向她保证道，她根本无需听取医疗的意见来确保她体重是否会伤害到孩子，而是会在第二天从她儿子那里得到反馈，她的体重对孩子来说微不足道。事实上，除了体重之外，她还要用上所有的力量、敏捷度和反应力才能控制好局面。她甚至可能会因体重不足而输掉对抗。

这位母亲无法理解给她如此简单解释的这一论点里隐含的意思。她被置于试图证明她的体重当真太重的境地。为证明这点，她就需要她儿子的配合，而作者确信，男孩的攻击模式将不会因为母亲的体重而屈服。这样的话，儿子就教会母亲不要理会她对作者建议的辩解，并且她也会因儿子的暴力行为而加强对作者建议的接受度。

母亲· 那头难以驯服不断"尥蹄子的烈马"把我撞来撞去，我知道必须动点真格才能稳住我的地位。在这个较量过程中不再是体重的问题，而变成了谁更聪明的问题，与此同时我明确了自己真正要做的事情。然后，我开始以期待和迎接他的举动为乐。这几乎就像一场国际象棋比赛。我当然学会了钦佩和尊重他的决心，我从彻底挫败他的过程中得到了巨大的满足，就像他为了让我彻底挫败一样。

不过我有段非常艰难的时刻。当我们从洗手间回来，他开始躺在地板上，他如此可怜巴巴地看着我，我很想把他抱在怀里。但我记起了你说过的不要因为怜悯而接受投降，除非问题解决了。那个时候我就知道自己赢了，所以我当时非常小心，以确保不让任何怜悯之心出现。这让剩下的事情变得简单，我真正理解了自己在做什么以及为什么这么做。

后续强化

接下来的几个月，一直到仲夏，一切都很顺利。后来，除了与姐姐的一次日常的争吵（争吵以对姐姐有利的不公平的方式结束）外，没有任何明显的原因，乔平静而坚定地宣布道，他"没有必要接受"。他说他"可以向任何人跺脚，尤其是作者"，他问他母亲敢不敢当晚就带他去见作者。他母亲不知道该怎么办，立刻把他带来了诊疗室。一进入诊疗室，母亲就有点不确定地宣布道，乔威胁说要"在作者的诊疗室狠狠地跺脚"。作者不屑地告诉乔，他可能无法用力地跺地板，从而使他更加觉得值得使劲去做，但同时也会让他感到沮丧。

乔愤怒地抬起脚，把他的牛仔靴狠狠地跺在铺了地毯的地板上。作者居高临下地告诉乔，"他的努力，对于一个 8 岁小男孩来说，真的非常好，他或许可以重复多次，但不会是很多次"。乔愤怒地喊道，要是他愿意，他"可以这么使劲地跺上 50 次、100 次、1 000次"。作者告诉乔"他只有 8 岁，无论他有多愤怒，他也无法跺上 1 000 次。事实上，使劲跺的话，他可能连一半都做不到，也就是只有 500 次。如果他试着跺脚，他很快就会累，他跺脚的力量会变得微弱，他将不得不换一只脚并休息"。更糟的是，作者还告诉他，"在休息时，如果他不摇摇晃晃着身体坐下，他甚至不能站着不动。如果他不信的话，那就直接开始跺脚。当他像个小男孩一样疲惫不堪时，他可以通过站着不动等方式来休息，直到他发现自己无法站稳，摇摇晃晃着身体想要坐下来"。带着愤怒和狂暴的尊严，乔郑重宣布，他打算把地板跺出一个洞，哪怕要跺上一亿次。

他的母亲被一道指令打发走了，这道指令是要求她在"4 的平方根"的时间回来，她理解为"2 小时"内。这样的话，尽管他意识到一个成人用特定的方式告诉另一位成人，但乔不知道他母亲回来的时间。当诊疗室的门在他母亲身后关上时，乔用右脚保持住平衡，用左脚用力地踩着地板。作者显露出一幅吃惊的样子，评论道，"这个跺脚远比想象的要好，但他怀疑乔能否持续做"。同时作者表示他确信乔很快就会虚弱，然后他会发现自己甚至无法站稳。在有可能贬低乔的跺脚越来越弱之前，乔又轻蔑地跺了几下。

在加强努力后，乔数到 30 的时候才意识到他大大高估了自己的跺脚能力。随着这一认识在他的面部表情中愈发显现，作者居高临下地向他提供了一项特权，他可以用脚轻踩地板 1000 次,因为他确实无法静止不动地休息,而不摇晃身体,想坐下来。由于绝望的尊严,他拒绝了轻踩地板,并宣布他打算站着不动。他立刻挺直身子,双手板板正正地放在两侧,面向作者。作者立刻给他看了下桌面上的座钟,还评论道,尽管时钟的滴答声似乎很快,但分针走得慢,时针走得更慢。随后,作者转向诊疗桌,开始在乔的病例记录上做笔记,然后开始做桌上其余的工作。

不到 15 分钟,乔交替着地把重心从一只脚换到另一只脚,扭动着脖子,不断摇摆着肩膀。半小时过去了,他正要把手伸出来,把一些重量放在他旁边的椅子扶手上时,总会发现作者抬头似乎若有所思地扫视房间,于是他迅速把手撤回来。大约 1 个小时后,作者暂时离开了诊疗室。乔充分利用了这点,并重复了几次,乔再也没有回到椅子旁边他原来的位置上。在时间临近的时候,作者指令如下:

艾瑞克森 · 当你母亲进来时,完全照我说的做。

母亲被准许进来,并让她坐下,她惊讶地看着乔,因为他正面向桌子笔直地站着。作者向母亲示意安静,然后转身向乔,断然地命令道:

艾瑞克森 · 乔,让你母亲看看,你仍然可以多么用力地踩踩地板。

乔被吓了一跳,但他爽快地给出了回应。

艾瑞克森 · 现在,乔,让她看看你能站得多么僵硬和笔直。

1 分钟后,作者又下达了两则命令。

艾瑞克森 · 这位母亲,乔和我之间的这次面谈是我与他的秘密。乔,在诊疗室发生的事情,一件也不能告诉你的母亲,你和我知道就够了。可以吗?

乔和母亲都点点头,但是母亲看上去有点困惑,乔看上去若有所思且高兴。在回家的路上,乔很安静,紧挨着母亲坐着。大约走了一半路程,乔打破沉默,他说作者是名"好医生"。这位母亲后来说道,这句话莫名其妙地缓解了她困惑的心情。对于诊疗室里的事情,她既没有问,也没有得到任何解释。她只知道乔喜欢、尊重并信任作者,并且很高兴偶尔以社交或半社交的方式见到他。乔的行为充分说明他是一名正常且聪明的男孩,时不时地以一种意料之中的、值得信赖的正当方式捣点乱子。

2 年过去了,乔的母亲订婚了,乔很喜欢这位未来的继父,但他问了母亲一个苛刻的问题——作者是否认可这个人? 在得到"作者确实认可了"这一保证后,他就毫无疑问地接受了。

讨　　论

在生命的历程中,生存的代价是永不止歇的警觉和学习意愿。一个人越早认识现实,就能越早适应现实,也能更快地调适自己,而人生体验也就越快乐。当一个人认识到边界、约束和限制等的规则时,他就获得了一种自由,可以称心如意地利用一切可用之物。但在一个充满不确定性的世界里,心智水平和情绪的波动会带来一种不确定性的乌云笼罩的感觉,而这种不确定感会随情绪起伏,时刻变化着,这时候,人是找不到确定感和安全感的。

乔想要学习什么是真正的强大、安心和安全,他学会了一种务实有效的方式——光着脚丫的时候不要去踢石头,赤手空拳的时候不要去打仙人掌。努力、目标和回报都有各自相对的价值,作者给了乔一个机会来努力、思考、评估、比较、评价、对比和选择。因此,他可以从中学习,并加以调适。

乔并不是唯一应用这类治疗的患者。多年来,有许多类似的例子,有些几乎一模一样。在其中一些案例中,作者与患者常年保持联系的做法产出了一些信息,反复证实了与现实对抗的价值,即它是一项界定安全现实的成功措施。

第十四章

催眠性质的矫正性情绪体验

米尔顿·艾瑞克森

引自 The American Journal of Clinical Hypnosis, January, 1965, 7, 242 – 248。

在一次医学会议上,经会议主办方的请求,作者在没有演示的情况下做了一次关于催眠的一般性演讲。在不寻常的情况下,发生了一次偶然的、完全是催眠性质的矫正性情绪体验。与会者中有 7 名医生,其中有受过精神分析训练的精神科医生,他们一起坐在礼堂一侧的后排。之前,他们对催眠有过最为负面的评论,并反对邀请作者在大会期间发言。听众中还散落着一些同样不接受催眠的其他医生,会议的官方主持人已就此事实通知过作者。

在问答环节,许多人要求进行催眠演示。在场的大多数人显然都支持演示,因而就现场发起自愿者的召集,但是没有人自愿站出来。作者问道,观众是否同意他在观众中随机选择一个人,这个建议得到了最为肯定的回应。因此,一位医生被挑了出来,并被邀请到演讲台上来。片刻犹豫之后他起身轻快大步地走来。当他这样做时,会议主办方皱着眉头、否定地摇头,并摆出了"拇指朝下"的手势,以表明作者作出了一次糟糕的选择。但他没有看见作者就这个情况要快速作出解决的方法。

作者注:此处插入的解释性内容是为了让读者可以更好地理解事件的意外过程。在会议之后,作者被告知,这名受试者是一名相当不寻常,甚至有点古怪的人物。他从未结婚,有两个兴趣——他的医学事业和他的研究。他是一名非常聪明且诚实正直的人,备受尊敬。他爱憎分明,而且他毫不犹豫地将这些爱憎自由且直白地表现出来。多年来,他一直对精神病学深恶痛绝,而作者随机挑选他作为一名受试者,这引起了观众相当大的担忧。至于他的"研究",他总是从事一些新的密集式课程学习,这些课程总是详细、全面且系统,他总能完成这些课程。通常,随着医学上全新的或引人注目的进展出现,他就会开始为期数月的密集式课程学习,且他仍不知疲倦地投入到他在一个大型乡村社区里的广泛的全科执业中。由于他非常博学,其他领域的医生常向他咨询,除了精神病学。对精神病学,他言语上表达出了强烈厌恶。此外,他通常对精神科医生直率地表现出不合理的敌意。甚至他出现在讲座里,就已经使许多人非常不安,他们预料他会大发雷霆。作者偶然将他选作受试者,这引起了会议负责人的严重恐慌,但他们想不出什么方法来避免预期的灾难。

当这位男士走到讲台上作者面前时,作者询问他的名字。

受试者·(唐突地说)你真的有必要知道我的名字来演示催眠吗?
艾瑞克森·完全没必要。在我对观众说几句话的时候,请您舒服地坐在那把扶手椅上。

稍作停顿后,他移动了椅子,这样的话他能面向作者,对观众露出侧脸,然后他坐了下来。在对观众讲话时,作者提醒他们自己之前评论过意念运动反应,它们具有非自主的特征,并经常发展出一种身体的解离感。作者用余光注意到受试者正全神贯注地听着。作者继续解释道,一种自愿的运动反应一旦开启,可以很容易被转化为一种不自觉的持续反应。

艾瑞克森·举个例子,如果我握住这位医生的手腕,把它举到与他的肩膀持平的位置(采取了与话语相符的动作),然后用我的右手轻轻地让他的手处于背屈姿态(再次采取与话语相符的动作),并请他把视线专注在他的拇指指甲上,然后开始慢慢地将他的手移向他的脸(采取如此行动),他的肘部就会缓缓地愈发弯曲,这一运动很快就会变为不自觉的运动,随之就出现了出乎意料的木僵和相当迅速发展出来的深度催眠状态。

作者使用了一种被称为"*手臂悬浮*"的技术来放开他握着的受试者的手腕。手腕的释放是先通过一根手指的摇摆、似触似离、改变和不断降低压力来完成的,然后同时另一根手指直到不知不觉停止与他手腕的接触。

很明显,作者刚刚描述的催眠现象正在发生着,上述过程属于一种间接和无法与之对抗的技术,表面上看,作者是在针对观众进行讲解,然而它使受试者处在聆听讲解和试图理解的位置上,于是,凭借着受试者极力想弄明白而呈现出具有催眠反应性,这样才能有资格挑战作者。

不过最令人惊讶的是,当受试者的手慢慢靠近他的脸时,他慢慢地扭动身体并向前倾斜,直到他似乎能够直视房间远处角落里一群充满敌意的医生。当他的手靠近他的脸时,手指慢慢张开,脸上出现了一种略带逗乐和嘲讽的表情,他把拇指横停在了鼻前的位置上(译者注:挑衅的动作,表示对对方的藐视,说明对方根本不是自己的对手,引申为不屑一顾)。

由于完全无法理解这一行为,作者看了他至少 3 分钟。这位男士显然处于木僵状态,他的眨眼和吞咽反射都没有了反应,当作者偷偷地把一个沉重的指针从桌上推下去,在地板上发出很大的响声时,他也没表现出惊吓反应。然而,对这一干扰,观众表现出了过度的惊吓反应,但作者仅仅将其归因于他们所目睹的受试者行为的不寻常和木僵状态。

由于对情境无法理解,作者对受试者说话,指示他舒适地靠在椅背上,让他的手缓慢下降,直到它舒适地放在大腿上;并让他理解,此后只要他愿意,他可以进入深度梦游式催眠状态,慢慢地做 3 次深呼吸,然后对他自己曾处于催眠状态的经历醒来后遗忘。

受试者依指示作出了反应,但是一经醒来,他立刻说道:

受试者 · (诚挚地)艾瑞克森医生,我得给你道歉,我来这儿只有一个原因,那就是要证明催眠是一场骗局,一场令人不快的骗局,这就是我为何没告诉你我的名字。我叫 W——,但我所有的朋友都叫我吉姆,所以你就叫我吉姆吧。然而,当你让我坐在椅子上时,我开始快速思考,我进入了高速专注状态,我意识到你今晚在这里所说的一切完全有道理。问题是,我一直忙着听一群吹牛大王的说话(朝房间远处的角落点点头),尽管我不喜欢他们,实际上却相信了他们所说的关于催眠的话,而他们一直都只是在炫耀他们的无知。我是个非常不宽容的人,当有人对他一无所知的事情信口开河时,就应该把嘴闭上,把思维敞开。当我坐在这把椅子上时,我认识到我对他们(再次朝房间远处的角落点点头)所做的事,就像他们对你所做的事一样,我加入了他们的行列。

但我来这儿不是告诉你这些的,我就是想让你知道对于我的无礼,我很抱歉。现在我已做好准备来学习你能教我的一切。让我震惊的是,你今晚说的话这么快我就完全理解了。接下来我要因我的思想如此封闭而向那些家伙道歉(第三次示意性地点头),并向他们学习他们能教我的一切。

先生,我是说真的——你不知道我在说什么,但在座的其他人可能都懂。现在,让我把话说完,我很高兴成为你的受试者,我一定会尽力配合的。

作者没试着理解这个解释，只是简单地问他，是否有什么他想要应用的特殊技术。

受试者·先生，关于技术我一窍不通，所以请使用一些技术，我可以进入（催眠）看看，了解一下正发生了什么事。

艾瑞克森·你在哪个医学领域执业？

受试者·嗯，我做了许多全科，但我为同事们做了很多麻醉，所以那（使用催眠技术）会很有趣。

艾瑞克森·局部麻醉还是全身麻醉？

受试者·哦，你是说我——你问的是哪类麻醉？嗯，如果我能在我身上看一下，那它一定会是局部的。

在这些问答期间，作者对患者详细审视得出，他正处于梦游式催眠状态。作者转向观众说道，刚刚我们所目睹的情形是梦游式催眠状态的真实的延续，尽管受试者表面上处于清醒意识的状态。受试者对催眠的兴趣显然非常之大，以至于他的愿望实际上成为自我暗示，而作者在受试者催眠现象的发展过程中只扮演很小的角色。事实上，根据先前观察到的行为，对麻醉的这一具体要求将会显现出来，而暗示则是没有必要的。

随着这些话说完，作者利用了自己所站的位置（这挡住了他的右臂），当他说以下的话时：

艾瑞克森·它会在这儿（艾瑞克森通过移动右臂来吸引大家的注意力）。

受试者和观众都没有领会其中暗指的含义。

受试者·我完全不懂你的意思。

艾瑞克森·没关系，你会懂的。

受试者·我还是不懂，但我身上发生了一些事。听着，先生，我指艾瑞克森医生，那就是我的一种说话习惯，尤其当我兴奋时，快看，先生，我又来了，但我整个右臂都麻木了，我甚至都感觉不到它的存在，我看到它悬挂在那儿，但我无法移动它。看，我甚至这样都感觉不到（大力掐他的右臂后面）。现在，你并没有催眠我，我手臂上怎么会有麻醉呢？这点我不理解。

作者给出了下述解释，很明显是对他说的，但实际上也想要告知观众。

艾瑞克森· 几分钟前,观众看到了右臂的行为。你想要有局部麻醉。先前的手臂行为(指意念动觉活动)为进一步的催眠行为建立起了一个样板或焦点。

你实际上并没有从那次催眠中醒来,只是继续保持着一种深度的梦游式催眠状态,这种情况经常发生在悟性极高、对催眠极其感兴趣的受试者身上。可以留意到的是,你的眨眼反射一直是没有的,吞咽反射也是如此。

此外,尽管实际上是我在对观众说话,但你的行为完全是对我的回应,丝毫没看向观众的方向,因为你(点了点头,类似于之前受试者做过的那样)与他们并没有融洽的关系。因此,当我在说话时,你既没有转向观众,也没有注意到观众,而这些行为在清醒状态时是如此自然。你看向我,只是为了解决你脸上表现出来明显的困惑。

受试者· 先生,我就是完全不懂了,我只是不知道你在说什么。我感兴趣的是这种手臂麻醉,我接诊过一位患癌症的老太太,我手臂上的麻醉正是她止痛所需的。哦,露丝,露丝。

先前类似的经历让作者立刻认识到了所发生的事情;为了观众的利益,这名受试者立即被问道:

艾瑞克森· 顺便问一下,我们现在在哪儿呢?

受试者· 哦,我没告诉过你? 这是我的诊疗室,稍后那名女孩会把癌症老太太的病历拿来。

这几个问题向观众澄清了这一点,即在受试者对催眠的强烈兴趣和寻求信息的热切渴望中,他自发地重新定向到了他的诊疗室,这是他最喜欢的学习场所。

通过扰乱受试者的意愿,作者得以让他展示深度梦游式催眠状态下的各种现象,让观众中最严厉的批评家也能感到满意,没有人会质疑催眠反应的有效性。

在演示的结尾,作者对受试者说:他现在可以从催眠状态中醒来;如果他愿意的话,他可以记住任一或全部的催眠经历;只要他愿意,他可以发展出一个催眠状态;他可以回到观众席中的座位上去了,受试者被打发走了。

受试者醒来,起身离开讲台,却停了下来,兴奋地转向作者,说道:

受试者· 听着! 你把我催眠了,我记起了许多事情,我不知道你会这么做! 那次麻醉肯定是真实的,我很感兴趣!我确实有一位患癌症的老太太,除了给她药物麻醉外,或许我还能为她做些什么。

作为最后的演示,作者用特殊的语调问道:

艾瑞克森·你可以对发生的一切完全遗忘,不是吗?

他的反应是立刻出现了一种恍惚状态,于是作者用一种随意的语调说道:

艾瑞克森·很好,非常感谢你,这就是全部了,除了路易斯可能想问你是否能进入催眠状态。

受试者立刻醒来,完全清醒后,路易斯(会议主持人)询问受试者:

路易斯·吉姆,你真的认为你可以进入催眠状态?

受试者·今天下午我完全确信催眠是一堆骗人的鬼话,但经过今晚的讲座和我所做的思考,我完全确信它是身心间的相互关系,绝对适用于各种医疗状况,我可以向你保证,我会做一个充分的密集式研究,以便说服那些坐在后面的人(朝着那群有敌意的人点头)。

　　但首先,我想要艾瑞克森医生在我身上诱发出催眠,让我体验一下催眠,然后,先生,我要拿到艾瑞克森医生所推荐的关于催眠的每一本书,乔(指的是一位观众)可以推荐的一些关于心理学的好书。还有(露出灿烂的笑容)我会向后面那些人推荐一些关于精神病学和身心医学的书,我会找出自己的解剖学和神经学课本,先生,我会有时间的,当我完成时,我会对催眠有所了解,然后我将看看催眠如何以必须被实践的方式,将其应用到医学中去。

一离开讲台,吉姆就大步走到会议室后方,亲切地与每一位特别小组的成员握手。在随后的一般讨论中,吉姆发现自己可以回忆起催眠的所有事件,也几乎可以随意地遗忘它们。这引起了他和观众的极大好奇。

自那时起,1年多的时间过去了,吉姆遵循着自己的学习计划,目前在他的全科医疗中大量应用催眠。值得注意的是,吉姆长期以来对精神科医生和精神病学的怨恨,多年来如此明显,在那晚的催眠状态下消失殆尽了。催眠状态下,明显无意间产生了矫正性情绪体验,随之发展了温暖的职业友谊和对医学专业的全新看法。

上述的案例描述提供了一个非常好的范例,说明我们可以通过催眠来引发矫正性的情绪体验。鉴于这次催眠演示的背景和性质,作者很容易地描述和解释发生了什么。此外,这个案例还证明治疗师能否觉察到所发生的一切,对催眠并不重要,只要这不妨碍或影响治疗师指导和协助患者进步的能力。该案例清楚地展示了患者实际行为在患者取得治疗进展方面的必要性和价值。同样重要的是,作者毫不在意地接受了患者的行为,并利用了整体情境和患者行为,方法是间接暗示患者将辖制自己的各种驱力加以组织和整合。作者所做的演讲,既针对观众也针对患者,实际上是分别说给他们听的,虽然表面上是同时说给他们听的,方法是通过精心选择的措辞向患者传达一种含义,向观众传达另一种含义,这种做法向来是促进治疗的最有效手段。在给专业观众开讲座的时候,作者多次有意为从未蒙面但自愿充当"催眠演示受试者"的患者做治疗。作者表面上是在给出引发并演示催眠现象的暗示,其实也间接给出了用于治疗的暗示,只是观众意识不到这是针对受试者的治疗暗示。随后的调查显示,讲座上用催眠引发的许多矫正性的情绪体验具有持续影响受试者的价值。作者也经常发现自愿充当演示受试者往往是患者的一种自我测试,测试他是否已经准备好接受治疗了,而随后的治疗也往往会取得良好的效果。

例如,一个天生的夜间尿床症的女性患者自愿成为催眠演示的受试者。在演示开始之前,作者问尚在清醒状态的她希望作者做什么。她说,观众中有她的一位医生朋友,这个朋友对于小儿遗尿的问题特别感兴趣,当作者转向观众时,一位医生肯定地点头。尽管如此,作者作为一名精神科医生,还是很想知道当患者请教尿床问题的时候,这会不会是一个更为私人的请求。

在演示开始前,作者以微妙且强烈的着重语气向受试者提问:

艾瑞克森·你介意我在讲台上就这件事和你进行一番有益的探讨吗?

她愉快地答复了,但是,她的脸上慢慢泛起了红晕,却没有红到足以让观众看出来。

作者非常详细地讨论了青少年尿床的问题,并对观众给出了各种各样的精心设计的重点,而此时这位女性自然而然地进入了催眠状态。作者结束尿床问题的讨论后,立刻用她作为受试者来演示催眠。

2 年之后，当再次在同一个地方进行讲座时，作者留意到这名女士在场。作者找到她，把她叫到一边，询问她是否愿意再次做志愿者。

受试者·不，不是真的，我现在不需要了。

她突然明白了最后一句话的言外之意。她面部绯红、欲言又止。

受试者·你知道了，不是吗？

艾瑞克森·是的，不过请告诉我发生了什么。

受试者·在你讨论那个议题（指遗尿症）时，我知道你在对我说话，也在对观众说话，我坐在那里吓呆了，因为我知道你的一个小小的口误就会把我暴露在观众面前，这太可怕了，我猜我是为了逃避才进入了催眠状态。

接着，当你结束对那个议题的讨论时，你解释了一个催眠后暗示，在这个暗示里，你告诉一位患者，事情结束了，做完了已属于过往，继续做其他令人愉快的事。我知道你是在对我说这话，我的震惊和惊恐立马就消失了，我感到如此快乐、宽慰和舒适。

然后你开始进行演示，但我感觉就像是在天堂一样。它就这样结束了——那种可怕的惊恐、那种突然间的平和与舒适感，以及我的难题的结束。我不明白，我也不想要明白，我确实很高兴，非常、非常感谢你。

其实，还可以举出很多矫正性情绪体验的案例，因为作者在心理治疗中广泛利用了这一手法。然而，为什么这个手法就能够满足患者需求，其中的机制是什么，往往很难让人参透。有时候，作者会在不使用催眠的前提下运用该手法，但这操作起来更有难度。催眠可以让作者自由轻松地构建治疗情境，也让患者更容易接近。况且，如果发现患者还没有准备好，催眠可以随时撤销，并不会损失已经取得的治疗效果。作者也随时可以轻松而安全地重新解释某项结构化的矫正性情绪体验的意义，如果患者还没有准备好接受这项体验的话，这就给未来的治疗留有了余地。矫正性情绪体验因人而异，因每个人的问题而异。这个手法的基本工作是通过以下的方式来构建治疗情境：要让患者的情绪大大增强，但既要抑制患者所有的行为，又要增强患者对行为的需求。然后，直到那时，才给患者一个机会去实施经过治疗师指导的、带有特殊意义的行为。

上述所报告的医生案例，作者从"拇指朝下"的信号里认识到了局面很难，然后，又因志愿者拒绝给出他的名字这一挑战，作者更加敏锐地意识到了这一点。

如果读者仔细回顾一下作者的应对，应该会留意到：作者通过选定医生作为面对观众的演示对象，让医生的某些反应立即得到了抑制，作者开启了医生被动的、接受指导的反应模式，作者还精心地将医生内心固有的强烈情绪转移到了他对自己主观体验的强烈兴趣上，而医生出于对自己癌症患者的强烈关注也主动增强了这一兴趣。接下来，作者又将他的兴趣转向了他的同事路易斯，这可能不必要地加深了他与其他同事的关系。因此，从结果看，这位医生无论是生活状况还是生活适应，都发生了非常明显的重新定位，而这一切改变的起点只是一些简单而细小的行为，这位医生不断地放大和泛化这种细小的调适，直到他最终彻底改变了自己的情感和认知的态度。

至于那位遗尿的患者，她绝望地困在了作者的临床关注之中，并很快陷入了一片满是恐惧、困惑、威胁感的情绪海洋，她所有的行为都受到了抑制，感到非常的无助，直到突然间她被作者推动去做作者希望她做的事情，而她完成得很好、很出色。这件事引发了她的一种感觉和态度，她将这种感觉和态度带入了尿床问题的领域，虽然没有明说，但她其实希望来自作者的帮助，希望作者吩咐她去很好地、出色地完成她知道作者会让她做的事情。因此，一种长期持续的行为模式开始发挥作用，这个女性自身的情感史也极大地强化了这种行为模式。

简而言之，用催眠来引发矫正性的情绪体验，无论看起来多么简单，都是在对一个人主观体验的主观理解进行高度复杂的重组，这种重组可以非常简单地启动，然后缓缓地导向治疗目标。关键在于，治疗师要具备对患者行为的良好临床专注力，要非常自信的认识到，在催眠中，治疗师可以延迟，甚至停止和作废任何正在发生的事情，还可以推迟、修改或加强导向治疗目标的结构化情境。作者不止一次发现自己有必要以某种分心、无害的方式通过催眠来阻止患者的行为，在此期间，作者会仔细修正自己的理解，以便更好地满足患者的需求。

如果所希望的矫正性情绪体验失控，变得不受控制，会发生什么？对于患者来说，这不过是一次不愉快的经历；治疗师则适当增加了对手头问题的认识，还需要对融洽关系进行修复，以免患者在别处寻求帮助。即使是最糟糕的情况下，患者也可能从这次彻底失败中受益,这会让患者更明白自己的需求。作者不止一次地、故意错误地组织了一种矫正性情绪体验,并观察患者作出不利的反应;然后,在精心修复的融洽关系里,在患者出乎意料的潜意识智慧的帮助下,作者又开始重组矫正性情绪体验。

至于实际危害,可通过患者的评论来很好地总结,以下就是一个极好的例子:

"有一段时间,事情真的都出问题,这让我非常震惊。我不觉得自己永远无法理顺,然而事情开始变得顺利,我会开始如此认为,即如此剧烈的震动恰恰是加速了事情的发展"。

总结而言,在高度专注的临床医生手中,用催眠来引发矫正性的情绪体验是一种相对简单有效的心理治疗措施。正如所引用的例子所示,它最好是"随机应变"的,治疗师无需制订详细的计划,就听凭各种可能性在脑海中自由浮动,随时准备适应患者所呈现的每一个新的发展。如果发现步骤出了问题,也很容易叫停或取消,而最坏的情况不过是患者另寻高明罢了。催眠所引发的矫正性情绪体验,在谨慎运用和因人而异前提下,在缩短疗程和通过治疗重新调整患者对其生活状况的适应方面具有重要价值。

第十五章

"二月人"：在催眠治疗中促进新的自我身份认同

米尔顿·艾瑞克森 欧内斯特·罗西

编者按：经艾瑞克森记录的最为完整的案例里，本案例是其中之一。讨论发生在多处不同的地方，包括本丛书的第 9 卷。各种评述强调着案例的不同方面与不同细节。本章以艾瑞克森与罗西的讨论为主，涉及艾瑞克森所采用的程序化行动的各种意图。

到目前为止，作者已强调了，催眠治疗涉及对患者自身生活经验的利用，以及暗示的间接形式是唤起这些经验以实现治疗性改变的手段。然而，当患者的一些基本生活经验被严重剥夺时，会发生什么？治疗师能否以某种方式间接地提供给他们？机敏的治疗师早就认识到了他们作为父母代言人的角色，实际上，他们帮助患者经历那些患者所缺失的生活模式和人际关系。

在本章中，第二作者（罗西）将介绍第一作者（艾瑞克森）的一些方法，为患者提供一种人际关系的方法，这种的方法将她锚定在更为安全的内在现实，围绕这一内在现实，她可以为自己创造出一个全新的身份。这是一名年轻女性的案例，她如此缺乏被母亲爱护的体验，以至于她严重怀疑自己成为母亲的能力。通过一系列的年龄回溯，艾瑞克森以"二月人"（一位亲切的绅士，扮演了叔伯类的角色，成为一名可靠的朋友和知己）的身份拜访了她，一系列的这种体验使她对自己产生了一种全新的信任感和身份认同感，最终她带着自己的孩子一同体验了有益的母亲经历。

贯穿艾瑞克森的职业生涯，他实际上扮演过许多患者的"二月人"这一角色。然而，在这些情境里，他工作上的一些细节是如此复杂，以至于他从未完成过任何关于这些案例全部的手稿。因此，下述案例是一个综合体，结合了艾瑞克森的几篇原始手稿，以及罗西对这些原始手稿的评论。

现在邀请读者来探索在"二月人"这项工作里所涉及的一些方法与问题，关于这项工作，有许多东西是超出他们自己理解的。运用间接暗示将催眠与现实生活的记忆整合在一起，以创造出一种自洽的内在现实，这是一门艺术，并不完全适合理智分析。然而，艾瑞克森和罗西确实尝试过了，并充分认识到了自身的不足，需要借助读者们的创造力来填补一些空白并推进这项工作。

初次访谈：一个孤独的童年

在第一次怀孕的中期，在我们医院工作的一位年轻医生的妻子找到艾瑞克森，寻求精神病学帮助。她的问题是：尽管婚姻幸福，对自己的怀孕也感到很高兴，但她害怕她自身不幸福的童年经历会反映在她对孩子的处理方式上。她说她"学了太多心理学"，这让她意识到，无意间不恰当的处理方式可能会造成心理创伤。

她解释说，她是一个没人爱的小孩。她母亲从来就没有时间陪她。照顾她的责任落到了她的姨妈身上，那是一名不快乐的老姑娘，作为母亲收留她的报答，这位姨妈就充当了保姆、管家和家务总管。患者学龄前几乎就在自己的儿童室内度过，她只能自己想出游戏和娱乐活动。当母亲组织社交茶会时，偶尔，她会被叫出去简短地展示一番，并被告知，她是一个多可爱、多漂亮的小女孩啊，然后就被打发走了。除此以外，她母亲在社交活动的间隙，会来儿童室简短且随意地看看她。她曾被送到一所特殊的幼儿园，后来又被送到各个私立学校接受小学和高中教育。在这些年里，她的母亲从"一轮难以推却的社交活动和出国旅行中抽出时间""尽可能多地在人道上"去看女儿。从本质上讲，她和母亲一直都是陌生人。

至于她的父亲，他也是一名忙碌的人，对事业极为专注，大部分时间都在奔波。然而，他发自内心地钟爱女儿，甚至在她还很小的时候，他就常常抽出时间，带她出去吃饭、看马戏、去游乐园和其他令人难以忘怀的愉快场所。他还为她买适合她需求的玩具和礼物，相比之下，她母亲大量给她买"非常昂贵的礼物"，但因为这些昂贵礼物"漂亮"且"值钱"，她的姨妈不让她玩。她从她母亲那里只得到"最好的东西"，而她爸爸则总是给她"很多非常好的小惊喜"。18岁时，她反抗去"私立"学校，而坚持上州立大学，这让她母亲极度痛苦和愤恨。她母亲的主要理由是女儿欠她的"债"，为了生下女儿，"几乎毁掉了"她的身材。这位父亲在很大程度上受妻子的支配，却又深深爱着妻子，他暗中支持女儿的决定，并尽一切可能鼓励和帮助她，但没有试图过分骄纵她。

她在大学的学业上适应得很好,但她觉得自己没有充分利用自己的社交机会。在大四刚开始时,她遇见了一位年长自己 5 岁的实习生,她爱上了他,1 年后嫁给了他。这令她母亲痛苦,因为这位实习生没有什么"社会地位",但她父亲私下里表示赞同。

由于这段历史,现在她琢磨着自己会成为哪类母亲。心理学方面的阅读令她确信,在孩童时期,她母亲对她的拒绝和她的情感匮乏将以某种方式在她对待自己的孩子时产生不利的影响。她想要知道,通过催眠,她的无意识能否得到开发,或者让她的焦虑得到缓解,或者让她意识到自己的不足,从而做出改正。她请求作者详细考虑她的问题,在他觉得或许能够满足她的需求时,再给她一次预约。

她被告知,在做这件事之前,她必须详细说出自己所有的焦虑、恐惧和不详的预感。这样做的时候,她要尽可能全面地描绘出它们的性质、种类和发展情况。作者向她解释道,这种报告的主要目的是确保在试图确定原因和补救措施之前,能让艾瑞克森尽可能充分地理解她的感受和想法。当然,他私下希望从这些更多的材料中,了解到她生活史的更多细节,用来促进催眠治疗工作。

第二次访谈:一次自发的情感宣泄

在第二次面谈时,患者极其害怕、焦虑、泪流满面。她表达出不连贯的担忧,她害怕自己伤害、忽视和怨恨孩子。她害怕自己被孩子所束缚,害怕过度焦虑,害怕给予孩子过度的补偿性关注,害怕使孩子成为生活中一个难以忍受的负担,而不是一种乐趣,害怕失去丈夫的爱,害怕永远不爱孩子,等等。

关于这些想法,她阐述得不充分,但却可能涉及孩子最终发展的每一个阶段。

在整个访谈期间,她一直在哭,尽管理智上她认为自己的害怕毫无根据,但她宣称这些思绪"执拗的强迫性"导致了失眠、厌食和严重的抑郁反应,这让她感到害怕。

如果她试着去阅读或听广播时,那些刊物或广播节目就会被她童年的栩栩如生的不快乐记忆所覆盖,这些记忆清晰且不可抗拒。她意识到自己所有的恐惧都被异常放大了,但对此她感到无能为力。

除了获得患者无数的焦虑之外,作者几乎没得到实际的个人信息。她泪流满面地问作者是否能帮助她,因为她感到自己比以前崩溃得要快。作者向她保证道,在下次预约前,就会为她制订治疗计划。

第三次访谈:插入式催眠、年龄回溯和失忆

在接下来的访谈里,作者向她保证,已经制订了一个详尽的计划,毫无疑问,其结果将会让她满意。不向她透露计划,也是计划的一部分,但通过催眠,她的无意识会获得足够的理解。她只需要有意识地知道,催眠会被利用。如果她愿意的话,任务马上开始。她急切地默许了。在这个环节上,大约花了5小时的时间来充分训练她成为一名催眠受试者,特别强调了年龄回溯。作为一名受试者,她的智慧与优秀让精心的训练计划得以顺利实施,这一精心训练是计划的程序所必需的。

在训练期间,作者缓慢且谨慎地将她反复退行到某个安全的过去的情境中,作者可以以某种方式直接或间接进入这一情境,而不会扭曲这个退行的情境。因此,首次退行是回到与她的初次访谈。在让她再次重温那次访谈的过程时,可以很容易地引入一个实际上不属于那一情境、却可以轻易融入其中的全新元素。

根据她对那次访谈的重新描述:

艾瑞克森 · 你介意我打断一下,并介绍一个我刚刚想到的想法吗? 我突然想到,你能轻易地成为一名很好的催眠受试者,我想知道你是否介意闭上眼睛,并在催眠中睡上一会儿,然后醒来,并从我打断的地方继续?

因此,一次催眠就被引入了对首次访谈的再次体验中,当时是没有催眠的。

罗西 · 第一次催眠的效果是将患者从周围现实中解离出来,进入她的内部环境。然后,当你在第一次催眠里插入第二个催眠时,它实现了更深的自我退行。所插入的这次催眠,其基本目的是让患者进一步远离外部(与他人)一致的现实。它对年龄回溯特别有用。

艾瑞克森 · 是的,我没必要用这个插入式催眠来帮助她从外部环境中撤离。当她回到现实时,要找回那次插入式催眠将会是相当困难的,因为她对它产生了失忆,即使是在催眠状态下。

罗西 · 所以,一次插入式催眠是另一种引起深度催眠性遗忘的方式。

艾瑞克森 · 在未来的催眠里,她要对所插入的催眠发生失忆,但她必须经历它,才能取得对它发生期间的第一次催眠的完整记忆。在插入式催眠期间,我给了她许多积极的、支持性暗示,这有助于强化那次初访时所有积极的价值观。

罗西 · 这就像是一个反馈循环,之后发生的事情强化了之前所发生事情积极的价值观。

艾瑞克森 · 是的,凭借着我移植到初次访谈中的"过去",强化着正在发生的事。我全方位地工作。日常生活里,当陌生人会面时,他们可能会以普通地随意交谈,直到他们发现在过往里有些共同的东西:他们可能在同一个地方度过假,或者来自同一个州或同一个城市或上过同一所学校。有时他们高兴地发现,他们有些共同的熟人,现在就可以分享生活中更加私密的细节了。他们现在完全基于过去的经验,而在当下创建了一个牢固的融洽关系。

罗西 · 他们创建了一个共享性的"彼此共有的可感知世界"(Rossi, 1972/2000)。他们架设了联想性桥梁,这使他们在友谊中联合在一起。这是一个常见的日常社交过程,你在利用它来强化你与这名患者间的融洽关系。插入式催眠是一种迅速创建积极"历史"的方式,以增强当前的关系。

融洽关系的保护:间接暗示和视情况而定的可能性

然后她被退行到一次实习生的聚会,这次聚会里有许多艾瑞克森的前医学院学生。在退行过程中,作者植入暗示——她可能会在聚会上遇到他,或者某人将会提到他的名字,毫无疑问,当有人接近她,轻轻捏住她的手腕,引起她的注意时就会发生。然后,当这个出乎意料的事情发生时,对这个手腕压力,她可以根据情境所需来作出充分回应。这主要是为了引入一个身体上的线索，以便随时做好引导进入催眠的准备，即使是再次体验过往发生在遇见艾瑞克森很久之前的事件时。在她丈夫私下专门提供信息的帮助下，引导出了各种各样的此类退行。这些退行被用来影响她在任何心理环境下的催眠引导。

艾瑞克森· 我在用这个程序来建立对融洽关系的保护。我曾在克拉克大学（马萨诸塞州的一所私立大学）把一名受试者退行到了 10 岁。在退行期间，他解释他帮母亲跑腿去买条面包。我们都能看到他脸上极为可怜的惊恐，因为他不认识那个房间里（他作为一名成人被催眠）的任何人。我不幸地花了 4 个半小时来试着恢复和他的融洽关系，因为他害怕我，也害怕其他人。这教会了我，此后，我会有第二种方式来建立与受试者间的融洽关系，比如触碰手腕。这是一次引起注意的提示，除此以外，没有其他有意义的线索提示。受试者不能轻易地将其纳入年龄回溯的行为模式中。

罗西· 你没直接告诉她，在她手腕上的那个压力是进入催眠或密切注意你正在暗示的线索。

艾瑞克森· 如果我直接说出来，她可能会拒绝。因此，我把它置入一个间接式、偶发的可能性框架中：她可能会遇见我；可能有人会接近她；她可以对手腕压力作出充分反应，并根据情境所需做出反应，这些都是未明确的。在这一切里，没有强烈要求，没有威胁，因此也不需要阻抗或拒绝。

罗西· 在日常生活里，我们通常不会拒绝不确定的可能性。相反，可能性与偶发事件，常常唤起我们的好奇感、猜测和期待感。可能性实际上会在我们内部引发无意识搜索的压力，这个内部搜索有可能触发有用的无意识进程。"情境所需"也涵盖了所有可能性，包括你给她的任何暗示。此处，你给了她一种最一般的间接暗示。

艾瑞克森· 根据患者的具体理解可以填写的最通用的表格。

插入全新的生活经历:"二月人"

作者训练她很好地发展出各式各样的退行状态,这些退行只不过提供了一种背景和场景,用来添加新的行为反应。因此,当她退行到某个过往的生活阶段时,这段生活的参考框架只是背景,用来添加新的催眠行为。当她完成充足的训练以确保良好的反应时,作者让她退行到了 4 岁的童年时光。作者选择 2 月是因为这是她生日的月份。作者暗示她:她现在回到了童年时的起居室,而她正要穿过起居室。她经常穿行于自己的起居室。在她退行时,作者只是暗示她正在穿过起居室,没有说别的,因此穿行只是一个参考框架而已。作者可以暗示她停止穿行,并在该场景里引入一个新的行为,而无需变动或修改整个情境。这样一来,作者在情境中新添加的行为就可以在时间上与那个退行年龄阶段所发生的事情产生关联。

当她在这个退行状态下以梦游方式醒来时,艾瑞克森向她打招呼:

艾瑞克森 · 你好,小姑娘。爸爸的宝贝女儿是你吗?我是你爸爸的朋友,我在等他进来和我说话。他昨天告诉过我,有天给你带了一件礼物,你非常喜欢。我也喜欢你的爸爸。他告诉过我,很快就到你的生日了,我敢打赌他会给你带来一件非常好的礼物。

接着是沉默,艾瑞克森显然心不在焉地打开又合上他的猎用式怀表,不再努力与她交谈或吸引她的注意力。她起初注视着他,然后对那只表产生了兴趣,于是他把表放在自己耳边,说它"滴答、滴答",好好地走着。

艾瑞克森 · "你好,小姑娘"(给她指派了一个催眠角色)。

罗西 · 当她在梦游式催眠状态下睁开眼睛的第一秒,你就立即强化了年龄回溯,所以关于它,就不可能再有疑问。她是把你看作艾瑞克森医生还是她过去不认识的人?你的开场白将她定向到了过去。

艾瑞克森 · 在她的过去里,有人说过这样的话。

罗西 · 然后你通过把玩怀表适当地吸引了她的注意力。对于 4 岁的孩子这个举动非常适合。你没用直接或刻意的方式来介绍自己。你的举止很像一名在她小的时候拜访她家的访客。

腕部线索作为一种非言语信号,用于定向梦游式催眠状态的元暗示

过了一会儿,艾瑞克森暗示她打开怀表的壳罩,也许她可能想要听听怀表的声音。她害羞地点点头,并伸出了手。艾瑞克森握住她的手腕,就好像是要帮助她,并把怀表递给了她。她一边看着一边把玩起来。艾瑞克森继续暗示道,如果她听上一会儿怀表的滴答声,就会让她感到非常困。随后解释说,艾瑞克森很快就要回家了,但有时他还会再来,如果她愿意,他会带上怀表,这样她就可以打开、关上、再听听它。

她点点头,艾瑞克森握着她拿怀表的手引导到她耳边。缓缓地捏了一下她的手腕,给出了进入催眠状态的暗示,并伴随着如下指令,或许明年夏天,艾瑞克森会再过来,或许她会认出他。

艾瑞克森・我必须离开她家。我用一种恰当的方式(把她拿着怀表的手引导到她耳边)以腕部线索结束了这段新添加的生活经历,并暗示道,当她听着它时,她会犯困。

罗西・对于听着滴答怀表声的 4 岁孩子来说,让她入睡是个相当合适的方式,她的入睡让你有可能离开。这还能让你向她给出催眠后暗示(也许明年夏天还会见到她,也许她会认出你)。对于她的年龄而言,这些可能性是合适的,因为一个 4~5 岁的孩子有可能在 1 年后就认不出朋友了。但当你添加这些暗示时,为何你要通过捏她的手腕来给出融洽线索?

艾瑞克森・尽管她处于梦游式催眠状态,但还需进一步的催眠来改变这种状态,以引导出其他现象。

罗西・我明白了。即使是在梦游式催眠状态下,也需要特殊的融洽关系来实现这些重要暗示。腕部线索是一个为实现元暗示的定向信号,你将利用元暗示来引导出梦游式催眠状态,腕部信号提示了她:重要的信息即将来临。我很难与一些在梦游式催眠状态下非常顽固的受试者合作,以至于我几乎无法插话。就像以自我为中心的孩子一样,他们很快就接管局面,只是在我无法与他们相处的情况下去体验内心的体验。这可能对宣泄有价值,但它不允许治疗师像你在这里做的那样插入新的体验。

艾瑞克森·你需要另一个催眠参考框架来把她定向到重要的暗示上,而不需要在口头上如此定义它,也无需改变我作为爸爸的朋友这一陌生人的角色。

罗西·经典的年龄回溯通常是对过往生活经历的一次简单的再体验,而一次精神宣泄或脱敏过程则作为一种治疗手段(解决生活创伤事件中被压抑的情绪)而受到信赖。

艾瑞克森·那并没有添加任何东西,而这里,我正在对过往添加一些元素。

罗西·这就是整个程序的目标。你退行她,建立了一个参考框架,然后可以将治疗性的生活经历添加进去。你给她的记忆库添加一些新体验,你在添加她在现实中所缺失的人际联系的全新元素。

艾瑞克森·只要你重复足够多次,就可以让人们深信并不存在的事情。这就是为什么我要她那么多次地在催眠中体验作为"二月人"的原因。我要把一件不存在的事情添加到她的现实中去。

罗西·就内部现实而言,它变成了"真实存在的"。利用这种方法,你可以改变患者的信念系统。你无法真正地改变她的过往,但你可以改变她对自身过往的看法。

艾瑞克森·人可以改变自己的信念和价值观。这并不代表我们会相信谎言;不如说我们有了更多的发现。患者相信他们有限的现实,直到他们发现了更多的现实。

罗西·我想知道,"发现更多现实"是否可以等同于"创建全新的意识"?然而,这里仍有一个基本问题。你是真的在给人格添加一些新东西,还是说你只是在帮助她发现并体验一种她极为渴望的、自然且固有的人际联系模式(典型的儿童—父母关系)?利用理论会强调选项二。你在构建一些环境,使她能唤起并利用内在固有的(物种的特异性)行为模式,为了自然的发展,这些行为模式必须得到表达。但在这个固有模式的框架内,你肯定正在添加一个全新的内容。

与"二月人"持续的经历:将年龄回溯的经历认可为个人史上的现实

接着,经允许,她经历了大约 15 分钟的深度催眠性睡眠。这种睡眠是一个时间段,其间我可以离开并最终返回(正如所暗示的那样)。然后再次轻轻地捏住她的手腕,并暗示她最好待在院子里,因为自从去年冬天她的生日以来,花儿第一次开了,或许她爸爸的朋友会再来。无论如何,她都可以把眼睛睁得大大地,去看花儿。

她睁开双眼,显然在享受她的视觉幻觉,这时作者从身后对她说:

艾瑞克森·你好,小姑娘,你还记得我吗?

她转身,仔细地注视着他,然后笑了。

R·你是爸爸的朋友。

艾瑞克森·而我记得你的名字。你叫 R。

就这样,艾瑞克森在她过去的生活里成为一个真实的人物,没有妨碍到现实或扭曲现实,而仅仅是通过一个简单的时间上的联想过程,为现实添加了些元素。于是,一场关于红色花朵、粉色花朵和黄色花朵(她说它们是郁金香)的孩子般随意的聊天就开始了,接着,她提醒作者关于他的怀表,随后发生的一切和之前基本相同。为确保这一可能性(即作者闯入她过往的生活不会使得退行状态失效),还发展出了更多非常类似的实例,让她与"二月人"一起经历很多体验,"二月人"这个人物在她的生活史中变得越来越丰满。

艾瑞克森·我从初始访谈中了解到,她儿时的家里确实有大量的花圃,开着红色、粉色和黄色的花儿。通过假装记不太清以前拜访她的事情,我可以进一步校准这段经历。人对 1 年前所经历的事情记得有多清楚? 2 年前呢? 4 年前呢? 我还引入了变化的视角。随着她长大,她对事物有了不同的看法,我会说"你收到的第一个娃娃真的非常漂亮""还记得你第一次看马戏的兴奋吗",我可能会对 10~12 岁的小女孩儿说这些关于 6 岁女孩的话。

罗西 · 你在不同年龄段的催眠体验之间架设了联想的桥梁,从而将你拜访她的经历确立为历史上的现实。

间接催眠后暗示

最后,作者让她处于深度催眠状态,还给出了大量催眠后暗示,确保对所有催眠事件的全面遗忘,并确保合作的继续。我轻轻捏住她的手腕对她说了以下的话:

艾瑞克森 · 现在你已完成了那项任务。我想让你在此时进入深度催眠状态,我想让你享受放松,我想让你在醒来后感到神清气爽,舒适地享受着完全清醒的感觉,为全新一天的活动做好准备。

艾瑞克森 · 最后一个暗示"为全新一天的活动做好准备",意味着她将为更多的工作做好准备,我们才刚刚开始。

罗西 · 这也是你暗示催眠后遗忘的方式,而不是直接告诉她不会记得。然后你可以让她重新进入催眠状态,和"二月人"的再一次体验。

对于催眠工作所需的时间

随后的训练,往往持续好几个小时,基本上遵循了同一个程序:

艾瑞克森 · 我不得不花上好几个小时,让她在一个年龄段上与"二月人"经历,然后休息,接着在另一个年龄段上再一次的经历。时间可扩展,也可压缩,但为了细致的工作,仍需要一定量的实际消耗的时间。一开始你并不真正了解患者的能力,探索这些能力需要时间。

将催眠的记忆与真实生活的记忆整合在一起:创造一个自我一致的内在现实

现在,按照相同的模式进行了许多催眠治疗训练。她被退行到她生命中的许多不同时期,通常是时间上递进的方式,这个过程中处理得很谨慎,以防止被创造出的情境与过往的现实相矛盾。例如,有一次,她被退行到9岁,她一睁开眼睛看到艾瑞克森,就表现得非常吃惊。经过一番谨慎的询问,得知她是第一次拜访一位远房亲戚，头天晚上才到。几个问题引出了足够的信息来确定作者的出现，从而他声称他和她的亲戚是商业伙伴。

这就为后来艾瑞克森在她生活经历中无处不在奠定了非常必要的基础。她的双亲常常出乎意料地到处旅行，也有助于接受他经常的无处不在的事实，父母有无数的熟人和朋友。因此，很容易就可以假定，作为"爸爸朋友"的艾瑞克森也是如此。重要的还有："二月人"对她去过的各个城市的了解，以及他和她都学过心理学这一事实，所有这些都提供了一个宽泛的背景，使她毫无怀疑地接受他。

随着程序的继续，确保响应性行为的技术细节变得极小，在1小时的时间里，可以产生十几次退行状态。这些都被用来取得她对当前退行时段内多个事情与态度的报告，也获得她对预料的或期盼的事件的描述。期盼的事件很好地帮助艾瑞克森将退行状态引导至"安全"时期。

然而，必须谨慎行事，因为期盼并不是总能实现。不过，这种"拜访"常常用来叙述自上次"拜访"（也就是前一次退行状态）以来所发生的事情。她学会把艾瑞克森看作一位经常过来的访客，看作是一位值得信赖的知己，她可以向他倾诉她所有的秘密、麻烦和欢乐，并与之分享自己的希望、恐惧、怀疑、愿望和计划。

有时，有必要诱发她的全面失忆，从而抹去艾瑞克森各种"探访"的痕迹，然后让她退行到更早的年龄，以便更充分地重温她这段已经部分退行过的生命时期。于是，作者可以在这段时期里添加一些突发的变化，在之前的催眠退行过程中作者还没有想过添加这个变化，而在下次退行时，这些新添加的变化就成了既定事实，这样一来，作者可以建立一种与已知理解并不一致的新情境。在这种情况下，作者会用失忆暗示让最近一次的年龄回溯彻底消失，并将她导入到一个时间上更早的新的退行状态，用来巩固相关的信息。

罗西 · 在整合催眠记忆和真实记忆时，你做了大量非常仔细的努力，这样它们就能被塑造成一个与自我一致的内在现实。这将确保你在她身上正在促成的新态度永久不变。如果催眠记忆与现实记忆之间有一些矛盾或不一致之处，无意识内的自我矫正过程就会倾向于将催眠暗示作为外来入侵而逐渐消除。这可能就是为何过往如此多的催眠工作只有短暂或部分效果。即使患者处于深度梦游状态，直接给出的暗示也不会以一种僵化的方式永远编排在脑海里。人类的头脑是一种动态的过程，不断地在校正、修改、重新修订自己。不一致之处要么以令人满意地方式解决，要么以"问题"的形式（情结、神经症、身心症状、心理问题等）表现出来。因此，关于你的方法的有效性并没有什么神奇或神秘之处：它基于非常仔细、彻底的工作，将真实记忆与催眠经历整合在一起。

促进有疗效的态度：生活视角的治疗——梦与催眠

她经历被她母亲一贯且持续的拒绝，给她提供了许多机会来重组她的情绪和理解。通过这一程序，艾瑞克森的角色变为一个富有同情、友谊、感兴趣和客观的人，因而这就给了他提出问题的机会，这些问题关于她以后可能会如何评估某个特定的经历。因此，她父亲给她的一个廉价小瓷器娃娃（她视为珍宝）被打破时，在表达她的悲痛时，同时她声称，她长大成为母亲后，若她的女儿打破了娃娃，她会知道这不是什么"可怕糟糕"的事，但她知道女儿将会有什么样的感受。

同样，在她十几岁时摔倒在舞池地板上，这被她视为一次彻底的毁灭性经历。然而，她表现出愿意理解艾瑞克森的解释，也就是当前的她可以如此欣赏地理解它，不过她同时还有充分理由可以理解，未来它真的可视为一次微不足道的、完全不重要的事件，甚至可能还很好笑。她青春期的第一次迷恋、她被男孩甩了，以及关于那次事件，她有理解自己的巨大需求，这些都得到了处理。她决心离开私立学校、进入大学、学业上的选择、学术方面的挣扎、她有限的社交生活，这些都得到了处理。遇见成为她丈夫的男士、她对他所持的疑惑与不确定、最终的订婚、她母亲对他的态度、对这段婚姻的态度，以及随后对她怀孕的态度等，都在关于她身上正发生着什么的"当下"详细描述给了作者。许多生活中经历（被拒绝、被忽视、因父母而失望）都得到再次体验，并与"二月人"讨论。真实的快乐记忆也得到了再次体验，并与催眠记忆整合在一起，以确保它们的全面融合。

罗西· 每当她遭遇到生活上的创伤时,她都可以与父亲的朋友——"二月人"来讨论。实际上,在这样的时刻,你成为一名治疗师。这是一种奇特的事态,作为她当前治疗师的你,成为她过往的治疗师,帮助她处理发生的困难的生活情境。我注意到这与梦境有些相似。一些患者似乎在梦中重温他们的过往,却用当前的成人视角来纠正过往的创伤(Rossi, 1972/2000,1973)。这再次指出了心理的自我矫正的方面能力。它是一个持续的重新修订或重新合成自己的过程,以实现一个更为完整更协调的运作模式。你利用"二月人"的身份促进了心灵运作的再次合成方面。你正在催眠做着的梦里经常自然发生的事情。

艾瑞克森· 是的[现在艾瑞克森回忆起了自己的一个梦,当时成年的艾瑞克森医生观察着还是个孩子的自己(Erickson, 1965a)]。梦境让我们有机会重温过往事件,并从一个成人的视角对其进行批判性地评价。

罗西· 梦是一种自我治疗过程,可以帮助大脑自我矫正并整合。我还相信,我们正在梦里合成新的现象学现实,这些现实成为全新身份认同和行为模式的基础(Rossi, 1971, 1972a, 1972b, 1973a, 1973b, 1973c)。

对现实的逆转:深化治疗性的参考框架

对她关于自己过往的态度进行了大量重组,在接近尾声时,一段全新记忆被唤起:多年前,她曾暗暗决定,如果结婚并怀孕的话,她要进行催眠麻醉。目前就在她再次考虑这种可能性时,她收到了她母亲一份告诫的信件,信中严词拒绝接受"祖母"一词的称谓,实质上是在拒绝这个未出生的婴儿。这封信再次加剧了患者的焦虑和恐惧。

为了处理这些新发生的焦虑,作者在催眠程序中开发了一种变体。在这一变体里,首先引导出了对她之前所有催眠工作的全面遗忘,然后要求她再次讲述所有的恐惧和焦虑。在这种状态下,正如所预期的那样,她的描述与她在催眠治疗开始前一开始对问题的表达的方式相当。

接着,作者引导出了一次全新的催眠状态,在这一状态里,全面失忆的指示被取消。然后,她被退行到收到母亲来信的1周前,在这一催眠状态下,她被要求完整回忆起这些年来她与作为爸爸朋友的艾瑞克森之间进行的所有咨询、谈话和讨论。在她回忆他的多次来访和他们就许多主题进行的谈话时,她被暗示道,她应当在这个总体背景下来考虑当前的一些小烦恼。随着她开始将过去不愉快的想法与当前的怀孕关联起来时,她开始产生惊人的见解、领悟及情感安慰。在催眠中发展出的这些全新的态度经重新确立后,接下来艾瑞克森带领她进入另一个年龄回溯状态,这一状态涵盖了收到母亲来信后的一段时间。在她对母亲的问题表达出一些明智的观点后,她被问道如果她没有将"她对过去所知道的一切"纳入自己思考的话,她可能会做出什么反应。她被告知,她应该大声地推测,如果依照"不全面的思考"的话,她将会如何地把反应放大为夸张的恐惧和焦虑。艾瑞克森还敦促她给出"推测性陈述"来表达这种焦虑。然后,她开始用语言表达焦虑:如果她"不明智思考"的话,她认为这是有可能的。这个推测性陈述与她最初在治疗开始前给出的陈述一致,也与让她对所有催眠治疗工作发生全面失忆的前次描述一致,但它是作为一种"推测性"描述而给定的,这与她情感生活的新现实截然不同。现在,这一新现实里包含了她与"二月人"一起发展出的全新参考框架。

随后的退行状态也被同样的利用。关于自己会如何夸大恐惧,她的"推测性描述"总是与催眠治疗前她最初给出的描述相似。这些推测总是与她的"真实态度"(在爸爸的朋友"二月人"的帮助下发展出来)形成鲜明对比。现在,她大量利用自己的"真实"过往史,以及所有那些与爸爸的朋友在一起的新添加的经历。在这期间,她大量的过往史与她整个的当前问题明显相关。随着这种活动的继续,她发展出了相当具矫正性的见解。

罗西 · 这是一次巧妙的逆转:原本是痛苦的现实,现在变成了"推测性描述",而由催眠所引入的新态度则变为持久的现实。也就是说,她现在正在接受与"二月人"一起发展出的、已扩大的理解框架,并将其作为她的"真实"观点,而她以前的行为,现在仅仅被视为一种推测性描述,即如果她"不明智思考"的话,事情会有多糟。由于她在经历这种现实的逆转时已处于深度催眠状态,所以情况尤为如此。

终止：最后，在意识上对所有催眠工作的整合

最后，随着她在这方面的不断进步，当她处在催眠状态时，会越来越多地提到催眠无痛分娩的话题。作者宽慰她说，当十月怀胎的日子过去后，有一点是绝对可以肯定的，她当前所有的焦虑都可以得到全面和安心的理解，因此会成为一段释然的过往经历。取而代之的是，她很肯定她总会遇见一个人，这个人会教她如何快乐恰当地理解她自己。由于她正处在年龄回溯的某个阶段，这句话自然是在暗示：艾瑞克森就是那个她未来会遇到的人。这样一来，她将被训练成为一名优秀的催眠受试者，从而实现她在大学时进行催眠无痛分娩的决心。

治疗的终止相当简单，她被退行到了准备首次拜访艾瑞克森诊疗室的时候。他（仍旧扮演着爸爸朋友的角色）向她保证，她这趟出行，将在许多方面取得完全成功，超出她的预期。然后，场景被转移到了诊疗室，她见到"二月人"时非常惊讶，艾瑞克森也很惊讶！她对他的出现感到困惑不解，她解释道自己是来找艾瑞克森医生的，艾瑞克森向她保证道，她会见到艾瑞克森医生，艾瑞克森医生会充分满足她的愿望，不过，她得好好地睡上几分钟。

在这次催眠期间，作者大约用了半小时的时间来指导她，以便她醒来后，能按时间顺序从头回忆起她有过的每一次催眠经历，并回忆起桌上当天报纸显示的日期之前，她所发展出的全部见解和理解。在这次访谈的结尾，她被告知要愉快地花几天时间来回顾她的记忆，确保以一种调整过的方式记住、理解并接受自己的全部过往。至于催眠麻醉，这是肯定的，不过小细节将安排在下次访谈时。

罗西 · 这是一次最终总结，为的是最后在意识上整合所有的治疗。她现在终于认识到你是如何扮演"二月人"的角色，如何逆转她的现实，等等。然而，这并不会消除你帮她发展出的全新态度和参考框架的有效性，为什么不会消除呢？为发展出一个全新参考框架，对这些进行整合并深化，你付出了难以置信的复杂努力之后，为何要以这种全面性的结局来结束治疗？

艾瑞克森 · 因为我可能犯了些错误，她可能犯了些错误，让我们确保所有的错误都得到纠正。

罗西· 你并不担心消除你辛勤的治疗工作，因为你实际上帮她发展出了全新参考框架和理解，这些是有疗效的，改变了她的情感生活。这个例子与那些你喜欢对所有催眠治疗工作保持失忆的例子形成鲜明对比，区别是什么？

艾瑞克森· 有些人格需要失忆，有些并不需要，这是一个区分他们的临床经验问题。

罗西· 对那些你判断他们意识上对治疗有破坏性态度的患者，失忆可能会更好。

艾瑞克森· 实际上，对于和母亲有关的负面情绪经历，这位患者还是有些失忆的。我最后给她的催眠后暗示是她要"愉快地花上几天的时间，来回顾她的记忆，确保以一种调整过的方式记住、理解并接受自己的全部过往"。这就阻止了她退行到她在治疗前所经历的任何灾难性负面情感和焦虑之中。

产科上痛觉缺失的训练：为期 2 年的随访

在几天后的一次面谈上，她说她感兴趣的主要是考虑催眠无痛分娩。经过与丈夫的多次讨论后（在此期间丈夫主要是听众），她决定通过催眠采取可能的镇痛。她解释道，她希望自己能以这种方式体验分娩，就像她小时候感到的吞咽一颗樱桃或一块冰一样，感到它舒适且有趣地沿食管而下。她想要以类似的方式感受到宫缩，感觉到婴儿在产道中通过，体会到产道的扩张感。所有这些她都希望在没有任何疼痛感的情况下体验。当被问到会阴切开的可能性时，她解释道她想要没有疼痛的切开感，并且她还想要体验随后缝合的感受。

当被问她是否希望随时体验任何疼痛的感受，但只是作为一种采样措施时，她解释道，"疼痛不该参与生孩子，生孩子是一件美妙的事情，可每个人都被教导认定那就是疼痛的。我想要以我该有的方式生下孩子，我不希望自己的注意力，哪怕是 1 分钟也不要被疼痛的想法所分散"。因此，为了满足她的愿望教她发展出全面的催眠麻醉（通常情况下，程序是从麻木到痛觉缺失再到麻醉/感觉缺失）。由于在这个例子里，痛觉缺失是主要目标，因此感觉缺失被大量诱导，然后再系统性地转变为痛觉缺失（从感觉缺失完全转化为痛觉缺失是否实现是值得怀疑的，不过患者自身的意愿能以这种方式得到满足，而剩余的感觉缺失只是痛觉缺失有效性的补充）。

当她接受的训练足以满足各种用于痛觉缺失的临床测试时，艾瑞克森对她进行了大量训练，让她以"刚刚学会的那种程度和类型的痛觉缺失"来实现一个深度梦游式催眠状态之后恍惚状态的发展，这样她就可以在不与艾瑞克森进一步接触的情况下分娩。附加的指令是：在分娩结束时，她会醒来，并对整个经历有完整、瞬间记忆（译者注：亦称"感觉记忆"，记忆系统的一种，刺激作用于感觉器官所引起的短暂记忆，时间极短，大量的、被注意到的信息很容易消失，能够记住的东西才进入短时记忆）。然后，当她回到自己的病房时，她会宁静、舒适地睡上大约 2 小时，此后，她会在住院期间度过一个最让人愉快、对未来有无限憧憬的时光。

分娩大约 7 周后，她和她丈夫抱着刚出生的女儿前来拜访艾瑞克森。他们说她一进入医院，就发展出了一个梦游式催眠状态。分娩期间她丈夫全程在场陪同。她与丈夫还有产科医生自由地交谈，还饶有兴趣地向他们描述了她的宫缩，她意识到实施了会阴切开术、头从产道中出来了、婴儿完全娩出，以及会阴切开处的缝合——所有这些都没有疼痛。胎盘的排出引起她询问是否是双胞胎，因为她感到"另一个正往下移动"。当被告知这是胎盘时，她对自己的错误一笑置之。她数了一下修复会阴切口的针数，并询问医生是否"欺骗"了她，是否给她打了局部麻醉，因为她虽然能感受到针，却是一种麻木、无痛的方式，这让她联想到了局部牙科麻醉后脸颊的麻木感，当被确认没有实施局部麻醉时，她满意地松了一口气。

她仔细地端详了被抱来的婴儿，然后她请求被唤醒。艾瑞克森给她指令，让她与丈夫和产科医生保持着充分融洽的关系，并根据现实情景需要采取一些措施，由于对这种情况缺乏经验，她小心翼翼地满足着遵守当前情境的需要，确保这是为了醒来。她再次察看了下婴儿，然后，她告诉丈夫她完全记得整个经历，一切都如她所愿地发生了。随后，她突然宣称她很困，在她离开产房之前，她就已经酣然入睡了，她睡了一个半小时，之后她在医住期间过得非常愉快。

2年后,她向艾瑞克森声称她又怀孕了,并请求给她一次"补习"训练,就是为了确保满足她在下一次大约3小时的深度催眠状态的需求。其中,大部分的时间用于获得她关于自身调整的充分叙述,事实证明她各方面的调整都非常优秀。

第三篇
实验性神经症

这个部分的论文代表了艾瑞克森所做过的一些最为复杂的试验和临床工作。尽管有着难以置信的复杂性，但是构成这些调查基础的基本问题却并不复杂：有可能运用催眠来人为地构建出冲突、神经症或精神功能障碍吗？有可能采用催眠重构出或创造出完整人格以用于治疗目的？

这个实验研究源自一项单词联想测试，该测试由欧洲的威廉·冯特、卡尔·荣格及俄罗斯的神经心理学家鲁利亚在 1 个世纪前首次开发。研究发现，与不正常的情绪状态联结在一起的单词会引起言语障碍、反应时间变长，以及其他可测量的精神运动型障碍。与赫斯顿和沙科在 1934 年进行的实验研究时，艾瑞克森首次描述了用催眠引导出一种情结。仔细阅读本丛书的第 5 卷（《催眠现象的经典心理动力学》，尤其是那些关于心理机制和双重人格的文章），会发现通过催眠创造出整个情结是艾瑞克森的下一个逻辑发展。在这项首次实验研究里他的技术还相对不成熟，因此结果就倾向于是不可靠的。

到了第二年，也就是 1935 年，《对早泄案例患者催眠引导的实验性神经症的研究》对技术上的不足进行了补充。然而，直到将近 10 年后的 1944 年，艾瑞克森才真正发表了对自己 1935 年文章里方法的详细分析和解读。对此他是如何解释的？艾瑞克森向罗西说明，当他首次出版逐字稿（包含他用来引导出情结的真实用词）时，他认为专业读者自然而然地会理解他严谨慎重地挑选词语和暗示的重要性。

直到几年后，艾瑞克森与格雷戈里·贝特森、玛格丽特·米德及刘易斯·希尔的讨论使他确信，他缜密的思考和实际做的事要远远超出对他的文字话语的原始抄录。因此，他开始撰写本部分的最后一篇论文，在这篇论文里，他首次对自己的工作进行了详细的逐句分析。艾瑞克森举了许多例子（声音的动态学、词语的多重含义，以及为了治疗而用来制订实验性神经症的关联模式）。这种经催眠引导出的神经症与患者实际的神经症是如此相似，以至于催眠性植入可以作为一种情感避雷针来释放和治疗实际的神经症。

这些论文展示了艾瑞克森后期所有催眠工作中两项基石的起源和本质：①*利用方法*，其中他利用了患者自身的联想与潜能；②*间接暗示*，用于唤起患者的能力来实现患者自己的治疗。

这些努力最终都体现在艾瑞克森所谓的"二月人"方法中。这种方法在简·海利关于艾瑞克森工作的书中（1973 年的《不寻常的治疗》）首次被详细描述，然后又具体呈现在由艾瑞克森和罗西合著的各个章节中。本套丛书第 9 卷中有更为详尽的描述。

尽管艾瑞克森对自身的成就更为谦虚，然而罗西相信，通过这种方法，艾瑞克森最终为未来有效的催眠疗法奠定了基础，这一疗法的目标正是人格的整体重构与创造性的重新开发。如何实现这种对人格的创造性重新开发，现在，这一点可以依据心理治疗的全新神经科学概念来予以理解，即促进基因表达和大脑可塑性。

第十六章

关于单词联想测试的临床记录

米尔顿·艾瑞克森

引自 The American of Nervous and Mental Disease, Nov, 1936, Vol. 84, No. 5。

单词联想测试在检测隐藏的或压抑的记忆是否存在的方面,其有效性是众所周知的。然而,通常情况下,所获得的结果只是表明了未来可能的探索路径,而且通常会借助其他技术来获得更多的信息。下面的叙述报道了一则案例,其中单词联想测试不仅可以表明存在着压抑或隐藏的记忆,而且在反复实施测试时,还可以在一个单词的摘要中引出不愉快记忆的整个事件的序列。以下是导致这一发现的情境具体说明:

在联想测试中,正在对单词反应的稳定性进行实验工作,时间流逝和催眠被用作变体。该程序本质上是在正常清醒状态下给受试者一个精心选择的单词列表,然后第二天让受试者在深度催眠状态下重复测试。此后,每隔 1~ 3 天,在清醒或催眠状态下重复测试,直到完成 7 次的测试。

研究对象是一名 25 岁的单身白种人女性。在第一次实施测试时,实验过程中注意到,这名受试者对刺激词"胃"的反应时间较长,还不安地变换着姿势。这立刻引发艾瑞克森注意并推测,这种行为可能是一种被压抑的复杂情结,但就在要求继续测试之前,患者自发地解释道,她上一顿饭吃太多了,现在仍然感到胃胀得不舒服。尽管留意到在随后的测试中,她仍旧表现出很长的反应时间,而且倾向于不安地转换姿势,然而这件事并没有得到特别的重视。她最初的这种持续性行为被认为,或许不过是一种由原始场景所引起的条件反射,尤其是因为后来当受试者被问及时,她给出的不过是随意的解释,而且总在带着逗趣的微笑听着"胃"这个词。不幸的是,当时并没有记录下她的合理化解释,也没有给出任何明显不同寻常的解释。

测试完成后的几个月,整理分析数据前,这位受试者私下向作者透露,几年前她有过一段恋情导致意外怀孕。他和作者讲述了这个故事,她说她对那次怀孕的第一个征兆

"腹部变大了"（而且她的月经周期很不规律），这"让我非常担心"，在寻求医疗援助时，她被告知"有孩子了"，这"让我非常害怕"，于是她决定通过"做手术来解决这个问题，手术后我病得很重——我以为自己要死了。当我最终康复时，我把一切都忘记了。但在过去的几周里，我又想起了这件事，我觉得要和你聊聊。"

她无法解释为什么她恢复了那段记忆，当时也没有想过这则过往的事与她在单词联想测试中的反应之间可能存在任何关联。此外，受试者从未有机会理解她对测试时的反应。

随后，在分析实验过程中得到的数据时，发现她对"胃"一词的反应序列及其所处的状态如表 16–1 所示：

表 16–1　关于单词联想测试的临床记录

反应词	精神状态	反应时间（秒）	日期
大	催眠	6	周一
担心	清醒	5	周二
孩子	催眠	4	周五
害怕	清醒	6	周六
手术	清醒	6	周二
生病	催眠	4	周三
遗忘	清醒	3	周六

反应词与实际故事的相似之处是显而易见的。只考虑反应词的话，并不需要想象就能构建出整个故事。尽管试验情境与个人情况之间间隔了一段时间，并且意识上也没有认识到在这两种情形之间存在任何关系，但在两种情况下，使用了几乎相同的词语，而且顺序相同。这种言语上的僵化暗示了这个问题的情感强度，以及需要采用一种明确的方法来处理它。

然而，更值得注意的是，受试者在实验情境下表露其内心情结的内容时，显得特别的锲而不舍。显然，将她导入到深度催眠状态对她的无意识情绪问题没有任何影响。实验之外的治疗干预也没能改变我们在第一次测试时碰巧走运地引发的她的情感需求。我们可以推测，当她因为胃部不适而引发腹痛和腹胀时，当时所处的情形是最有利于活化她被压抑的心理内容的。鉴于她可以轻而易举地将这种生理状况加以合理化，因此任何的防御或伪装的心理机制都变得没有必要了。于是，她内心一系列的联想被激发了出来，并对某种有限的表达方式形成了条件反射。这样一来，只要给予合适的机会，她的心理内容就会逐渐地显现出来。从患者心理问题的发展历程来看，很明显问题涉及的情绪是强烈的，对她产生了巨大的驱力，驱使她通过向人倾诉来寻求问题的缓解。而她在实验情境中也的确这样做了，只不过这么做只给了她部分的满足。这份舒缓可以在短期内解决问题，然而最终，由于缓解得并不彻底，还是会让问题变得急迫起来，这导致她在意识层面想起了压抑的心理内容，并通过直接向同一个倾诉对象再次倾诉来寻求更彻底的情感宣泄。

第十七章

用鲁利亚技术研究催眠引导出的情结

保罗·赫斯顿　大卫·沙科　米尔顿·艾瑞克森

引自 The Journal of General Psychology, 1934, Vol. 11, 65 - 97。

引　言

最近,鲁利亚尝试了一种可以用来调查情感冲突的技术(Lebedinski & Luria, 1929; Luria, 1929, 1930, 1932)。这一方法涉及高级中枢神经系统过程与一项自主运动的联结,结果是前者的冲突在后者中得以显露。在实验中,中枢过程由联想测试的言语刺激所激活,经指示,受试者在每次言语反应的同时,采用惯用手在手鼓上轻轻按压。如果言语刺激没有唤起情感冲突,那么自主的压力在特征上就会有规律。但若唤起了冲突,则压力曲线就会变得无规律。

鲁利亚(1932)对这种效应的解释如下:

我们训练受试者将惯用手的运动反应与每一个言语反应联系在一起,从而在它们之间建立密切的功能关系,当受试者的脑海里产生一个词语,而他又没有给出回应时,他会做出一个自主运动作为部分的反应。

我们的假设是言语反应的抑制与情感有关,这意味着受试者不会对脑海中出现的第一个词做出反应,因为这个词将揭示出他的某个情结。此外,压力曲线会失去其平滑的规则特征,或者严格按照鲁利亚的术语来说,正常的、自主的运动会变得不协调或杂乱无章,因为相比于没有引出情感的刺激来说,引出了具有情感反应的刺激,可能也会激起更大数量的兴奋。这种兴奋倾向于经由自主运动路径来立即释放自己,鲁利亚将这一倾向性描述为"刺激的催化作用定律",这一定律似乎是另一定律的必然结果,即"功能性屏障作用减弱定律"。功能性屏障是一种皮质属性,它通过抑制来调节有机体的多个动觉活动,赋予这些活动一个密切协调的特征。情感兴奋弱化了功能障碍,因此运动活动就变得杂乱无章。第三则定律是"大量不充分兴奋的调动",这似乎涉及"神经动力的持久性"。伴随情感的兴奋并不总是经由言语反应而完全释放,因此自主反应之后,某些动作会在惯用手上持续存在。在大量兴奋的条件下,可能会进一步扩大到其他的运动系统。例如,干扰呼吸和/或导致非惯用手的不自主运动。本文的目的不是回顾鲁利亚所报告的大量实验(这些所谓的定律建立在这些实验的基础之上),人们可能主要对鲁利亚技术用于获取受试者情感冲突信息的可能性,以及这些信息可能应用于精神疾病患者的推测感兴趣。为此他的一项重要实验被作为探索性程序的一部分进行了重复,也就是通过催眠在受试者身上试着引导出一种冲突。这种程序为在冲突确立前、确立期间和确立后提供了检查受试者的机会。

为在受试者身上制造冲突,鲁利亚编造了一则由受试者犯下的、可指责的行为事件——这个行为与受试者惯常的性格倾向相悖。从这则事件中摘出了若干关键词,并把它们放入一个与事件无关的控制词列表中。在一个自由离散联想程序的背景下,这整个列表被呈现出来。实验过程中要求,受试者在每一次言语反应时用惯用手按压手鼓。然后受试者被催眠后把故事讲给受试者听。在这之后受试者被唤醒,并重复单词联想与运动反应相结合的方法。随后在催眠状态下冲突被移除。然后是清醒下的对照环节,如果理论与技术是有效的话,相比于那些关键词应该表现出不协调的自主压力曲线。当然,这里的假设是所暗示的故事被受试者所接受、在他身上制造出了冲突,以及冲突被成功移除。除了自主压力曲线之外,鲁利亚还记录了言语反应时间,在某些情况下还记录了来自非惯用手和呼吸的不自主运动。所有这些都被记录在一台普通的脉搏记录仪上(一种用于记录肌肉运动和生理变化的设备)。

器械、技术与实验群体

我们重复了这项实验并对其进行了一些修改。鲁利亚的列表通常包含 20~30 个词,其中"关键"词为 6~9 个。本项实验采用了 100 个单词,有 10 个单词来自虚构故事,以避免持续效应(如有的话),并提供更多的受控材料。此外,"关键"单词被 7～10 个控制词所隔开,而鲁利亚经常将 2 个或 3 个"关键词"放一起。此外,还引入了催眠状态下的对照实验,在某些情况下,还重复了对照环节和"情结"环节,以研究催眠与重复本身的影响。根据定义,"情结"一词指的是由受试者所引发的可指责行为,目的是在受试者身上制造出一次情感紊乱或冲突。

我们实验招募的是年龄在 20～30 岁的受试者,4 名男性,8 名女性。该群体包括 4 名医学实习生、2 名心理学研究生、2 名护士、2 名职业治疗师和 2 名在医院从事特殊工作的大学毕业生。所有人都是训练有素的催眠受试者,我们非常熟悉他们,但他们都不了解鲁利亚的理论或技术。本文将详细介绍情结、实验程序和在一位受试者身上取得的结果,然后将总结在其他受试者身上所获得的结果。

对一位受试者的详细报告

作为本文样本的受试者是一名 24 岁的男性,他的叙述是他的个人经历,有人试图将其认定为一个虚构的记忆。

故事的摘要如下:

一天晚上,在拜访一些朋友时,他遇见了一位女孩,他对她很是着迷。在交谈中,他注意到她新买的棕色丝质连衣裙,她解释道尽管很昂贵,但她还是买了这条裙子,因为希望在应聘工作时有个良好形象。他递给她一支烟,自己也点了一支。抽烟时他注意到一股衣服烧焦的味道,这是由于他的烟碰到了女孩的裙子。他悄悄地把拿着烟的手缩回来,庆幸女孩没有察觉到这一事故,并且她在无意间把自己拿着香烟的手放在烧焦的洞上方停留。不一会,女孩发觉到了被烫破的地方,然而,她把它归咎于自己香烟的火星。他试图承担这一责任,由于他给她递烟,但女孩拒绝了他明显的"大度"。第二天,在他鼓足勇气,准备告诉她真相以挽回自尊时,他发现她已离开了这座城市。

从这个叙述中挑选出来的 10 个关键词是:丝绸、裙子、棕色、香烟、燃烧、洞、责备、损失、气味、自尊。

在实验室里,受试者倚在躺椅上,指尖搁在又深又大的手鼓(由拉伸织物织成的架子)上,两侧各有一个,前臂由躺椅宽大的扶手支撑着。实验要求,他用脑海中出现的第一个词来对联想测试的言语刺激作出反应,与此同时,用他的惯用手向下按压手鼓。

惯用手的自主反应,以及可能发生的、非惯用手的不自主运动,再加上胸腔呼吸和言语反应时间,都被记录在一台特殊的、很长纸张的脉搏记录仪上。坐在受试者视线之外的实验者给出言语刺激,记下言语反应,并用电报键标记出言语反应时间。先是进行了一次练习,采用了 20 个都没有出现在实验列表里的词,以建立言语反应与同步的惯用手随意运动间的联结。然后,在清醒时的对照环节里给出 100 个词汇列表,在这之后,受试者被催眠并重复这一程序,这是催眠状态下的对照环节。在下一个实验阶段(通常是第二天)里,受试者先被催眠,将情结故事告诉他,并在催眠期间进行实验,这是催眠状态下的情结环节。然后,将受试者从催眠恍惚状态中唤醒,进行一个清醒时的情结环节。在这之后,重新催眠受试者,通过让他对了解情况并理解这则事件的虚假来移除这个冲突。在第三阶段,进行了附加的催眠状态下和清醒时的对照环节。

在这个特别案例里情结被移除之后,获得了两次催眠对照,而不是一次。此外,在这位受试者身上,24 小时内他的情结未被移除。那天晚上,他睡得很不好,因头痛而醒(头痛一直持续到下午移除情结时),他没有食欲,对催眠师充满了怨恨和敌意,对于额外的催眠,他也有些不配合。他无法说清楚这些表现的任何原因。一整天,他都在分发香烟,他显然不喜欢抽烟。他如此合理化他的行为,他"猜"自己正在戒掉这个习惯。我们以此作为证据来证明:引导出冲突的这种尝试在受试者身上产生了深远的反应。

在每个环节,以及从一个环节到另一个环节,都进行了结果分析。各个方面的变化,包括言语、自主反应、非自主反应、呼吸反应、反应时间,以及行为的其他方面(比如身体运动、大笑、叹气等),都被视为是不同的类别。这词类见下:

(1)情结词(下文中简写为 C):从主述者事件中提取 10 个单词。

(2)情结联结词——第一类词(下文中简写为 CA1),指的是一些词,很明显,受试者自身以某种方式将这些词与故事联系起来,正如言语反应所显示的那样。比如,对于讨论中的这位受试者,刺激词"平滑"在对照环节和清醒时的情结环节里,引起的反应是"粗糙",但在催眠状态下的情结环节里,其反应是"丝绸"。

要想符合 CA1 这一归类,反应在 3 位作者看来都要与情结情境明确相关,是情结事件里实际用过的词汇之一,并且不曾出现在情结引导前的任何对照环节中。用于挑选 CA1 的这项标准被视为是保守的,而且可能会导致一些项目的遗漏,因为对于受试者而言,在对照环节和情结环节里,相同的反应可能有不同的含义,这一点将在稍后讨论。

(3)*自然的情结词(下文中简写为 NC)*:选择这些词是基于对这个人的了解,以及实验结束后他回顾(单词)表时所给出的报告。在某个人身上,这些词可能常会唤起一些超出实验情境之外的情感。刺激词"下降"就属于这类。在 2 年前的一次飞机事故里,这名受试者的脚踝骨折了。

(4)在第一次对照环节里,同样的一个词引出了反应,这可能与某种自然的情结联系在一起,但在情结引导后,同一个词的反应变为"光"和"火花",这一事实导致了这种看法,即这个刺激词也与情结有关。因为有大量的此类词,当从一个环节变为另一个环节时,这些词的类别发生了变化,所以就形成了一个附加的类别,称为"自然的情结+情结联结词"。

(5)*情结联结词——第二类词(下文中简写为 CA2)*:这一分类基于被干扰的非言语反应,这些反应可能以一种间接方式与情结事件有关。我们假设是所采用的技术的确揭示出了情感的存在,并试图查明是否能与情结事件建立一些联结。有时,受试者可以解释他为何以特定的词来回应。无论哪种情况,刺激物都被放入 CA2 中。这些信息都是在实验结束并向受试者解释了实验程序后从他那里获得的,做法是与他检查每一次言语反应。很明显,与其他分类相比,这个分类里可能存在更多的错误来源,因此对其结果必须非常小心地仔细检查。

(6)所有剩下的词都被称为"中性词"(下文中简写为 N)。对于每位受试者的个人生活了解都是不充分的,因而自然情结类的词语最有可能出现遗漏。在这些中性词里面,也许有些应该被归类为自然情结和情结联结类。

首先分析了每一个词类在不同的环节里,言语与非言语材料中"干扰"的数量。言语反应里的"干扰"指的是来自情结事件的任何重要单词,这些单词首先出现在情结环节中。例如,对于 C 词"棕色",受试者在首次对照环节中的回应是"眼睛"和"颜色",而在情结环节中,回应是"燃烧"和"丝绸";在情结移除之后,回应是"白色""颜色"和"白色"。在这里,回应"燃烧"和"丝绸"被定义为言语干扰。由于所设定的标准,一些言语干扰有可能被遗漏了,比如在环节四中对"裙子"的回应是"衣服"。由于"衣服"出现在第二个对照里,在这个环节里,它们并没有算作言语干扰的同一反应。它可能是针对此处的情结,而且对于受试者而言它可能有完全不同的意义。

在自主、非自主和呼吸反应中,两位作者(艾瑞克森和罗西)独立工作意见相同且合作判断一致,任何相当明确地偏离正常值的情况都被视为一次干扰。如果对干扰存在有分歧,则非言语反应不被视为干扰。在自主反应中,在给出刺激词之后、在压力反应下或测针回到基线后,但在下一个刺激词给出之前,基线上的不规则情况被记录为自主干扰。

图 17-1 给出了这些例子。非惯用手上的非自主变化包括震颤幅度的增加或基线的移动。呼吸变化是那些涉及突然吸气或呼气或增加了呼吸深度或频率。呼吸曲线因伴随言语反应的胸腔运动而复杂化,因此这些在评定呼吸干扰时必须加以考虑。只有当言语反应时间非常长时,它才被视为干扰。

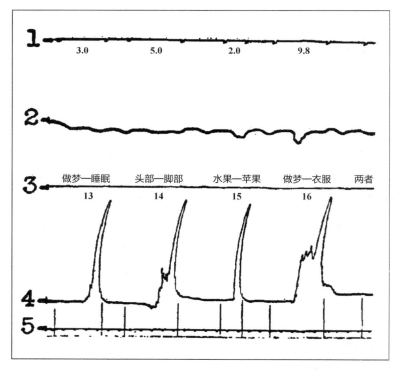

图 17-1 来自样本受试者(序号一)的清醒时的情绪环节四

1. 言语反应时间;2. 呼吸;3. 左手,非自主;4. 右手自主;5. 时间(秒)

所有环节中的言语反应以及与之相关的干扰都被收集在一张原始数据表格中。仔细阅读本表可以看出环节三和环节四里的言语反应（尤其是那些定义为 C 词和 CA1 词的）发生了显著变化。除非特殊情况，否则不会额外引用这些反应。表 17－1 的底部总结了每个环节中词类出现的干扰类型。

表 17－1　对词类（C 和 CA、组合类）及所有其他词类（CA1+ NC、NC、CA、N）的言语紊乱与非言语紊乱的百分比

	环节一			
	言语		非言语	
	干扰次数	%	干扰次数	%
C 与 CA	0	0.0	3	4.0
所有其他	0	0.0	13	5.8

	环节二			
	言语		非言语	
	干扰次数	%	干扰次数	%
C 与 CA	0	0.0	2	2.7
所有其他	0	0.0	7	3.2

	环节三			
	言语		非言语	
	干扰次数	%	干扰次数	%
C 与 CA	21	84.0	4	5.3
所有其他	3	4.0	7	3.1

	环节四			
	言语		非言语	
	干扰次数	%	干扰次数	%
C 与 CA	2	8.0	2	2.7
所有其他	2	2.7	24	10.7

	环节五			
	言语		非言语	
	干扰次数	%	干扰次数	%
C 与 CA	1	4.0	1	1.3
所有其他	0	0.0	9	4.0

	环节六			
	言语		非言语	
	干扰次数	%	干扰次数	%
C 与 CA	0	0.0	2	2.7
所有其他	0	0.0	6	2.7

		环节七			
		言语		非言语	
		干扰次数	%	干扰次数	%
C 与 CA		2	8.0	2	2.7
所有其他		0	0.0	2	0.9
言语紊乱的可能总量				C 和 CA	27
言语紊乱的可能总量				所有其他	75
非言语紊乱的可能总量				C 和 CA	75
非言语紊乱的可能总量 （排除了反应）				所有其他	225

　　很明显,在总数上,相比于对照环节,情结环节出现了更多次数的干扰,催眠下的情结环节有 38 次,清醒时的情结环节有 60 次,各自的对照环节是 14 次和 21 次。这一增长主要是由于那些被定义为 C 词和 CA1 词。在环节三(催眠下的情结环节),38 次中的 27 次是由这些词类引起的;在环节四(清醒时的情结环节),60 次中的 31 次属于 C 词和 CA1 词。情结的诱导显然产生了两个效果:"设定"了受试者,使他给出了与情结有关的言语答复;扰乱了他的自主、非自主和呼吸行为。此外,这些效果在催眠与清醒状态里的表现是不同的。在环节三中,由 C 词和 CA1 词所引发的 27 次干扰中,21 次是言语;然而在环节四中,31 次中只有 12 次是言语。表 17‒1 清晰地表明了这点。在催眠环节三里,84%的 C 词和 CA1 词是言语干扰,非言语干扰是 5.3%。在清醒时的情结环节四里,C 词和 CA1 词的言语干扰合起来下降至 48%,然而非言语干扰上升至 21.4%。

　　14 号和 16 号单词的自主压力受到了扰动。呼吸曲线并没有显示出典型的呼吸,这是因为呼吸描记器并没有像通常做法那样紧绕胸部。在这位受试者身上所做的这种宽松调整,是因为他的呼吸干扰通常伴随着大量的吸气,以至于描记气鼓的指针离开了脉搏记录仪。

讨　论

　　对该结果的解释如下:由于情结是在催眠状态下给出的,我们有理由假设由此产生的心理定势会使受试者以一种与情结事件有关的反应来回应 C 词。这个定势相当重要,从其他被卷入到情结情境中的词(CA1 词)中可以看出这一点,这样的词有 15 个。

然而,在清醒状态下,几乎可以确定的是,受试者对情结事件产生了失忆,因此受试者与情结的接触可能减少了。同时,他与实验环境的关系更为融洽,因此与情结有关的言语反应就不会被轻易引出。对于催眠下的情结环节,非言语反应数量少的解释是,对 C 词和 CA1 词(排除反应时间)有 4 个,可以有这种假设,即无论冲突产生的是什么兴奋,都会在给出相关反应时以言语来释放。然而,在接下来的清醒时情结环节四里,与情结有关的言语反应没有被轻易引出,由冲突所产生的兴奋扩散到了运动反应,引起了更大的干扰。C 词和 CA1 词都说明了这一点。

在催眠下的情结环节三中,对与情结有关的 C 词有 9 个,而在非言语上则没有。但在清醒时的情结环节四中,只有两个(词)是仅仅在言语上干扰,3 个词是言语与非言语组合,3 个词是非言语的。在催眠下的情结环节三中,对 CA1 词的结果是:单独言语的,9 个;言语和非言语的,3 个;单独非言语的,0 个;在清醒时的情结环节四里,对 CA1 词的结果是:单独言语的,4 个;言语和非言语的,3 个;非言语的,3 个。这些结果的进一步含义是:虽然鲁利亚的联想-运动组合式方法似乎的确揭示出由催眠方式所诱发的冲突,然后这个冲突并不一定导致非言语水平上的混乱,否则就很难解释在催眠状态下的情结环节里所出现的非言语干扰的贫乏。似乎我们所指出的关于完全释放兴奋的可能性的假设是必要的。

但是,出现在这两个环节里的其他干扰该如何解释呢? 实际出现在对照环节的干扰,其含义是什么? 在环节三,对于 CA1 词+ NC 词,有 3 个言语干扰,迄今还没有讨论过。很明显,言语干扰是由 CA1 词而不是 NC 词所引起的,因为我们定义 CA1 词的标准是基于其与情结事件的关系,对这个词类没有出现非言语干扰。在被命名为 CA2 词里,出现了两个自主干扰,这些词可能与情结有关,正如选择它们的方式所表明的那样。余下的 6 次干扰出现在 5 个特定词上,对于其中一个词有一次自主干扰,对于另外一个词也有一次自主干扰,两次都可被视为一些自然情结材料的指示,因为受试者报告,他在实验期间在用治疗胃病的补药,这也被另一个反应所证实。另一方面,这组词(这里指 5个特定词)有可能意味着,受试者因自己在情结事件中的行为而感到痛苦。相比于最开始的两个对照环节,这个环节里的情感基调更不友善,这支持了这种解释。

对于 36 号词("短—长")上的自主干扰,两位作者没法儿给出更令人满意的解释。

作者们(译者注:指艾瑞克森作为第一作者的研究、罗西作为第二作者的整理,以下简称:作者们)试图根据上述原则来解释其他环节里出现的所有干扰。然而,由于作者们认为这些解释与当前目的并不相关,因此将给出附加的几个例子。

清醒时的情结环节四中,对 14 个 N 词有 15 次干扰。"味道"作为对刺激词的反应而出现,这是唯一的一次。这一事实,再结合一次非自主干扰的出现,都表明受试者在比喻的意义上正涉及这个情结的不愉快方面。可以将其解释为:可能正在涉及必须尽快把真相告诉女孩,这在情结事件中有所涉及。

在考虑了情结环节后,作者们开始分析对照环节,从环节一开始。在首次的清醒时对照环节里,对 17 个词有 21 次紊乱。所注意到的特别有趣的是:7 个可能的词里,有 6 个 NC 词发生了紊乱。这一事实似乎表明,NC 词至少在首次给出测试时,就有可能会被发现。

对其他干扰的可能解释也许是:这些干扰是未曾被认识到(因"冲击"效应增强或未被增强)的自然情结(或永久性的、或短暂性的)的结果,也因"冲击"而产生的偶然干扰,有些不寻常,对于受试者来说是刺激词或保持物。有一个词带有呼吸干扰,另一个词带有自主的和反应时间的干扰,这些干扰的原因可能是:刺激词有些不寻常,并常常带有一种令人不快的语气。

在环节二,催眠状态下的对照,应该预期到环节一的"冲击"效应要减少。但是,由于催眠可能到达了更深的人格层面,因此就应该考虑更加自然的情结材料被激发的可能性。环节二的总体干扰降至 14 次。

在环节五,也就是情结环节之后的第一个清醒时对照,有 14 次干扰。现在,对其进行的任何分析都必须考虑来自情结环节的言语和非言语情感残余,以及非情感的言语残余的可能性。

在催眠状态下的对照环节六中,干扰降至 10 次。环节七(对 8 个词)显示出了 9 次干扰。(对一个词)有自主性质的非言语干扰及言语反应的结合,这表明了情感残余。

就这个案例的性质而言,试图解释那些与经引导发生的情结或自然情结无关的干扰,都是推测性的。这些解释也包含在例子里,是因为它似乎指出了为了使该技术真正令人满意,未来的实验必须面对的问题。

对所有环节的平均值与标准差进行的检查显示出了几个有趣的点,但在这个案例中,可能会对这项措施变体的合法性提出质疑。虽然前两个对照组的平均值几乎相同,但是环节一的标准差比环节二的标准差略大,这可能是被称为"冲击"效应的一种表现。在环节一中,对更大标准差有所贡献的词类是:CA1+ NC、NC、CA2 和 C(按照它们与总平均值的偏离程度从大到小排列)。由于在首次对照环节里,CA1+ NC 和 NC 组其实都是 NC 词,因此可以明显地看出在这个环节里,NC 词有拖延的趋势。CA2 词的时间比平均时间要长，这可能是由一些自然的情结材料所引起的。由于 C 词一般来讲有点不寻常，这可能延长了它们的时间。在环节二里，词类的平均值已大幅接近，然而，NC 词依然在时间上最长。环节三的平均值略微变大，但标准差持续下降，最令人惊讶的事实是 C 词的反应时间很短，9 个 C 词都在言语上干扰，这似乎支持了之前提到过的言语释放假设，并符合鲁利亚的"刺激的催化作用定律"。在清醒时的情结环节四中，平均值继续变大，是所有环节中最大的，而且分散度也增加了，增加发生在 CA2 词、C 词和 CA1 词上，若有任何抑制言语反应的倾向，就可预期到这种增加。在移除情结之后，平均值和标准差都下降到了新的低水平上，这可能是由练习效应（Wells，1927）所引起的。在任何一个环节中，平均值之间的差异都无法在统计上被视为显著的。相反，显著之处在于在可预期的情况上，它们的普遍一致。

还可提及的另一点是一种趋势，即在 10 个情结词上出现情结事件高度特有的反应，而在情结联结词上出现的反应则不那么特有化。这种趋势与自主干扰的程度并不对应。

关于所有受试者结果的总结

12 名受试者历经了相同的一般程序。有证据显示 9 名受试者接受了陈述给他们的事件，认为这是他们所做过的一些事的叙述。这是基于他们在实验期间和实验之间的一般行为，在讨论样本案例时已给出了例子。

表 17-2 总结了所有受试者的结果。由于有相当多的重叠，加号（+）符号应仅被视为主导趋势的指示。在清醒状态下，受试者 1、3、4、5 和 6c 在非言语行为上发生了干扰；在催眠状态下，受试者 2、3、4、5、6a 和 6b 在非言语行为上发生了干扰。就非言语方面的混乱而言，受试者 7、8、9 的结果很大程度上是消极的。9 位接受了情结的受试者里（表 17-2），有 6 位受试者给出了明确证据，证明了鲁利亚技术的某些方面揭示出了冲突的存在。这组受试者里的其中一位（序号 2）在催眠状态中的表现几乎都是自主特征的干扰，在清醒时的情结环节里几乎没有表现，因此仅凭后者很难知道受试者是否有冲突。然而，在暗示强化了以后，在下一次的清醒时情结环节中出现了一些言语和非言语干扰。这意味着这种冲突类型可能完全是在催眠水平上，不过，如果它足够强烈，可能会在随后的清醒环节里导致干扰。2 名受试者（序号 3 和序号 4）在两种状态下都表现出了自主干扰。1 名受试者（序号 5），在催眠状态和清醒状态下，非自主反应比自主反应更大，而我们详细讨论过的受试者（序号 1）在清醒状态下表现出的最大非言语干扰是自主

的。另一名受试者历经了 3 次实验：前两次实验里（序号 6a 和 6b），出现在催眠状态下的干扰是自主的，第三次实验中（序号 6c），自主干扰在两种状态下都出现了。由于这 6 个例子间存在的显著个体差异，因而很难对其进行归纳。然而，其中一项一致的发现是：言语干扰的多数发生在催眠状态下，以及非言语的相对重要性在清醒状态下，均有增加。另一项一致发现是：C 词，相比于其他词类，往往会唤起与情结更具体相关的言语反应（正如预期的那样）。

表 17–2　所有受试者结果

受试者		是否接受情结	紊乱如何表现					
			仅言语		言语与非言语		仅非言语	
序号	性别		H	W	H	W	H	W
1	男性	是	+			+		
2	女性	是			+			
3	女性	是			+			+
4	女性	是			+	+		
5	女性	是			+	+		
6a		是						
6b		是						
6c		是			+	+		
7	男性	是	+					
8	女性	是	+	+				
9	女性	是	+	+				
10	男性	否						
11	男性	否						
12	女性	否						

注：H，催眠状态下；W，清醒状态下。

在接受了情结的其他 3 名受试者中，在两人身上，证明情结与非言语干扰之间有任何联系的证据是可疑的。每个案例都有其独特之处，值得一提。1 名受试者（序号 7）经历了 8 个环节（增加了 2 次情结环节、1 次催眠环节、1 次清醒环节），与情结相关的词量，他的是所有受试者中最多的。在首个催眠下的情结环节里，有 24 个 CA1 词和 16 个 CA1 词+ NC 词，然而，仅有 3 个 CA1 词和 2 个 CA1 词+ NC 词在自主反应中出现了干扰。每一词类的一个词都有一次自主干扰,而没有言语干扰。同样,有 8 个 C 词在言语上紊乱,但只有 1 个出现了自主干扰。在随后清醒时的情结环节里,对 C 词有一次言语干扰,对 CA1 词+ NC 词有一次言语干扰。C 词有两次自主干扰,而 CA1 词有 5 次自主干扰。在两个环节里,对其他词类的非言语干扰都没有增加。在这样的例子里,重要的是检查其他词类里出现的干扰,并试着发现它们是否与情结有关,尤其要关注那些在对照环节里没有干扰的情况。经发现,一些可以被关联起来,可结果不是很有说服力。除了总体干扰有所下降以外,在其他两个情结环节里所获得的结果基本相似。关于这个例子的另一个事实是:相比于清醒对照,在首次催眠状态下的对照环节里,非言语干扰大幅增加,数字分别是 18 和 5。这表明了可能在某些案例身上,在催眠里出现了"冲击"效应。这种解释得到了一项事实的支持,即在最后一次催眠对照里只有两次干扰,而在第一次催眠对照里,不寻常的反应相比于前一次的清醒对照有所增加,数值是 10 和 2。

另一位受试者(序号 8)给出了稍微不同的结果。尽管在每个环节都有相当多的非言语干扰,但它们与情结几乎没有明显关系。言语干扰很少,在催眠状态下的情结环节里,只发生了 5 次——对 C 词有 2 次,对 CA1 词有 3 次。同样,在催眠后的情结环节里也是如此。然而,言语反应对情结故事的针对性足够强,这显示了其效果。这个例子的有趣之处在于,从对每个环节的总干扰的检查来看,在清醒与催眠两个状态下似乎都存在"冲击"效应,前者受到冲击效应更大,而且重复后下降速率不同,催眠状态比清醒状态下,下降得更快。

另一位受试者(序号 9),在催眠下的情结环节和清醒时的情结环节里都有相当多的言语干扰,但是,能被关联到情结情境的非言语干扰很少(无论是催眠还是清醒状态)。这个人历经了 12 个环节(6 次带情结的与 6 次不带情结的),在催眠状态与清醒状态之间平均分配。在情结引导之前有 4 次对照环节,在情结移除之后进行了 2 次对照。对照试验显示了一个有趣的现象:随着试验的重复,紊乱有所下降,在清醒状态与催眠状态下都是如此,相比于那些受试者身上(情结被暗示之前就做了两次对照)的下降,这是"冲击"效果存在的更好证据。还有一种可能性是,干扰的这种下降是"发泄"效应的证据。如果不考虑这一因素,无论其原因是什么,都有可能导致质疑的结论。据信,鲁利亚(1930)在对学生考试前后、罪犯认罪前后等的研究中没有充分考虑到这点,因此差异可能不像他指出的那样明显。

随着重复的增加,反应时间均值略有下降,这些平均值的分散度也有所缩减。由于没有获得大量的非言语干扰,我们让这位受试者保持这个情结过夜,并在第二天重复催眠状态下和清醒状态下的环节。结果是非言语和言语干扰的总量略有下降。第二天,作者们试图通过向受试者重复那些暗示来强化这个情结,这导致两类紊乱略有增长,使它们恢复到了初始水平。

在另一位受试者身上尝试了强化,取得了更加积极的结果,即干扰的大幅增加,对非言语干扰的效果在催眠状态下尤为明显。大致相同的效应在另外 3 个例子(这些例子得到了对照重复)身上也注意到了。因此,似乎可以肯定地说,情结期间的干扰通过重复有了减少。发泄因素、遗忘因素或"冲击"效应的减少,都必须被视为这种下降的可能原因。

本文所提出的释放水平假设与在所有接受了情结的受试者身上取得的结果一致。从广义上讲,这一假设意味着:如果由一项冲突引起的情感兴奋在一个水平上没有得到充分释放,那么它就应当出现在另一个水平上。就当前的实验而言,如果在给出与情结相关的言语反应时,情感没有得到完整释放,就应当会出现一个非言语(自主的、非自主的或呼吸的)的干扰。无论反应时间延长与否,这种情况都有可能发生。在那些对言语反应有些许抑制作用(意识的或无意识的)的项目上,反应时间会增加。如果在某些方面关联到冲突的一个反应足以或不足以释放情感兴奋,那么反应时间就不会延长。

还需要注意的是,受试者 2、3、4、5、6a 和 6b 在催眠状态下给出了冲突的运动证据,当在详细分析来自受试者 1 的结果时,曾讨论过这一点。在这些例子里,运动干扰比受试者 1 的更加明显。受试者 1、3、4、5 和 6c 在清醒状态下给出了类似证据。在催眠状态下,受试者 1、7、8、9 并没有出现运动干扰,而受试者 2、6a、6b 和 7 在清醒条件下并没有表现出太多的非言语干扰。如前所述:在那些催眠或清醒状态下的受试者没有出现运动干扰,表明冲突并不存在。

我们在实验基础上所提出的释放水平假设是已阐述过的鲁利亚理论的延伸。根据鲁利亚理论,当言语反应受到抑制,或者存在大量的冲突型兴奋时,运动干扰就会发生。我们的假设是,当言语反应受到抑制时,运动干扰就会出现。然而,当冲突引起大量兴奋时,可能会出现运动干扰也可能不会。如果言语反应充分释放了这一兴奋,那么就不会出现运动干扰;但是如果言语反应对这个兴奋释放得不够充分,那么运动干扰就将出现。我们试图解释,当受试者以这种方式发生冲突时无法获得运动效应的原因。

剩余的 3 名受试者,有两人明确拒绝接受这种情结。向两人给出的是本质上很严重的同一情结。(暗示给他们的时间里)作为医学实习生的他们应该非常希望熟练掌握脑池穿刺技术(假设有脑脊液的情况下的引流),他们在刚刚离世的患者身上练习。由于病房里光线不好,床的位置出现了错误,他们对一名昏迷的患者而不是死亡的患者实施了穿刺,由于技术上的失误,针头刺穿了椎动脉,导致了内出血,继而发生了死亡。对这起事故两人都没有报告,就离开了病房。实验完成之后,我们询问了研究对象,发现这两位受试者都不相信自己曾卷入这个情结情境之中。其中一人说,事件中那个人的行为与自己的行为大相径庭,以至于他无法想象自己会做出这种行为,尽管他努力地试着相信它。另一位受试者报告说,在听到关于这个事件的暗示后,他的脑海中出现了自己实施脑池穿刺的画面,但它完全脱离于这个情结。整个情境对于他而言似乎很真实,但他知道自己晚上并没有前去病房实施手术。然而,这两个例子在催眠环节里都出现了干扰增加。这些增加几乎都出现在 N 词上,在一个例子里,增加也稍微出现在 NC 词上。在一个例子里,这种增加主要表现为呼吸干扰;在另一个例子中,它们分散在所有的非言语方面。鲁利亚说呼吸干扰的增加表明了"创伤",他指的是人对"冲击性"体验作出反应的情况。他对比了这些情况以及那些个体参与了一些行为(这些行为如果与个体的人格倾向相悖,就会产生冲突)的情况。在这两位受试者身上所得出来的结果意味着,为制造出冲突,情结行为必须是受试者在想象自己所作所为时的一种可能。

取得否定结果的是第三个例子,从接受情结的角度来看,所涉及的是,到研究生院奖学金申请的最终日期之后,才寄出舍友的申请信,而受试者则在提交之前寄出了自己的申请信并获得了相同的奖学金。这名受试者在实验结束之后解释道,催眠中所叙述并不完全符合逻辑,她觉得这是假的。她用许多细节对它进行了详细阐述,使其更为可信。在催眠后的情结状态下,她意识到一种渴望,即自己的思维老是想着这件在催眠状态里可能已发生的事件,这样做的话,她认为她自己可以摆脱一些令人不快的事。然而,她隐约地感到自己不该这么做,因为这有可能干扰催眠情境。在她身上的情结移除是这样实现的:暗示清醒状态下的她回忆起那则故事,她做到了。这个例子里,我们的印象是:对故事的接受更多的是理智上的,而非情感上的。情结环节里的干扰略有增加,催眠状态下几乎全都出现在 N 词和 NC 词上。而清醒时的情结环节里,出现在 C 词和 CA1 词上的干扰较催眠下情结环节里的有小幅增加。这令人觉得似乎有些冲突已然产生了。然而,关于这名受试者,最为显著的是大量不寻常的言语反应。所谓不寻常的反应,我们指的是与那些在处境类似的一群人身上可预期到的反应相比,这位受试者的反应是独特的。至于那些我们从 Kent-Rosanoff 词表中摘取出来的词,我们将那些出现频率非常低或频率为 0 的反应标明为不寻常的反应,除非这反应在受试者的职业或生活环境中似乎是适当的。数值如下:环节一,清醒对照,7;环节二,催眠对照,11;环节三,催眠下情结,18;环节四,催眠对照,9。大多数属于 NC 词和 1V 词。对在环节三和环节四中出现,却没有发生在环节一和环节二的那些独特反应的检查表明，一些反应可用 NC 词来解释，一些反应与情结有关，一些被两者所影响。这项分析，与用来试着解释同一案例所有干扰的方法相同。尽管所处理的数值很小，然而它们表明，不寻常反应的增加可能直接源自情结的增加，或者间接来自 NC 词的敏感化。

结　　论

这一技术的明显的难点在于，必须诉诸于或多或少推测性的方法来解释那些与情结没有明显关联的非言语干扰。为了进行更为严密的实验研究，对受试者性格方面的了解肯定应该比我们当前了解得要多。中性词列表也可能因受试者而异。应该努力确保所有受试者的稳定性，而不是所有受试者都有稳定的条件。这将使我们有可能在更为客观的基础上来处理一些问题，其中一些问题将在此处讨论。

为得到自主干扰，受试者必须意识到冲突吗？我们的数据支持了这一可能性，却大体上反对了这一可能性。我们认为鲁利亚的观点也是双向的。然而，他似乎相信为得到自主干扰，觉察是必需的。此处涉及了冲突的压抑与抑制的处理问题，以及鲁利亚关于"功能性屏障"的概念。

这项技术在多大程度上揭示出了受试者的"自然情结"？我们的数据表明，我们认为是自然情结被揭露出来了，尤其是在首次的实验环节期间。在任何研究自然情结的尝试中，都必须考虑由所谓"冲击"效应而带来的并发问题。两个提问可能都与人格类型有关。在这个方面，鲁利亚提出了他称为"反应稳定型"和"反应不稳定型"的人格。在后一种类型里，很有可能自然情结会更轻易地暴露自己，并且冲击效应更大。

人们能获得冲突间相互关系的信息吗？我们的材料表明，在一些受试者身上，人为引导出的情结至少引起了自然冲突的暂时消失，而在另一些受试者身上则强化了自然冲突。在这方面，我们还发现移除情结后，NC 词具有的非言语干扰比情结引导前的要少。去除一个情结在受试者身上产生了普遍的发泄效果，这仅仅是由于重复而产生明显的反应吗？

人们可以用这种方法来研究情结所依附的物体类型与情形吗？看看我们的 CA1、CA2 及 CA1+UC 词（译者注：UC 词在之前没有出现可能为 NC 词的误写）就知道了。这个问题与象征化密切相关。

情感释放有不同的水平吗？如果有的话是在什么条件下，由某个水平而不是另一个水平来承担起释放？各个释放水平间有什么关系？有等级体系吗？一个水平能成为另一个水平的替代吗？我们的结果表明，在言语水平上的释放越多，非言语水平上的释放就越少，反之亦然。然而，必须记住的是，这些差异在催眠状态与清醒状态之间是相当明显的，可能部分是由于催眠。

仅仅从压力曲线就能区分出情感冲突与那些更为智力的冲突（例如，试图解决困难的智力问题）吗？还是说情感是两类冲突的基础？鲁利亚在这方面已有所开始（1932，p.205~239）。

可经由直接清醒暗示或间接清醒暗示引导出情结吗？后者的一项例子可能是：一群人给一个人制造了一些令人不快的谣言。

交感神经变量（如心率、血压、皮电反射等）与本研究的变量之间有何相关性？为此，最好更多了解受试者的总体动作，这些动作可能与情感有关，也可能无关。

这种方法有可能研究在精神分析访谈过程中所揭示出来的冲突吗？似乎可以从这种调查中获得具有理论价值的数据。

疲劳与中毒状态在使情结材料更易获取方面有什么影响？鲁利亚提出，在疲劳期间，"功能性障碍"的调节能力会降低（1932，p.384）。

持久性效应在什么条件下会出现？它们是否倾向于出现在一个水平上？我们的数据中有些迹象表明，持久性倾向于出现在比之前的干扰水平更低的水平上。例如，如果干扰是言语上的，那么持久性干扰倾向于自主、非自主或呼吸水平。

催眠对言语反应的个体特征有何影响（这是一个与鲁利亚的技术没有直接联系的问题，而由我们的实验所提出）？似乎有明确的迹象表明，催眠增加了反应的个体特征，这一点从 Kent-Rosanoff 标准对 N 词的频率计分的平均值的比较中可以看出。然而，我们并不确定这是由催眠引起的，因为在那些重复过清醒对照的受试者身上也出现了相当大的频率下降。然而，有 3 位受试者，从清醒状态到催眠状态的频率下降是如此明显，以至于我们感到在这方面处理的可能是人格类型。在安排这种实验时，有必要考虑到"冲击"效应对反应的个体特征的影响。

情结对言语反应的个性特征有何影响？这可以从 Kent-Rosanoff 频率或一些自体的标准（比如，根据每位受试者的刺激词序列的重复次数而建立的频率表）来予以研究。材料中有些迹象表明，一个情结使清醒状态下对 N 词的反应个性化，而在催眠状态下对 N 词的反应就没有那么个性化。

概　　要

为了测试鲁利亚的情感冲突检测方法的有效性,他的一项实验得到了重复。通过催眠,引导出一个情结。对言语、自主、非自主及呼吸反应进行研究。采用了 4 名男性与 8 名女性受试者。下文解释了所获得的结果及其表明。

作者注:

(1) 有证据表明,有 9 位受试者接受了陈述给他们的事件,把这个事件当作自己所做过的事,这在他们身上产生了深远的反应。

(2) 在 9 名受试者里的 6 名受试者身上,鲁利亚技术的非言语(运动)方面揭示了催眠状态与清醒状态下都存在冲突。一般来说,催眠状态下的受试者倾向于给出与冲突明确相关的言语反应,而非言语干扰相对较少。在清醒状态下,非言语干扰的相对重要性超过了言语干扰。假设表明,可能存在"释放水平",如果由冲突产生的兴奋没有在言语上释放出,那么就会扩散到自主和非自主的运动水平上。这一暗示的言外之意是,鲁利亚技术的非言语(运动)方面有时可能无法揭示出冲突的存在。

(3) 9 名受试者中的另 3 名受试者,接受了给他们的事件的暗示,而鲁利亚技术所揭示出的冲突存在的证据是缺乏的或性质上是可疑的。对这 3 名受试者,特别讨论了人为冲突对他们言语反应的影响。

(4) 来自 3 名拒绝接受情结的受试者的结果表明,可谴责的行动必须具备这样的特征,即受试者可以合理地设想自己的参与。

(5) 从同一受试者的重复环节中所收集到的数据表明,存在一种"冲击"效应,它主要出现在首个环节里,表现为大量的运动干扰,并在重复之后下降。在得出此类实验的有效结论之前,必须对这种"冲击"效应予以正确地评估。

(6) 当某人存在冲突时,对他的实验环节予以重复,结果显示,运动干扰逐日渐渐下降,这指出了一种"发泄"因素或遗忘因素。

讨论了该实验的某些其他理论含义,并包含了一份或许可以用鲁利亚技术来处理的问题列表。

第十八章

实验性研究：利用催眠诱发早泄患者的神经症的实验性研究

米尔顿·艾瑞克森

引自 The British Journal of Medical Psychology, Part Ⅰ,1935, Vol. ⅩⅤ。

对人格障碍这一临床问题进行实验研究是一项有趣又困难的任务,对此类问题的多数研究主要是由扮演治疗师角色的精神分析师来完成的。为此,纯粹的实验性工作未受到重视,因为必须遵守既定的规则与明确的概念。然而,这个临床领域的学生们(其中,最重要的是精神分析师自身)正在越来越清楚地意识到需要一种系统性技术,该技术适合于实验室检查,这与目前的经验性证据(主观与临床经验)形成了对比。作为一种实验研究人格障碍的方法,选取了一则早泄患者的案例,该案例接受了实验室程序,目的是获得一些关于被称为"发泄"的心理机制的信息。

从医学和精神分析治疗中一则公认的临床事实想到了这个实验技术,这则临床事实是:从某个疾病(或冲突)中恢复,这常常导致了全新生理平衡(或"力比多的重新分配")的建立,从而允许顺利解决第二个并发或许完全不相关的疾病(或冲突)。有类似影响的是一个众所周知的事实,即并发疾病可能对原发疾病产生有利的影响,如麻痹期的疟疾。

对这些想法的斟酌考虑表明,它们适应于当前的这个案例(精神层面,而不是普通的躯体层面)。经决定给予患者第二种疾病,这是一种神经症,在设计上可能让它象征或相似于最初的困扰,而且可预期它会唤起相似或可能相同的影响。我们假设,这种情感的相似性或同一性将在两种神经症之间建立某种动态关系,可能是通过识别,也可能是通过一种冲突对另一种冲突的"吸收"。所做的假设是:影响上的这种相似性或同一性将在两种神经症间建立某些动态关系,可能是通过认同,或者可能是通过一个冲突的"发泄"影响到另一个冲突。当患者由于实验情境而被迫再次体验、发泄,并且解决诱发性神经症的冲突时,可能会出现发泄过程朝着最初的困难转移或泛化。或者,诱发性冲突的发泄和解决可能会建立一种人格的全新态度或结构。无论如何,实验的直接目的是建立两种神经症之间相互的动态关系,并诱发人格的重新调整。

这个实验的受试者是位 25 岁单身白种人男性,拥有心理学和哲学博士学位。此外,他对临床心理学有着相当了解,还非常熟悉艾瑞克森的催眠技术与方法,因为在他透漏自己的疾病之前,他一直担任作者的催眠受试者,在实验工作中被频繁地使用了 1 年。最终,由于他深陷困境,他决定寻求精神病学的帮助,为此,他向作者抱怨了自己的早泄,并请求帮助以克服这个症状。

他的故事大致如下:

3 年前,他决定与人发生性关系,并做了许多尝试,但总是带着一种强烈的内疚感,他把这种内疚解释为一种他在亵渎女性的感觉。从第一次开始,他就过早射精,但有几次他成功地确保了插入的二次勃起,但随后总是发生突如其来的高潮和疲软。随着这些失败一再发生,他变得愈发关注且担忧,他的问题也越来越严重。起初,开始性交明显公开的行为导致了射精,但在他寻求帮助时,亲吻、拥抱、有时仅仅是与一名迷人女孩的偶然接触都会引起勃起并突发高潮,而后就无法再次勃起。即使成功确保了二次勃起,他也没能利用好,要么是因为另一次提早射精,要么是由于插入时突发性高潮。他曾采取过"预防性"自慰等措施来减少他的性紧张,还选择过对他没有性吸引力的女孩儿。他对这些经历的情感反应是:极度羞愧、痛苦、自我厌恶和自卑。

在他的故事结束时,年轻人被告知,作者只会对他的案件深思熟虑,经过一段时间的考虑之后才会尝试治疗。此外,他还被作者敦促向另一位精神科医生寻求帮助。接着,作者改变了讨论主题,请求患者配合进行一项特别的催眠实验,患者知道这项实验已经酝酿了一段时间,他也知道这项实验将在接下来的几个月里开展。尽管对治疗的推迟并不完全满意,但他仍继续配合着当前的和拟议的催眠工作。

后来,作者在详细制订特别催眠工作的计划期间,构思出了这个实验的想法,并迅速阐述制订以供研究。作者未向患者透漏这一事实。相反,允许他继续持有这一信念,即治疗被无限期推迟,作者则完全沉浸在先前拟议的催眠工作中，对于这项催眠工作，患者未得到任何信息。这一"欺骗"的根本原因是一个假设，即采用的催眠程序的任何治疗结果都可以归因于治疗本身，而不是患者的希望和期待。第二个好处（在催眠治疗里一个重要的考虑因素）是有可能在实验里深深地催眠患者，而不是将他作为催眠受试者的任何方面的成功取决于他的神经症。

在患者配合和参与实验工作期间，作者训练他接受一些"虚构的情结"。这些情结是一些虚构的、带着感情色彩的故事，当受试者处在深度催眠状态时，作者把这些故事说给他听，谎称这些是他过去真实的个人经历，而且他一定会记得这些经历。

利用患者上述受训的背景，作者为他虚构了一个特别的情结，并妥帖地植入了他的内心，这个特别情结，理论上会诱发我们上面谈到过的第二种神经症。这个虚构的故事（下文会逐字逐句地列出来，和当时说的分毫不差），加上在场的秘书完整记录的所有催眠指令，纯粹是作者的奇思妙想，基于患者想赢得某种学术奖学金的真实愿望。

然而，为读者能够更好地理解和吸收，最好先向读者指明这个情结故事所包含的象征意义。首先，一目了然的是故事的异性恋的情形和与此相关的暗示。可能不那么明显的是，香烟象征阴茎，烟灰缸象征阴道，不过考虑到这个特定场景所体现的异性恋冲动和强烈的爱慕之情：男士被女孩所吸引，他很想给她一些东西，以此来获得自身的满足，女孩则通过艺术作品来展示自己，以及这次邂逅的灾难后果和患者以前与异性接触时的灾难后果极其相似。这都让患者更有可能把两者等同起来。

患者一经进入深度梦游式催眠状态（其特征是：明显与所有环境刺激的彻底解离，以及催眠后，明显对所有催眠事件与暗示的彻底遗忘）。

艾瑞克森 · 现在，当你继续睡觉时，我将让你回想起，在你的头脑回想起一件事，它发生在不久以前。当我叙述这个事件时，你会记起来，记得充分且完整，会记起每一个已发生的事。你有很好的理由来忘记这件已发生的事，但是，当我（让你）回想它时，你会完整地记起每一处细节。

现在,在你的头脑里记住这点,当我重复关于那个事件里我所知道的内容时,你会充分且完整地回想起一切,就像它发生时那样。而且还会更多,比我讲述的要多很多,你会重新体验到各种各样的冲突性情绪,这些是你那时感受过的,而且你会觉得和事件发生时完全一样。

现在,我要告诉你具体的事件是……

前段时间,你遇见了一个人,一个名人,在学术圈内很有名的人。他对你很感兴趣,他处于这样一种地位,他能帮你获得某项你非常感兴趣的研究类奖学金。他与你约好到他家去见他。那天你前去拜访,在指定的时刻到达。当你敲门时,迎接你的不是这位先生,而是他的妻子。她热情友好地问候你,非常亲切,让你觉得她丈夫和她说过你的好话。她带有歉意地解释道,她丈夫被叫走了一会儿,但他很快就会回来,并请你待在舒适的书房。她陪着你来到这间房,在房间里,她给你引荐了一位迷人的女孩,这女孩儿显然相当羞怯和拘谨,她解释道,这是他们的独生女。

这位母亲接着请求你的允许她继续去工作,并解释道,她的女儿非常乐意地招待你,在你等待期间会让你愉快的。你保证,你向这位母亲保证,你会非常舒服和放松的,即使到现在,你还能回想起曾体验过的愉悦之情,那种当你想到由女儿来担任女主人时的喜悦。随着母亲离开房间,你开始了交谈,与女孩交谈,尽管她害羞且腼腆,但你很快就发现她不但谈吐迷人,而且还非常赏心悦目。你不久就得知她很感兴趣的是绘图,上过艺术学校,对艺术有着真正浓厚的兴趣。她羞怯地向你展示一些她所涂画的花瓶。最后,她向你展示了一个精美的小巧玻璃盘,在盘中间她的绘图极具艺术感,她解释道,她把它修饰了一下,作为给她父亲的烟灰缸,装点得更像是装饰品,而不是一个真正的烟灰缸。你欣赏它,非常赞赏她的作品。她提到把盘子当烟灰缸用,这令你渴望吸烟。由于她还年轻,你犹豫着要不要给她一支烟。此外,你或许不知道她的父亲会有何感受,对于此类事情。然而,你想要遵守吸烟礼貌。在你思虑这一问题时,你变得越来越不耐烦。女孩并没有给你一支烟来解决你的问题，而你一直希望自己可以给她一支烟。最后，绝望之下，你请求她允许你吸烟，对此她很爽快地答应了，你拿出了一支烟，却没有给她。在你吸烟时，你四处寻找烟灰缸和女孩留意到了你的扫视，劝你使用她设计的烟灰缸（为她的父亲而设计的）。犹豫着，你照做了，并开始谈论各式话题。当你们交谈时，你愈发觉察到对于她父亲的归来，你内心的不耐烦在快速滋长。

很快，你变得如此不耐烦，以至于你无法再享受吸烟。你的不耐烦与痛苦是如此之大，结果是你非但没有仔细摁灭香烟再丢入烟灰缸，还把还燃着的香烟扔进烟灰缸，并继续与女孩交谈。女孩显然没有注意到这一举动，但是几分钟后，你突然间听到了一声巨大的爆裂声，你立即意识到是自己扔进烟灰缸的香烟继续燃着，使玻璃受热不均，导致玻璃裂成了碎片。你感到非常受挫，关于这点，女孩非常和蔼且慷慨地坚持说，这就是一件微不足道的事，她还没有把烟灰缸给她父亲，她父亲不会知道任何事情，不会知道它的，并且她父亲也不会失望。然而，你感到相当内疚，因自己的粗心大意打破了烟灰缸。你想知道她父亲对此会作何感受，如果他知道了。你的忧虑很是明显，当她母亲走进房间，你试图去解释，但她宽厚地让你安心，并告诉你这真的不重要。然而，你对它感到极为不安，你似乎觉得女孩也感觉很糟。不久之后，她父亲打来电话，说他余下的时间都被叫走了，并请求你允许他改天再见你。你非常高兴地离开了，对整个情形感到非常难受，当时你认识到自己对此真的无能为力。

现在当你醒来后，这整个情形会出现在你脑海。意识上你不会知道这是什么，然而它会出现在你脑海，它让你不安，它控制你的行为和言语，但你不会意识到它在这样做。

我刚刚告诉了你一件你近期的经历，当我向你讲述它时，你详细地回想起了它，并认识到我对整个情形的描述是相当准确的，我给出了故事极其重要内容。你醒来后，整个情形会浮现在你脑海，但你意识上不会知道这是什么,你甚至意识不到它可能会是什么,但它让你不安,它会控制你的言语和你的行为。你理解了吗? 你确实对这件事感到糟透了。

患者很快从催眠状态中醒来,片刻之后他似乎就完全清醒了。他出现了彻底的遗忘,不仅针对催眠事件和暗示,还针对曾经已被催眠这一事实的完全遗忘,这是深度催眠后的通常表现。在定向时,他特别困惑,因为在他入睡时黑暗已降临。在场的、作者的两位同事立即与他进行随意交谈,秘书记下了所有的谈话,还描述了患者的行为与举止。由于材料的长度,也出于对患者身份保密的必要性,完整呈现该材料是不可能的。然而,重要部分已经摘取出来,介绍如下。

催眠后的一段时间里会出现三类常见现象。第一类是患者的每个思路都会被植入的情结(现在是潜意识的)所支配。尽管他在各类话题的交谈上都很流畅,很快就会留意到每个话题都与情结有关,不过关联方式只有了解整个情况的旁观者才看得出来。作者和同事们小心翼翼地避免提及与情结有关的话题,患者自己也没提到情结故事本身的内容,他的任何言语也没有表明他对它有任何的意识觉知。他也没有得到任何用来影响他行为趋势的暗示。事实上,作者的一个同事负责实施这一程序,他也不知晓作者的目的,以此确保来自受试者的未经指导的反应。

当患者被问及他的某位朋友时,他谈到朋友的小孩打碎了一件小装饰品。随着谈话的继续,他讲述了另一位朋友在国外旅行期间参观了艺术画廊,以及收藏有古代彩绘花瓶的博物馆;他谈到了作者的书房以及个人财产保险的好处;他笑着讲起一个朋友抽烟不小心、差点引起一场大火的故事。任何由在场其他人所提起的谈话主题,很快就会由患者以这种方式来展开,对旁观者而言,与情结内容有关这点变得明显。此外,每一个谈话主题都会很快地令患者感到不快,他会反复地改变话题,只是为了强迫性地回到一些易与情结关联的言论上。

第二类,他的语言表达形式上出现了干扰。不相干的话、结结巴巴、磕磕绊绊、思路混乱、重复、坚持某些观点、过度的紧迫感、突然的强烈强调,这些都被注意到。因此他一醒来,他就开始吸烟、谈话,直到他突然间注意到他的手肘边有个着色的土制烟灰缸,于是他在座位上不自在地扭动身体,结结巴巴、失去了思路,但当作者的同事完全接过话茬的时候,他渐渐恢复了平静。后来,当谈到出国旅行时,他插话说古代花瓶的破损对艺术造成了不可弥补的损失,然后继续着谈话的主要话题,显然没有意识到他自己的离题。还有一次,再提到作者的书房时,他对保险问题变得过于关心且迫切。在这些情况下,尽管它们常常发生,患者似乎并没有感觉到自己的行为有任何异常。当时的观察以及后来对记录的考量都表明患者的这些行为不是对外部刺激的反应,而是来自他自身的内在心理状态。

在这期间所留意到的第三类现象是对于烟灰缸的类恐惧、强迫性行为,这是根据他以前的已知行为所判断的。当随手递给他一个虽然是装饰性却结实的烟灰缸时,他小心翼翼地、害怕地接过来,似乎害怕使用它。相反,在多次迟疑、徒劳及明显带强迫性地试着把烟灰弹进去之后,他尴尬地把烟灰放了裤子的翻边里。有时,他会成功地把它们弹进烟灰缸,接着他会用指尖反复且不安地压碎它们,似乎是为了消除自己对火星的疑虑。他握着烟头,直到它灼伤了他的手指,他瞥了一眼地板并抬起脚,似乎要以这种方式来处理它。他也试着用裤子翻边来摁灭它,但这样做的话似乎就太尴尬了,他反复尝试在面前的烟灰缸里摁灭它(方式是:在烟灰缸盘子里轻敲香烟),却失败了。最终,他随意地在房间里寻找起来,直到他找到一个金属盘子,他在盘子里有条不紊地摁灭烟蒂,过度谨慎地一遍又一遍地检查,似乎是为了确保它不再继续燃烧。每当有人把用过的火柴扔进烟灰缸盘子里时,他似乎都不得不立即把火柴拿回来,用手指和拇指冷却它,再仔细地把它放到灰烬上。在谈话期间,他以一种超然的方式来检查、再检查烟灰缸,毫无必要地把它从桌子边缘移开,最后又在它下面放了块软垫。尽管在吸烟有这么多麻烦,他还是毫不在意地接受无论何时递来的香烟,或者自己给自己拿,只是在吸烟时会重复他的这类恐惧行为。

在注意到患者的这些行为(以上只是一个简短的总结)后,作者感到他已经"接受"了这个情结,可能还因此发展出了一个经人为引导的神经症。接着,作者就直接向患者提问,并敦促患者叙述自他进入诊疗室以来所发生的事情。尽管一再询问,患者只能说他有抽烟并与作者的同事们交谈。获得的消息中,没有任何消息表明他在意识上认识到了这一事实,即他已被催眠过或他接受了一个不同寻常的程序。因此，他被重新催眠，在这次催眠里，他被指示，在清醒后要彻底回忆起整个的实验情境，并自由地讨论他的反应、言语、行为和举止。据推测，凭借这种程序可以实现情结的"移除"，因为患者可以在意识水平上再次体验它，从而可能对自身的反应有所领悟。

在他醒来时，开始了一次随意聊天，很快他打断谈话，问是否告诉过作者他近期的一次不愉快经历。接着，他讲述了这个情结故事，讲述时把它作为一次真实事件的回忆，带有恰当的情感反应，甚至还说明了这位父亲的身份，认为他是某某（此人确实有可能有这样的言行）。当他结束时，他吃了一惊，看上去很是困惑，露出强烈的惊愕，然后露出宽慰与心领神会的笑容。

受试者·嗨，那只是你给我的一个暗示，在催眠状态下给的！

在这个领悟的基础上，他开始充分讨论他的谈话和行为的各种细节，他的讲述是按时间顺序进行的，讲完前一段，他会马上想起后一段，每一段对他来说都是全新的回忆。与此同时，秘书充分记录了他的言辞和态度，以及我们向他提出的问题和意见。他解释说，当作者向他讲述这个情结故事时，他对自己真实的记忆进行了转移、改编和补充，并把改编过的真实记忆和虚假故事融为一体，这样一来，他让虚假的故事看上去就是现实中真实发生过的故事。一旦他把故事中的父亲与一位他稍有交往的绅士联系在一起，而他也暗自希望过这位绅士会有这样的身份和言行，那么将虚构当作现实对他来说就变得轻而易举了。而他对作者极大的怨恨也让虚构故事显得更为真实，因为一听到作者讲述虚构的故事，他立即变得很恼火起来，恨作者不但窥探他的隐私还知道了他的这桩丑事。

醒来后，他感到轻松自在，要求他说两句。然而，在他说话时，他愈发意识到一种持续增长的不适感，而且这种谈话会因一个话题、自己的言论或他人随意且适当的评论而加剧。他惊讶地发现自己对烟灰缸的惧怕，他试图掩饰这种恐惧，并试图用十足的意志力来克服它。与此同时，烟灰缸及托盘一再让他着迷、令他分心。尽管他曾试图对自己的反应做出一些理解，但都无济于事。当他意识到其他烟灰缸，甚至对用过的火柴都有同样的恐惧感时，他的痛苦开始加剧。

当被要求按顺序描述他的情感反应时，患者说道，当在催眠状态下向他给出情结时，他的反应是"就像任何正常人面临此种情形一样。发生在任何人身上都会觉得是一件令人不快的事"。

从催眠状态中醒来时，他没有体验到任何特别的情绪，但随着他开始谈话，他产生了一种情绪，他回忆起就像是在催眠状态里、在情结实施期间所体会到的一样。然而，当他继续谈话时，他经历了言语上的磕磕绊绊和结结巴巴，觉察到自己对烟灰缸的强烈惧怕，他情感上的不适显著增加，他变得"难受""不快""痛苦""沮丧""焦虑"及"惧怕"。

他颇为天真地诉说着他的情绪变化，他说，他发现自己正处在一个熟悉而令人愉快的环境里，这让他的情绪困扰看起来是"荒唐的""愚蠢的""有缺陷的"和"不明事理的"，这种感觉不由得让他"想起过去的经历"，并从"过去的那些尴尬经历中"油然而生一种"非常尴尬的感受"，他将这些新的、更强烈的情绪添加到已经存在的情绪中。这让他感觉到，他的境况以某种无法形容的方式得到了不可估量的改善，但过去他的境况曾经让他"感觉很糟糕，很可怕"。

观察到在患者有了情结之后的后半段时间里，他行为上变得费解和紧张、言语表达困难、深深叹气，还大量出汗。这种观察导致作者立即重新催眠他，并把情结"移除"。

患者被问及"过往令人尴尬的感受"，他在最初的情绪基础上"增加"了这种情绪。然而，他并没有很明显地刻意回避这个问题，而是开展了一场学术讨论，关于影响情绪反应的习得知识能否迁移的可能性，讨论并没有产生任何与这个问题有关的信息，他似乎也没有领会这个问题的意义。

因此，他被问及当他回忆起整个情形时他的感受。

患者· 嗯，我很高兴地知道它仅仅是一些暗示，并没有真的发生。

他补充道，他试着使用烟灰缸时的迟疑、惧怕的样子一定显得很荒谬。

患者· 让我展示一下我当时是怎么做的。

他开始非常详细地模仿他之前的行为，接着他突然间打断自己：

患者·好吧，我要向你们展示我是怎么做的。

他点燃了另一支烟，一边说着，一边把火柴扔进烟灰缸的托盘，最后把烟头压在托盘底部，在烟灰中来回碾压，直到把烟灭了。

患者·（笑着说）现在，对于这样我感到满意了。

在这之后，作者对患者所提供的（演示）服务表示了感谢，并告诉他实验已经结束了，让他离开了。

3天后，患者兴高采烈地回到了作者诊疗室。

患者·（兴奋地说）我做到了！

要求他详细说明，他说，前一天晚上他和一个女孩在一起，这名女孩对自己的追求反应热烈。像往常一样，在吻她的时候他就射精了，但他并没有像往常那样感到羞愧和沮丧，相反，他的性欲增强了，他的勃起没有丧失他完成了一次完整的性行为，他的快感大大延长了并在夜间重复了这一行为。

经作者的允许，他详细讲述了这次经历，在这之后，他开始询问作者关于这个"治愈"的起因与有效性。作者给出了含糊的答复，并提醒他，往日他也曾在最初射精后成功过。他反驳道，过去的成功与前一晚的成功无法相提并论，前一晚的成功第一次让他感受到真正意义上的性满足。而且，他的整个精神状态和反应都是全新的，因为他没有体验到任何惯有的恐惧感、羞愧感和自卑感，相反，他感到自信、安心、随心所欲。然而，作者拒绝相信的态度令他感到气馁、怀疑，他带着这种心绪离开了诊疗室。

几天后他又回来了，再次兴高采烈见艾瑞克森。

患者·医生，你错了，我已经治好了！

他的故事非常简短：

上次离开诊疗室之后，作者的怀疑让他倍感沮丧，2天里他一直心绪恶劣。最后，为了了解真相，他找了一个女孩，并和她在自己的公寓里共度了一晚。他小心翼翼地开始做爱，随着伴侣的回应，他变得越来越有激情。由于没有出现任何异常事件，他彻底打消了疑虑，并完全悍然地进行着性行为。在行为过程中出现了一种神经症性的恐惧，他担心自己可能无法射精，但这个恐惧很快就被高潮所驱散了。休息之后，他重复了这令人满意的表现。第二天晚上他又和另外一个女孩体验了同样的过程，这让他确信了自己的"治愈"。

（随后的报告证实了患者讲述的真实性）在这一叙述结束时，患者被问道他对自己身上的这种变化有何解释。他声称他没有解释，很明显他自发地解决了冲突，他很满意让事情保持原状。作者建议他静静地坐着，认真地思考，让自己的思绪随意游走，在他这样做的同时，回想起在早泄过程中体验过的各种情绪。

过了一会儿，他脸发红，不安地动了动，然后以一种低沉单调的口吻说道：

患者 · 我现在明白了，我把烟头放进了烟灰缸，烟灰缸碎了，搞砸了一切，我感到糟透了……同一个方式……我现在明白了……我害怕使用烟灰缸……我试着用……我轻拍烟灰，以确保没有火星……我用了我的裤子。

一种既感到好笑，又有所理解的神情出现在他脸上：

患者 · 但我给你展示过我能做到，还记得吗？首先，我给你展示了我害怕时的行为，然后，我向你展示了我不害怕时的行为。还记得我是如何通过碾压把它熄灭的吗？

他停了下来，那种回想往事的姿态消失了。

患者 · （语气很是困惑）嘿，那就是你暗示给我的那个情结。比如说，这对我来说解释了好多东西……现在我识破了好多事情……现在我知道了当我说"我能感到满意了"时，是什么意思了。

（事后觉得很好笑）难怪我的感受如此糟糕。

作者试图让他对这些话语进行详细阐述，也试着引导出他对自己神经症的情感与由虚构故事所唤起的情感间的明显关联进行过解释,但他变得如此局促不安,似乎发展出了抑制机制,以防止进一步被意识洞察。因此,作者不再坚持提问。所获得的唯一信息是一句不充分的说明:对于早泄和所暗示的冲突情境而言,"情感是一样的"。

几个月之后,作者要求患者阅读并检查关于他问题的这个描述的准确性,当读到包含他"解释"的段落时,他把这一页放到一边。

患者·你知道吗,医生,我不记得我的解释是什么了。让我想想。

几分钟内,他复述了上面描述过的整个场景,说出了几乎完全相同的话语。在他结束时,他拿起那页纸,急切地读了起来。

患者·(连连惊呼)就是这样,就是这样。

再一次,他似乎不愿意或者无法进一步详细阐述,抗议道,他之前已经基于情感相似性来解释过了整个事件。

自这个实验程序之后,已过去了1年多。在最初的几个月里,只要有机会,患者就不受限制地沉溺于性关系,症状并没有复发。接着,在禁欲一段时期后,他再次出现了早泄,但没有之前的情感伴随(译者注:之前有负面情绪伴随),也没有勃起的丧失,每一次他都能令人满意地完成性行为。在过去的几个月里,他发觉仅仅是回忆一下实验程序就足以抑制早泄,整个过程中能够正常运作。他不觉得自己有任何障碍,对自己的性生活很满意,也没有出现任何其他的神经症症状。

讨　论

对上述报告的详细检查,揭示出大量复杂的心理动力学表现,这些表现似乎是作为刺激-反应而唤起的。从中可以得出一些值得讨论的推论。

关于治疗结果的最终可靠性可能存在着合理的质疑,因为神经症的起源、目的及其对于人格的功能尚不清楚。然而,患者现在能够正常运作并且能够获得迄今不可能的个人满足感,这一事实表明了在他人格反应里的有明确且显著的具有临床效度的变化。此外,研究结果表明,亚伯拉罕于 1927 年提出的关于早泄的前生殖固着的精神分析理论可能并不适用于所有情况,因为在这个例子里,很难理解所使用的实验措施是如何弥合力比多发展时的这种差距的。

作者想到了另一个问题,关于一种可能性,即当作者在用他做催眠实验对象的时候,对于他的易受暗示性、解离能力和对直接或隐含暗示的反应能力的训练,很可能对他的神经症产生了影响,因为他有可能在这个过程中得到了一些特殊的洞见或学会某些新的表达方式。然而,在那段时间里,他的神经症并没有任何的好转。同理,可以排除另外一种可能性,即作者是他的催眠师,同时又是令患者燃起希望的治疗师,患者在无意识中将作者视为一个富有权威的代理人,以及一个允许他放纵的代理人,于是他将成功性交的责任全权委托给了作者。此外,有人可能会争辩说,仅仅在催眠状态下引导强烈的情绪状态,就可能构成一种足够重要的体验,并导致了心理系统的重组,从而改变了神经症性结构。这个观点刻意被以下事实所驳斥:在之前的工作中,他接受了与本次调查中使用的程序相类似的程序,这些程序同样带有强烈的情感色彩,尽管在不同的方面。然而,除了教他如何接受暗示和如何调动他的情感反应之外,这些经历似乎都没有起到任何其他的作用。

一个重要的考虑因素是,患者所展示的心理现象,他能够把自己的感受、想法和经历添加到作者说给他听的故事里去。尽管作者说的故事事实上毫无根据,但他还是将故事植入到了自己的内心生活中,并在情感上做出了恰如其分的反应,很显然,他将这个故事转化成了他内心生活的重要组成部分。然而,在这个过程中,他又在这故事里添加了他其他的过往经历,以及有着其他来源的想法和情感,他将这一切融为一体,形成了一个更具包容性和意义的全新情感集群,并以一种全新的方式对此做出了反应,这一点可以通过他之后的行为和解释来判断。

他之所以能添加那么多的细节,看起来是一种无意识的反应,既被围绕某个单一物体的各种情绪的等同效应所引发,同时也被情结故事里各种刻意设计出来的关系、内涵及象征所激发。他有占有这个女孩的朦胧欲望,同时也想取悦她,他很想抽烟,同时也想给她一些东西,这些东西最终也会让他自己满意,以上这些都是他对这个女孩总体情绪状态的组成部分。同样的,他对烟灰缸的赞赏也属于他对女孩赞赏的一部分,他情绪反应的部分表达也起到了另一部分的替代性表达的作用。

他情感反应的这种复合性构成了一种情绪背景,在这个情绪背景下,我们可以用一个物体去替代另一个物体,以唤起共同情感的这个或那个方面。因此,香烟可以获得有关阴茎的精神贯注,烟灰缸也可以获得有关阴道的精神贯注,于是这两个物品就成了阴茎或阴道的象征。这种象征性对患者的价值是的确存在的,这可以由实验的最后部分来表明,因为在这阶段患者似乎对此产生了某种有意识的洞察。他零碎而不连贯的言论代表着他正经历着各种想法和情绪的融合,一个来源的情绪与另一个来源情绪的混淆等同,以及对于催眠暗示所引发的冲突与他自己神经症的冲突的情绪紧密联系。进一步的证据来自他已经接受了情结故事后那段时间的言行记录,以及他在催眠后的谈话,这一切都强有力地表明,一些与情结故事并不匹配的深层情感被激发了。尤其令人感兴趣的是,他对深层情感的天真描述,以及他在实验的第一次催眠状态中所表现出的强烈情感状态的生理伴随反应,即大汗淋漓、深深叹息和紧张的不自然的行为表现。

这又引发了我们一个新的思考,人类的深层情感是不是具有无以名状的特性,非要倚赖某个刺激才能得到定义,才能被引导找到表达的渠道。患者对虚构情结故事的极端情绪反应表明,用一种形象的说法来讲,一大团难以名状的情感依附在它所包含的相对简单的想法上,接着又将人格反应给彻底搅乱了。

最后一个需要讨论的问题是,当患者根据所暗示的情结故事来解释自身的康复时,解释背后的心理机制是什么。一个看似合理的推论似乎是,当他能够根据实验过程中的催眠事件,来将自己的神经症言语化之后,他已经习惯了这种反应方法。因此,当患者被要求回想同样的情绪并解释他的康复情况时,他就按照既定的模式这样做了。然而,当他这样做的时候,一个新的心理因素,确切来说,是他从成功经历中获得的心理视角——赋予了他的话语全新的意义,这样他才会宣称,"哟,就是那个情结——我懂了,很多事情都说通了,现在,我终于明白当我说'我可以感到满意'时我在说什么了!"

为进一步研究所提出的问题

作者很清楚,无论这个例子的结果多么有效,都无法从一个采用全新实验方法的单一案例中得出关于早泄的神经症及其治疗的一般性结论。这个报告也不是作为针对此类问题的可行方案而提出的。相反,这则报告的目的是把注意力集中到催眠运用的实用性上,催眠可能是一种对人类行为动态进行实验室研究能产生好结果的技术。这种研究在治疗方面的任何价值都是次要的,直到对其所涉及的过程有了更好的理解。

尽管催眠在实验性学术工作中得到了有益地应用,但其作为心理动态问题研究时的调查媒介这一可能性却往往受到忽视。这项研究表明了催眠措施可以以一种极富成效的方式引出动态反应并影响心理过程。尽管从上述发现中无法得出明确结论,但是先前讨论过的某些推论和假设是有依据的，它们涉及所卷入的心理机制、所发展出的动态关系，以及用来确定和影响行为与情感反应的方法。这些方法反过来又产生了一些明确的实验问题，这些问题需要进行分析研究，下面将提出一些与本项调查最为相关的问题。

第一个问题是，为实验室研究而在人类受试者中发展出实验性神经症的技术可行性。当前的调查在实验上并不完全令人满意，因为受试者具有一定的熟练度。尽管这项事实及使用技术的粗糙，其所获得的结果表明了有重大意义的临床与实验可能性。然而，本项研究需要在一位无经验的、人格问题相对简单（比如特定的轻度恐惧症）的受试者身上重复，并对症状的起源进行彻底调查，以达到详细阐明实验结果的目的。可以想象得到的是，通过这一程序，可以更全面地了解冲突之间的相互关系以及一种情结对另一种情结的影响。

第二个问题是，研究"发泄"概念的可能性。可以用一种类似于上述方法的改良技术，但要有个对照组，要持续观察这个对照的受试者，并将他的行为集中在不太具有情感价值和社会影响的活动上，这可能会是一个好办法，用来对于发泄过程的本质、机制和催眠导入方法进行实验性研究。在精神分析的过程中，有个类似实验性质的发泄引导，那就是精神分析师会让患者把自己的幻想给"实现"出来，这种手法的临床结果也表明了在实验室环境中研究发泄的可行性。

还有一种研究方向，那就是设计一种催眠引导技术，暗示受试者从沟通的内容中选择形成情结故事所需材料。目前的实验表明，受试者在这项研究中的确做出了他的选择，因为在虚构的情结故事里，也有象征"俄狄浦斯情结"和"姐妹乱伦"的情节，而受试者显然对此没有反应。这种技术有可能对揭示受试者本身的情结，以及受试者的人格倾向和类型提供实质性的帮助。前面提到过的赫斯顿等，发现了一些提示性的证据，证明催眠引导的虚构情结有助于揭示受试者本人的情结。马拉默德和林德也从另一个角度研究了这个问题，他们向患者展示了一些照片，然后获取了患者随后的梦境报告（Malamud & Linder，1931）。

患者在实验中的情绪反应引发了一种猜测，即情感反应可能是"某种条件反射"，有点像神经肌肉反应的条件反射。可以想象的是，我们可以通过唤起受试者的深层情感来实现这种条件反射，在此基础上，我们可以直接进入下一个序列，既营造出第二个引发情绪的情境。这个例子可以在上文中找到，既我们营造了一个充满情感意义的男欢女爱的场景，从而引发了受试者的一种特殊的情绪状态。因此，在这样的实验中，只要我们留心观察受试者表达的顺序、发展走向、方式及表达所服务的目的，就有可能获得关于他情绪反应的起源、附着和相互关系的信息。

本报告还提示了一种研究象征如何形成的方法。情感在形成象征价值上作用的相似性可以从患者对其如何康复的描述中推断出来。我们可以设想在某个实验中，将相似的情感色彩赋予不同的物体或概念，从而研究患者是如何得出一件事件象征着另一件事件的真实感受的。举例来说，我们可以重复同一个实验，首先唤起受试者俄狄浦斯情结的情感，然后营造下一个情绪性场景，故事则围绕着受试者行使某个虚构的权威身份来进行。当受试者借用一个场景来诉说另一个场景时，就有可能表明他确立了某种象征价值。又或者，如果患者象征地形成取材于治疗师传达给他的各种想法的含义和想法之间的关系的话，那么我们可以基于这些想法在时间上的临近性和在联想上的紧密性来设计实验步骤，从而得到与象征如何形成有关的实验结果。

另一个问题涉及人们是如何发展出洞察力的、有哪些因素控制了洞察力的增长、洞察力对于心理结构有哪些影响，以及洞察力在精神系统中的功能是什么。在我们的研究中，患者们显然获得了一些洞察力，有的比较完整，有的只是片面，这很可能是由患者行为的序列和性质来决定的。我们所运用的技术可以是同一种，但我们需要对受试者进行持续地观察，并对于他实验之前、其间和之后的行为进行完整和客观的记录，这样一来我们就有可能观察到并理解受试者洞察力逐渐提升的迹象。又或者，我们可以跳过某些实验步骤、改变实验行为的顺序或引进新的措施，这样我们才能发现并决定每个实验步骤的相对重要性。例如，在这个案例中，如果患者无法展示"现在我会怎么做"，或者由作者直接告诉他整个实验的过程，而不是让他自己去回忆，那么最终结果会是什么？

总　　结

一名寻求早泄神经症治疗的患者接受了一项实验程序，其中，实验试图通过由催眠植入的情结故事在他身上诱发出第二种神经症。实验在虚构情结时，使之象征或雷同于他自己实际的神经症。实验的结果，似乎导致了他把自己实际的神经症等同于被催眠引导的冲突，并把这两种神经症的情绪反应融合在了一起。在患者经由实验被迫对催眠暗示的冲突产生重新的体验、发泄和洞见后，实验者发现他已经从自己实际的神经症中获得了临床意义上的康复，并且1年后他的生活功能仍然是正常的。在本章的讨论中，我们详细阐述了这个实验结果背后可能的心理过程和机制，对治疗效果最终能否稳固提出了质疑，并强调了催眠作为一种分析人格障碍的实验程序的实用性。

第十九章

用构思情结故事的方法：用于催眠受试者引发实验性神经症

米尔顿·艾瑞克森

引自 The Journal of General Psychology, 1944, Vol. 31, 67 - 84。

1935 年作者发表了一份报告，在一名患有早泄的患者身上经由催眠引导出了一个实验性神经症。所运用的程序是虚构出一则故事，这故事从一次寻常、可信但令人不快的社会行为实例的角度来类比或象征着患者自己实际的神经症。然后，当患者被深度催眠时把这则故事讲给他听，让他相信这是被自己彻底压抑的一段真实过往经历的准确描述。患者对这一程序的深层心理反应和神经生理反应，以及他所发展出的实验性神经症，都在初始文章中进行了报告。然而，由于当时的有关原因，作者并没有解释过虚构情结的构思过程，也没有解释过为使这则故事对患者来说具有独特意义而采用的逻辑。相反，最初的工作表、大纲、草稿及最终稿件的副本都被归档，以备将来使用。近期，与玛格丽特·米德、格雷戈里·贝特森、刘易斯·希尔等就催眠暗示技术与人际沟通方法进行的讨论表明，详细解释情结是如何构思的，可能会具有价值。此外，这种分析似乎是有必要的，因为这种一般类型的技术程序，在催眠受试者身上引导出行为的大量改变是有优越性的。相比之下，在自发的、未经计划的、组织混乱的暗示的情况下，或者在设置催眠暗示与催眠情境时，没有运用同样程度的细致谨慎，所取得的结果就不那么令人满意。在考虑如何设计或构思适用于受试者的合适情结时，这项任务在本质上似乎是一个问题：不仅仅是你说了什么，还有你怎样说。在拟议的实验条件下，所说的必须是一个看似无恶意、可信却虚构的故事，关于受试者过往的、一则已经遗忘的社交错误。这种故事的内容相对容易确定，几乎不需要想象，因为患者成为我的催眠受试者已经 1 年多了，我与他很熟，与他的家人很熟，而且我对他的神经症也有专业的了解。因此，故事的内容很容易围绕着他的一次虚构的拜访（前去一位身份不明的知名男士的家里拜访）而展开。据说，在那儿，他受到了男士妻子的欢迎，并被引荐给了迷人的独生女，当着她的面，他抽了一支烟,不小心打破了一个珍贵的烟灰缸。

那么该"如何"讲述这个虚构的故事呢,治疗师要做的就是想方设法在讲述故事时将虚构的内容与他真实的人生经历叠加在一起,讲述方式要做到让他从情感上对虚构的故事产生适当的反应,并把虚构的故事融入到他真实的记忆里去,从而将虚构的故事转化为他精神生活的重要组成部分。

我们有理由认为这种效果是能够达成的,办法是在这个虚构故事的基本内容中物色一些客观的物件,然后编制关于这些客观物件的叙事,精心讲述,让这些叙事起到激发患者丰富的情绪、记忆和联想的作用,从而给予这个故事某种额外的也是更加强烈的意义感和真实感,从而超越故事表面内容所能达到的效果。

要做到这一点,我们需要字斟句酌,要有意挑选那些有着多重含义的词语,或者能让人产生多重联想,体会多种含义,以及感受细微之处的用语,这些词语能产生一种受试者意识无法察觉的渐进累积效应,让受试者对虚构的故事产生一种额外的、更加广泛的,但又不自知的意义感。

此外,在将这些单词组成短语、从句和句子的时候,甚至安排开篇、过渡和重复的时候,都要服务于某些特定的目的。例如,加强重点,压缩重点,或者建立不同想法之间的对比、比较、模仿、相似和等同,所有这些都会创建起一系列的联想和情感反应,这些联想和反应并不是用催眠暗示直接唤起的,而是由情结的实际内容激发出来的。此外,从一个想法到另一个想法的急剧转变,各种想法和物件之间的顺序关系,责任和行动从一个角色转移到另一角色,以及对于威胁、挑战、分散注意力或仅仅为了延缓故事发展的词语运用,都被用来编制一则情结故事,其所具有的意义超越了故事本身的字面含义。

此外,还必须注意到,这位患者长期以来一直是我的催眠受试者。因此,无论是对他直接暗示还是间接暗示所作出的反应,他都有丰富的经验。因此,他的经验式背景成为一个特点,使他对虚构故事中的间接暗示、隐蔽暗示、经伪装的暗示及意义作出充分反应。

一项补充事实是,催眠师在向患者描述情结故事时,他充分意识到自己希望故事里的每一项对患者来说可能意味着什么。因此,在向患者实施那个作品的过程中,催眠师的声音带有大量的包含意义的声调、语调、强调和停顿,所有这些往往比口头上的话语所传达的内容更多,正如日常生活经验不断证明的那样。

从本质上讲,这项工作正如所完成的那样,非常像在创作音乐,目的是对听众产生一定的影响。只不过我们所运用的元素是词语和想法而非音符，我们将这些元素编排在选定的序列、模式、节奏和其他关系中，通过这样的创作，我们希望能在受试者身上唤起深层次的反应。我们所期待的反应不仅仅会与故事的含义相合，也会与患者过往经验所形成的既定行为模式相一致。

除了已经获得的实验结果之外，要评估这项工作做得有多好只能猜测。我们无法证明我们对于这项工作的解释是正确的，也无法证明换了其他的人，对于同样的话语，会不会形成完全不同的解释。要说证据，如果有的话，充其量也只能是某种推论。然而，持续的经验表明，经过精心设计和编排的催眠暗示效果要好得多，对比而言，针对非常明显的内容而随意说出的催眠暗示，其效果往往差强人意，这说明本案例对于特定类型人际交流进行初步分析所花费的努力是很有必要的。

在我们呈现与这个故事实际创作过程有关的解释前，有一个额外事项需要透露。在几周的时间里，这个故事被作者改写了很多次，直到看起来满意为止。有 2 位同事阅读并讨论了拟议中的情结故事，并为最终的一稿提出了一些有用的建议。其他同事在不知情的情况下，应作者的要求，讨论了与某些措辞略有不同的句子的意义。此外，与患者有关的一些事实，如他对父母的态度、谈话中的口头禅、行为模式和实际经历，都被作者一一铭记在心，并抓住一切机会直接或间接地把它们添加到故事中去，好让这个故事对患者产生特殊和独特的吸引力。

就解释的呈现方式而言，作者所设计的故事呈现在表 19－1 的第一列，而每一个措辞的解释、逻辑、预期的意义、所期望的反应和回应都将以评论的形式呈现在表格的第二列。所列的这些内容都是针对情结的最终稿而构思设计的。我们并不打算展示任何初稿或片段，因为它们不过是一份又一份反复修改的草稿而已。最后，读者必须记住，这些解释性注释只是我们在实验前的构想，即这个情结故事可能对受试者意味着什么，因此读者没有必要完全拘泥于所呈现的内容。它们只是一种在实验前做的准备，我们想要明确在这个特殊的情境中，某些我们刻意设计的人际交流内容，可能会让受试者领会的含义是什么。在少数情况下，我们可以在实验结束后验证这些评论的有效性，但在大多数情况下，这种事后的验证是做不到的，而要在实验的情境中做这种验证也是不可行的。

编者按：下表对作者提供的句子进行了分解，因此可以单独检查每个词或每个短语。

表 19‑1　情结与解释性说明

现在

　　"现在"涉及的是当下、当前、受限的、高度有限的现在；它既与过去无关，也与未来无关；它是安全的、安心的

就如你

　　"你"是一个柔和的词，轻柔地把受试者引入进来了

继续

　　"继续"是一个非常重要的词，因为它延伸到未来，它与涉及当下的"现在"相矛盾，它把一种无限期的延伸引入至未来。因此，受试者不知不觉间从"现在"的情境转变为了一个持续的未来情境

睡觉

　　因此，时间情境改变的同时，向他给出了一个"继续睡"的命令，这是一个基于过去的命令，它包含了现在，并延伸到遥远的未来

我

　　第一人称代词，这意味着要做的任何事由催眠师来做，而受试者则可以安全地处于被动状态

将

　　"将"带有"继续"一词的未来涵义，但通过将催眠师与受试者都带入未来的继续之中，进而扩大了这个未来的涵义

(要你)回想起

　　"回想起"意味着过去，我们都将带着过去走向未来

(要)你的

　　第二人称代词，强调我们都将走向未来，并带着过去一起

头脑(回想起)

　　"头脑"是经过挑选的、他的重要的、非常重要的一部分，是他与过去相关的一部分

一件

　　"一件"意味着只有一个，某个，然而同时又并不明确

事件

　　"事件"是一个特定的词；就是一件事，"一件事"，然而尽管它看似具体，但它是如此笼统，以至于无法抓住它、阻抗它、拒绝它或做任何事，只能接受一件事

它发生在

　　"发生在"是一个叙事词，许多事情发生了，尤其是一些小事

不

　　如果受试者想要拒绝、否认或反驳，"不"字给了他充分的机会。他可以抓住这个字，将他对接受这个故事的所有阻抗都附在这个字上。它是一个确确实实的诱饵，以吸引他的阻抗。次序是"发生在不"。换句话说，"不发生"，但是，即使他的阻抗抓住了"不"，接下来的两个词把这个诱饵正当地夺走了。因此，他的阻抗被聚集、被调动，却无所依附，被挫败了

不久以前

　　实际上，"不久以前"，"不"现在不是一个否定词了；在这个次序里，它是一个肯定词。另外，它是高度具体的，却以一种模糊、笼统的方式。"不久以前"是什么时候？昨天？上周？此外，"不久以前"是实际存在的，因为生活中我们确实有"不久以前"。因此，真实情况的这个分量就显露出来了

当我

　　再次由第一人称承担责任

叙述

　　此前是我将(要你)"回想起"，但在这个词组里，我立刻退出了那项责任。现在，我只是要"叙述"，而"叙述"和"回想"是完全不同的词。因此，对于"回想"的责任，即最开始的任务，被催眠师所拒绝了，催眠师只承

担叙述的责任。因此，如果催眠师叙述的话，受试者因而就被迫回想。的确如此，如果催眠师可以叙述的话，那么那件事就是毫无疑问的，那么受试者就能够回想起来；即将告知这则故事的真实存在性，这个诡辩就无可争辩地确立起来了

这个

"这个"与"一件"一样，是一个无可争议的明确词；一定要搁置受试者想要争议或否认的心理

事件

又是一个具体的词

给你（听）时

第二人称：首先是要"你的头脑"回想起来，现在是叙述"给你（听）"，也就是，向他这个人叙述。因此，他就被引入了，这样，在他被动接受叙述时，他，作为一个人，能够承担起责任

你会

受试者，被要求作为一个个体的人来行事，同时他被给予了一个命令

记起来

"记起来"完成了从第一人称到第二人称的责任转移，最终分配了叙述的责任，以及记起来的责任

（记得）充分且完整

"完整且充分"，这些是分散注意力的词，因为它们不是把注意力吸引到任务上，而是吸引到任务的规模与质量上。因此，在他完全拒绝执行这项任务之前，他必须首先要拒绝把它做得"完整且充分"。如果他拒绝"完整且充分"地做它，他的言外之意就迫使他至少是部分地做它，直到他历经完全拒绝做它的这个过程。所有这些都需要很多时间，以至于没有机会来历经那些允许在逻辑上拒绝整个任务的心理过程。此外，如果对催眠情境他仍有阻抗，他可以调用它们来对抗这些分散注意力的词

（记得）每一个

"每一个"其实是一个语带威胁的词；没人会把发生的每一件事情都原原本本地说清道尽。因此，这个词让受试者有机会启动他的阻抗，此处的原理是：如果我们要受试者最终接受虚构的故事，我们一定要先让他启动他的阻抗，这样我们才能为分散他的阻抗做好准备。此外，如果他拒绝透露"每一件事情"，反而证明了或多或少那么回事

已发生的事

讲述"每一个"，这则命令现在似乎有所限定了，因为不再是"每一个"，而是这个赤裸裸的事实，即"已发生的事"，不是意义或个人涵义。再一次，这里有暗指其他事情的言外之意

你

第二人称，再次强调受试者的参与者角色

有很好的理由

对于它不仅有个"理由"，而且是个"很好的理由"！我们都喜欢认为自己有"很好的理由"；它证明了有理

去忘记

现在，"很好的理由"莫名其妙地变成了"坏"理由；"好"不再是"好"，而实际上是一种"坏"的东西；是那种人们想要忘记的理由。另外，"忘记"解释了"回想"的必要性，并解释了叙述的必要性。但人们会忘记什么呢？特别是坏事

这件

明确的词，旨在再次强调一种感觉：具体

（已经）发生（的事）

"发生在"是一个叙事性的词，现在的词是"已发生的事"，这通常是一种委婉说法，适合于人们所忘记的坏事情

但是

"但是"总是作为令人不快的事情的开场白；"我们在这件事上不要说'但是'"，这是一个很常见的表达

当我回想它时

这个措词是一种延缓，因为第一人称承担起了这个责任，但是承担起责任的人也可以分配责任。因此，催眠师的主导地位得到了保证，接下来的话会导致受试者的积极工作

你会完整地记起每一处细节

所要的不仅仅是回想。在这之前，是完整的细节。"你会回想"；现在更多的是"你会记起"。此外，"记起"这个词本身就是一个简单、直接的催眠暗示，类似于开场白中"睡觉"这一暗示。此外，要记起的是"每一处细节"，所以，对记起的拒绝就被导向每一处细节上面，而不是对整个已发生的事。因此，"每一处"与"完整地"是分散注意力的词，将拒绝或排斥导向表现上的质量问题

现在

"现在"与第一句话的第一个词相同，这是一个可以被完全接受的词。因此，初始态度就得到了利用

在头脑里记住这点

出于类似的理由，"头脑"再次与第一句话里的词相同

当我重复

"重复"是一个与过往真实经历有关的词，是一个真实发生过，且为人所知的经历，否则就不可能被人重复。此外，催眠师的角色被明确地定义了，不容争议

关于那个事件我所知道的（内容）时

"重复"和"知道"证实并确立了真实性，但它们提供了一条逃避路径，因为"我所知道的（内容）"这一限定就意味着可能还有许多"我"不知道的（内容），因此，他就确实知道一切额外的东西

你将充分且完整地回想起

这种表达与之前的说法类似，并重申了最初分配给"你"的责任。"充分且完整"又是一个重复的、分散注意力的词，强化了这些词之前的用法

一切

那个富有意义，甚至具有威胁性的词又出现了

就像它发生时那样

这是一次限定，它有所限制，令人宽慰，因为它排除了个人暗指与含义

而且（还会）更多

进一步的威胁，因为"更多"，想要的"更多"是什么

比那个（要多）

仍然带有威胁

你将会

带有强制性的催眠命令

重新体验到各种各样的冲突性情感

这件事现在被定义为冲突性的、情感性的，这些他有许多，所有这些都是真实的，最重要的是激起感情的

（这是）你那时有过的

一个虽然具体却不明的过往"时刻"，但这个时间与"冲突性情感"有关

而且你的感受会

一则催眠命令，即他将要去感受，它带有威胁性，因为它紧随"冲突性情感"

和事件发生时完全一样

事情被定义了，被概述出来了，他的行动进程表明这只是一次对过往经历的还原——不是告罪，就是一次重新体验已发生的事情

现在

这就回到开场时说的第一个单词上，作者在每指派一项任务后都会立即说出这个词，因为这个词很容易让受试者接受，在此处的重复也为了起到同样的目的

这个特定事件

"一件事""一件已发生的事",现在变为一个高度具体的项目

我将要告诉你的(特定事件)是

"我"只能说出"我知道"这一点点,这是一种随意的说法,语法上的用途是承接上下文,但言外之意是让患者放心

前段时间

"不久以前"得到了重新定义,但仍旧模糊且难以反驳

你遇见了一个人

无可争议的事实,它是可接受的

(一个)名人

我们都很想结交"名人显贵",这很吸引他,这句话是第一次诉诸他的自恋

在学术圈内(著名)

这个人的身份识别在缩小,不过还是安全的

他对你感兴趣

对自恋的强烈打动

对于自恋者而言极具魅惑

他处于(这样)一种地位

一种试探性的威胁,因为"地位"是权力的同义词,可以有利地利用,也可以不利地利用

(他能)帮你

自恋得到了强化与保证,但更重要的是,受试者现在想要知道,这个人的身份,因此他很容易接受暗示

获得某项

高度具体,但未经明确

你非常感兴趣的研究型奖学金

这是一句真实的声明,他的确对某项奖学金感兴趣,事实上任何奖学金他都喜欢,然而这一说法没有给他争辩和反对的机会,因为作者说的每一件事情,对于这件事具体是什么的限定词是一步步加上去的,他要反驳每一个限定词,才能攻击最初的前提,而他的自恋要求他每次都接受暗示。这样一来,作者就分散了他的阻抗。此外,名人对受试者"很感兴趣",受试者对奖学金"很感兴趣",这是他们之间的公约数,因此受试者真实的兴趣被投射到了这个名人身上,从而证实了这个名人对他的兴趣

他

第三人称承担了全部的责任,由于故事是关于第三人称的,因此受试者可以乐于倾听

与你约好

这句话的陈述是存在争议的,因此作者要以越来越详细和越来越具体的顺序来给这件事定性,目的是不让受试者有机会激发出强烈的阻抗和拒绝,而且每一个添加的细节都一定要形成一个累积效应,从而让受试者离话题的核心越来越远

到他家去见他

关于地点的限定

那天

对具体日期的限定,必须从过往中予以选择

你前去拜访,就在指定的

"指定"这个词是如此明确具体,不可更改,不容商量,但又是如此地含糊其词

时刻(到达)

这个词是对这次约定的最终定性,也是形成约定最重要的细节。于是,受试者被引导要去拜访一家人家,并且具体到了"那一天",和"那个指定的时间"。有了这样的细节,受试者脑海里连一丝拒绝的念头都不

会闪现，因为在催眠所暗示给他的情境中，留给他的唯一选择是拒绝在某一天的"指定时间"去拜访一个让他感兴趣的男士的家，而他出于自恋又很想要结交这位男士。由此看来，作者向受试者提供了一个想法，并实质上在强推受试者接受这个想法。因此，作者一定要给受试者一个机会来抗拒这个快速展开的故事的某些内容，这样才能换取他对于其他内容迫于无奈的接受

当

"当"是一个具有挑战性的词语，"当"之后，任何事情都可能发生

你

这是第二人称的主动语态，让他有机会对于某项行动的展开做好心理准备

敲门时

这是一个简短的细节，瞬间阻碍了他的行动

与你会面的

这里的"你"是第二人称被动语态，用意是让他的角色被迫从主动变成了被动。"会面"是一个比较教条的说法，它允许受试者持有任何意义上的阻抗和拒绝，它让受试者可以根据自己过往的经验来做进一步的设想，也给了受试者充足的机会去否定整个故事，从而有机会建构并叙述他自己的说法

不是

否定词，断然的否定

这位先生

显然，受试者没有必要来否认、拒绝或质疑这个故事，因为催眠师所说的是"你没有与之见面"。这样一来，虽然受试者的阻抗已经建立起来的，却陷入了一种无所作为的境地，而"没有"进一步让他的阻抗变得徒劳

而是他的妻子

这是"而是"这个词的第二次使用，这一次让受试者与一位女士产生了密切的联结，从而强化了受试者过去可能有过的不快联想，因为"妻子"这个词会让人联想到一个个性化的女人。当然，这也是另一个有争议的说法，但在他能够重新燃起阻抗之前，接下来的话彻底改变了这一情境

她热情友好地迎接你

这句话非常打动他，当然是因为他的自恋

非常亲切

类似的刺激已经说过一遍了。这句话的目的是让他感受到自己受到了一位"杰出"男士妻子的亲切对待

让你觉得

"让你觉得"的意思是"从情感上做出回应"，这是一个安全和放心的社交情境，让受试者得以对他自恋做出反应。此外，这个词也在直接要求他产生自恋反应。与此同时，这也是一句简单和直接的催眠指令："去感觉"

她丈夫对她说过你的好话

再一次让他在安全和放心的氛围中充分地享受不受限制的自恋感受。到目前为止的所有说法都建立在受试者寻求自恋满足的坚实基础上。他需要这个故事

她带有歉意地解释道

这句话对他的自恋的间接打击是——刚才还在讨好他的和蔼可亲的女士怎么会突然道歉起来？这不可能，不管这位热情的女士做什么，肯定都是正确妥当的，而他会把故事说圆的。道歉和赞扬同时出现可不是什么好事情

她丈夫被叫走了

这让他幽微而隐约地意识到，自己和一个女人单独共处一室，而这个女人的身份还是一位（他人的）妻子，人们都能轻易联想到妻子这个词的性意味

一会儿

这让危险的可能性变小了，而他也安全了，尽管和一个女人单独共处一室

但他很快就会回来

"很快"这个词是如此含糊但又令人放心

并请你

"你",再次引入这个人

舒服地

和蔼可亲的男士、和蔼可亲的女士,自恋感得到增强

(待在)书房

这是一句让他暂时可以放松注意的话。不过,一个孤身女性让你在一间书房的私密空间里感觉舒服,就像邀请一位女孩去你下榻旅馆的套房会客厅见面一样,不免让人有些微弱的性暗示联想

你

主动态的第二人称

伴着她来到这间房,在书房里,她

因为这句话明确地只提到了书房没别的,这降低了患者可能的恐惧,然而在书房里会发生什么呢? 一位生动活泼的女性在他的陪伴下,她⋯⋯会有些事情要发生

给你引荐了一位迷人的女孩

对他来说,世界上没有比一个迷人的女孩更具威胁性了。这是一个令他胆战心惊、充满威胁的场面,充斥着他出于过去经历而深刻烙印的紧张感

这女孩显然相当羞怯和拘谨

威胁被卸下了武装,他有重新成为主宰者。这样一来,他的恐惧被唤起后,立即就被减轻

她解释道

起初她带着歉意解释,这真难以接受,现在她的解释是与威胁有关的。这种令人不快的解释到底有没有结束? 她的解释很可能会直接缓解紧张的局面,消除针对如此可怕情境下不必要的社交礼节,然而她的解释又将引入另外一种对立

这是他们的独生女

这可是一位非同寻常的女儿,尽管刚才危险被解除了,然而此刻更多的威胁感向他袭来。因此,危险只是非常短暂地、徒劳地降低过,并且确实在那一刻缓解了他的紧张情绪,然而现在这种紧张情绪不但卷土重来,而且愈演愈烈

这位母亲

焦点立刻从具有威胁性的女儿转到了令人情绪不佳的母亲身上,这让他的紧张情绪加剧

接着请求你的允许

这个亲切、和蔼、略带歉意的女人把他带进了一个陷阱;她为人非常好,他当然愿意会为她做任何事情,尤其是当情况彻底改变后:因为现在他只需和母亲打交道,而不是女儿

让她继续工作

工作与社交上的快乐相去甚远,简直风马牛不相及,这么说她正要离开,走得远远的,让他独自处于危险之中

并解释道

这个让他不快的词又来了,第一次出现的时候先剥夺了他自恋的美好感觉,又把他带入危险的境地。这次还想干嘛

她的女儿

迷人的独生女儿,又是非比寻常的掌上明珠。在她身上,他感觉到了明确的威胁、挑战和危险,三者全都结合在了一起

会非常乐意地让你快乐

在母亲的纵容下,任由一个迷人的女孩来让你快乐

就在你等候时

　　"等候",等待什么？ "等候",一个具威胁性的词,表达他被动性的无助。他只能等待,过去他常常在一位迷人女孩的陪伴下历经过这种"等候"

你保证

　　"保证"带有风险与威胁之意

(向)这位母亲(保证)

　　她把你带入一个陷阱、一个危险的境地——一次缓解强烈愤恨与紧张的机会

你会非常愉快放松的

　　和女孩在一起会"轻松愉快"？ 他的人生经历告诉他这说法有多可笑

乃至现在

　　重提了一开始的"现在",并再次利用了它的"当下"价值

你都能回想起

　　让人想到初次使用"回想起"时,因而把一切紧紧地联在一起

曾体验过的愉悦之情

　　让人想到"重新体验到各种各样的冲突性情感"。如果有冲突性情感的话,其中一些闪耀着愉悦的光芒,现在他所处情形是一个冲突,有一位具有吸引力且害羞、迷人的独生女,母亲来了却没有留下,有赞美和致歉、愉悦和令人不快

　　这句话让他不由地回忆起并"再次体验到各种彼此矛盾冲突的情绪"。如果存在着彼此矛盾冲突的情绪,那么有些情绪会泛着喜悦的光芒,而现在他也陷入了一种内心矛盾冲突的境地,冲突的源头是,身边出现了一位惹人怜爱的、娇羞而又迷人的独生女儿,她的母亲来了,却又要走,先开始恭维他,接着又道歉,这让他开心,又有点闷闷不乐

(那种)当你想到有女儿

　　"有女儿",是"拥有这位迷人女孩"的同义短语

来担任女主人时(的愉悦)

　　舞厅的舞女？ 他有过与舞女打交道的经历,现在居然有人提出来让他当这个女儿是舞女

随着母亲离开房间

　　通过把注意力从愈发接近的、来自女孩的威胁上转移开,这是一次注意力的分散,因此它被轻易接受了,即使这会让他独自面对危险

你开始了交谈

　　引入了第二人称。"开始"意味着行动、做某事。"交谈"是一种安全的活动,但它是一种委婉的说法,当他交谈时,他能想到些什么

与女孩(的交谈)

　　完全认识到了这是在与一位危险女孩独处

尽管她害羞且腼腆

　　除了这些品质,还有什么？ 是什么危险在威胁他

(但)你很快就发现

　　威胁在继续

她是

　　她是什么？ 一位独生女、一个迷人的女孩、一个担任女主人/舞女的女儿

谈吐迷人的,就像她赏心悦目一样

　　安全,却又不安全,外表上令人愉快、有交谈能力、可以担任女主人/舞女

你

　　还是第二人称

不久就得知

他对她的了解已有许多,太多,现在,关于这名如此赏心悦目的迷人女孩,要了解到的更多是什么

她很感兴趣的是

重复"感兴趣"这个词。在这个危险的境况里,她会对什么感兴趣

涂画

"涂画?"把小镇涂成红色(译者注:寓意是大肆狂欢)? 一种委婉的说法

上过艺术学校,对艺术有着真正浓厚的兴趣

为支付大学费用,他做过商业艺术,因此就有了一些共同点,一个共同的兴趣——对艺术有着浓厚的兴趣将意味着她对他的艺术感兴趣,他的艺术是他的一部分,他的一部分

她

从他到她的一次转移

羞怯地

一个危险的女孩变得羞怯? 女孩 男孩的行为,害羞,具有诱惑的行为

向你展示

呈现给你

一些她所绘画的花瓶

作者所引入的一个无害的符号,凭借"绘画"一次确立了他们做某事的共同兴趣

最后

这是一个具威胁性的词,它确立了一个充满最终感的时刻——压轴戏即将来

她展示

之前,她羞怯地"展示",但是现在,那种羞怯感在哪儿呢? 形势变了

给你(看)一个精美的小巧玻璃盘

脆弱而珍贵的东西,很容易被男性力量所击碎,就像女孩一样

(这个盘子上)她的手描绘画

这是一件倾注了她大量注意力的事情

极具艺术(感)

一种特别的方式来倾注大量的关注,他和她都能欣赏

(她)解释道

这个词刚才说出来的时候,其社交含义让他有过不开心

她把它装点(了一下),作为给她父亲的烟灰缸

迷人的女孩、珍贵的财产、父亲的所有权与优先权

使用时

在这个危险的情形下,有东西可用

更多是作为装饰品

装饰品可以装饰令人愉悦的身体

而不是一个真正的烟灰缸

这不是烟灰缸! 它是不同的东西,因此象征价值被明确地确立了。它只是被称为烟灰缸,但它是一件属于她的装饰品,而且父亲对其行使着某些未确定、未明确的权力

你赞赏它

"它"是她所拥有的;她具有吸引力,赏心悦目

非常(赞赏)

多余的最高级形式! 换言之,这一符号有着特殊的意义,这个意义和对于一个外表迷人的女孩的赞赏有关

提到

    刚刚"提到"了某些事,是暗示,而不是直截了当的方式

把盘子当烟灰缸用

    但它不是一个"盘子",也不是一个"花瓶",甚至不是一个"烟灰缸",它只是一个属于她的装饰品,并以一种特殊的方式属于她的父亲

(这)令你渴望

    一个人想要抽烟,但在一位漂亮女孩的面前想要变成了"渴望"

吸烟

    一种委婉说法,一个安全、传统方式,用以表达"渴望"的感受,实际上是他过往的一个行为模式,因为在自己的问题情形里,他用抽烟来分散注意力

由于她还年轻

    并不是真正意义上的"年轻",虽然她清新、漂亮、青春洋溢,但"年轻"蕴含着一些东西,一些不能表达的东西

你犹豫着

    一个人注视一位迷人的女孩时,可能会"渴望"并"犹豫"。因此,涉及性的主题变得更加明显。此外,人们会毫不犹豫地当着年轻人的面吸烟

(要不要)给她一支烟

    一个象征性的烟灰缸、一件属于她的装饰品,对于这件装饰品,她和他都以一种特别的方式"感兴趣",父亲隐藏在背景里。"渴望""吸烟""年轻""犹豫",所有这些词构成了一种背景,即适合一个象征性烟灰缸的象征性香烟

此外

    还有一些事情没说出来,这是一种由过渡词反复确立起来的言外之意

你(也)不知道她的父亲

    隐藏在背景里的父亲得到了强化

会有何感受,(对于)此类事情

    在一位青春洋溢的女孩面前,可引起一位父亲愤怒的"此类事情"是什么

然而,你想要

    "想要"的历史很长,在每一位漂亮女孩面前都"想要"

遵守吸烟礼节

    一种委婉的说法,不然还能说什么呢

在你思虑

    吸还是不吸,这不是人们会去思考的事情,人们之所以会思虑,总是有一些深层次的原因,在思考中,人们努力对抗并试图反驳自己内心所反对的力量

这一问题时

    他有一个"问题",一个与女孩有关的最为麻烦的问题,他在一个女孩面前"思考"这个"问题"

你变得越来越不耐烦

    人不是由于吸烟而变得"越来越不耐烦",而只是由于重要问题

女孩

    "女孩"紧跟着"越来越不耐烦",通过这种并置,"女孩"与所描述的感受之间确立了一种关系

并没有给你一支烟

    与他认识的所有其他女孩一样,她也没能做到

来解决你的问题

    将她与其他那些没解决他"问题"的女孩们等同起来

而你一直希望

"希望",只是"希望",与一位未能解决他问题的女孩直接有关,这于他而言是一个古老的、古老的故事

自己可以

如果他"可以",真的"能"做点什么就好了

给她一支烟

"他们满足了"这是他的口头禅之一,他的确想要获得满足。口头禅里隐含着性的主题——满足与女孩有关,一个象征性的烟灰缸,成了他的"渴望"和他的"问题"

最后

另一个最终时刻,暗示着其他事情

绝望之下

强烈的、痛苦的、沮丧的情感构成了绝望,它并不是源自不能享受一支香烟

你请求她允许

一个悲惨的角色,一个恳求者,无法自主行动

(你)吸烟

在他的"问题"情境时,有着长期吸烟史,以掩盖和隐藏他的无能

(对此)她很爽快地答应了

一个宽容、乐意的女孩,非常乐于助人。女孩的这种特质也取材于他的个人史

你拿出了一支烟

这是他所能做的,也是他过去经常做的

却没有给她

她没得到愉悦,她不满意,依旧在利用过往史

在你吸烟时

他无法做任何其他的事,这已被多次证实

你四处寻找烟灰缸,同时女孩留意到了你的扫视

她留意到了吗?过去所有那些女孩都留意到你的扫视、你的眼神了吗?"烟灰缸和女孩",把它们这样并置,成为所寻找的那个单一对象。此外,另一个惯用语是耻辱的(译者注:英文"ash"和"haul")

敦促

不仅是宽容的,还是急切、主动、好强的

你使用她(所设计的)烟灰缸

"她所设计的烟灰缸"是为了什么?她只是为了父亲而装饰它

为她父亲(而设计的)

父亲的特别物品,父亲还没用过,也不打算给他用,只是一个装饰品,他在这个物件上行使着一种未确定的权力

犹豫着

他再次"犹豫",但不仅如此,"犹豫"这次还意味着不安全、不确定,甚至恐惧

你照做了

"犹豫着,你照做了"。换句话说,你把(烟灰)"灰"撒入了一个违禁物品里

并开始谈论各种话题

过去常运用的一个技术,以分散自我的注意力和女孩的注意力

当你们交谈时,你愈发觉察到一种快速爬升的不耐烦

"爬升"是一个他常使用的词,带有特别的意义。他总是在"发生什么事"(这指的是成功尝试的结束)之前"不耐烦地骑背"

她父亲回来了

在一个充满诱惑的情境中,"父亲回来了",让他除了早泄还有什么选择呢? 他急需自己把性无能的事有个了结,任何结局都可以,无论多么悲惨

很快,你变得如此不耐烦

这只是另一次"不耐烦"的情形,因此它就与其他"不耐烦"的情形等同起来了

以至于你无法再享受香烟

历史重演,这就是为何把"他们满足"的话语用作口头禅

你的不耐烦与痛苦是如此之大

这些词就是在描述一些比吸烟更加重要的事,它们与过往经历有关

结果是你没有仔细摁灭香烟再丢入烟灰缸,而就是把还燃着的香烟

整个表现毫无价值——徒劳、无用、令人绝望、充满了痛苦的情绪。"燃着的香烟"和"悲伤"就是徒然地落下

扔进烟灰缸,并继续与女孩交谈

过往的经历,在过去,他只能通过与女孩交谈来结束

女孩显然

"显然"承载了希望的重量

没有注意到这一举动

有一些举动,然后是有"这一举动",这是在他绝望地放弃而仅仅与女孩交谈之前的一个举动,一位"没有注意到"的女孩,这与之前的许多例子相似

但是几分钟后,你突然听到了一声巨大的爆裂声

"无法愈合的裂缝"是他用来发泄施虐反应的一种意译,来自一首歌曲

你立即认识到自己扔进烟灰缸的香烟继续燃着,使玻璃受热不均,导致玻璃裂成了碎片

他经常愤愤不平地把自己在某个场合下的反复努力与失败描述为试图"在破碎中试一试"

你感到非常受挫

一个冗余的词,极度紧张,以承载极端的情感重量

关于这点,但是女孩

"这点"是一件事,"女孩"是另一件事——将两个等同的项目并置

非常好意且慷慨地

宽容的、允许的、急切的,现在像母亲一样体贴和宽宏大量——对过往经历的仿效

坚持道:它

一个未指明的"它"

就是一件微不足道的事

又是过往的经历,承载着同样苦涩的讽刺意义。他所做的事是"小插曲"

她还没有把

更具讽刺性的事实

(还没把)烟灰缸(给)她父亲

首先是像母亲一样,现在这个女孩代表她的父亲说话,因此在她的宽容里结合了母性与父性的态度

她父亲不会知道任何事

"没有任何事"要保守这个秘密,一个感到内疚的秘密

(不会知道)它的

还是一个未指明的"它"

并且她父亲也不会失望

在情绪如此紧张的情形下,的确不应该用"失望"这样温和的词语。"失望"是一种委婉的说法,同时也让

他体会到用片刻一词来形容这种局面时,嘲讽意味是恰如其分的

然而

> "然而"意味着某些其他事实的存在

你感到相当内疚,因自己的粗心大意打破了烟灰缸

> 恰当的词汇,但不适合表面上的内容。一种委婉说法,因为烟灰缸不会带来过度的内疚

你想知道

> 在类似的情绪激动的场合下,他"想知道"了多少次

她父亲对此会作何感受

> 一个有权力、权威、优先权的男人。不要去想"他",因为这是一个关于情感的深刻问题

如果他知道了它(的话)

> "知道了"——暗示着一种持续的威胁

你的忧虑很是明显

> 过去,他的忧虑有多少次显而易见

当(她)母亲走进房间,你试着

> 母性方面的惩罚、宽恕,或者是什么? 你确实尝试了,你一直在努力,但结局总是老样子

去解释,但她宽厚地

> 宽恕,而不是惩罚,总是像过去一样宽恕

让你安心,并告诉你这真的不是事儿

> 讽刺的是,由本该最为痛苦的人认识到了"片刻"的严重性

然而,你对它感到极为不安

> 当说到一些过于重要却无法诉诸言语的事情时的老方式——固有模式

你似乎觉得女孩也感觉很糟

> 像其他不满意的女孩一样,她们用母性行为来掩饰自己的失望,她们没有透露出自己被"糟糕地"使用了

不久之后,她父亲打来电话,说他余下的时间都被叫走了

> 暂缓、延期

并请求你允许他改天再见你

> "你的允许",当他在父亲的这位独生女这里受到了很多委屈和冒犯的时候。现在,整个局势不再局限于这一个房间,而是向外延展,一直延伸到社交场合、教育场合等当中,触发了所有的事情会一直延续到"之后的一天"。因此,它还没有结束,而是无限期地延伸到了未来

你非常高兴地离开了,对整个情形感到非常难受

> 这就是一切,一个"整个情形",这个双关语是当他因自己的无能而痛苦时所使用的另一个惯用语

当时(你认识到)自己对此真的无计可施

> 一次最终的、对过往教训的绝望重复

现在当你醒来后

> 由于对"现在"一词的重复,最开始的"现在"情形持续到了不久的未来,并重新确立了一开始的接受态度

这整个情形

> 重复的双关语,与不久的未来有关

会出现在你脑海。意识上你不会知道这是什么(事),然而,它会出现在你脑海,它让你不安,(它)控制你的行动和言语,尽管你察觉不到它在这样做

> 催眠暗示,仔细强调了第二人称代词

我刚刚告诉了你一件你近期的经历,当我向你讲述它时,你详细地回想起了它,并认识到我对整个情形的描述是相当有准备的,我给出了故事极其重要(的部分)

> 关于第一人称与第二人称活动的简要总结,并重申了职责分配与角色定义

你醒来后,整个情形会出现在你脑海,但你意识上不会知道这是什么(事),你甚至觉察不到它可能会是什么,但它让你不安,它会控制你的言语和你的行动

　　最后把所有行动转移到第二人称,并重复了催眠暗示

你理解了吗

　　最终的命令、要求和请求,它本身意味着有许多需要理解的事情

你确实对这件事感到糟透了

　　以现在时态的简单陈述来结束,短语听起来带有一种模棱两可的责备,"这件事"具有此类令人不快的涵义

总结性讨论

　　起初看来,针对患者的某个情结进行设计时是否有必要花费那么大努力,的确值得怀疑。先前的治疗经验(Huston, et al., 1934)表明,治疗师可以很容易地设计一个对催眠受试者的行为产生重大影响的情结。然而,后来人们发现这种影响是不确定的、不可靠的和不可预测的。此外,同一项研究及其他实验工作表明,催眠受试者可能会因为哪怕是轻微的原因或仅仅是一时兴起而拒绝情结。

　　然而,单就这项实验而言,总体的情形向我们提出了很高的要求。我们不但要让受试者接受我们所设计的情结且让自己的行为受其影响,我们还要人为地引发一种患者的某种神经症,还要做到在程度与他实际的神经症等量相似。因此,实验情境要求受试者产生一种高度特定的行为反应,受试者的这种行为反应只能由患者的人格结构来决定,并且受试者的这些反应属于某种象征性的行为反应,其所针对是暗示的言外之意,而非暗示的实际内容。

　　至于这种象征性的行为反应究竟会采取什么形式,这完全是一种猜测。例如,我们可以预见患者对吸烟的恐惧反应,但我们没有想到这种恐惧反应竟然会让患者很轻易地接过烟来,抽烟的时候又变得害怕烟灰撒落到他的裤子卷边上,随后这个特定的行为又被患者自发地与自己早泄的后果等同起来。与他裤子有关的两种不同类型的行为,这种象征性等同只能根据他的情结故事的特定含义来加以解释。因此,研究结果表明,至少在这种类型的人际交流中,讲故事的方式方法可能比故事的内容更重要。

第四篇
对于精神病患者的催眠治疗

关于治疗性催眠的一个长期误解是：对于经历精神疾病发作的患者来说，它要么是危险的，要么是无效的。当然，对于精神病来说，运用任何治疗方法都存在着不寻常的危险和困难，因为我们始终对其知之甚少。然而，若敏锐地运用它们，治疗性催眠和心理治疗对精神病患者是有用的。

这个部分里的案例来自艾瑞克森职业生涯的早期，与他后来的许多工作一样，它们涉及探索性的临床方法。与所有针对精神病的治疗方法一样，主要是获取患者的注意力并实现融洽关系。在关于拉斯卡里的第一个案例中，这点表现得尤为明显，且得到了详细描述。在这个案例里，艾瑞克森以创新的方式运用了一些传统的方法。这个早期案例与爱德华的案例（《催眠：作为一种治疗模式的复兴》）之间有一些有趣的相似之处。两个人都患有紧张症，表面上表现出了类似的医院病房的行为。但是他们的教育水平和家庭结构是不同的，两人都能在催眠状态下，通过一遍又一遍地做梦来解决他们极其重要的内部生活问题，梦里不同的角色与情境设定，逐步提供了不断增长的洞察力，这促进了他们精神疾病进程的最终解决。在编者的神经科学相关内容（2006 年第 2 版）里，有几个清晰的案例概述了艾瑞克森对几个概念（概念 6：做梦与创造性神经；概念 7：记忆痕迹的再激活与重构；概念 8：分子基因组水平上的创造性回放与重构）的预见性应用。

关于这个部分的第二个案例，杰弗瑞·萨德博士对艾瑞克森的工作提供给了一个特别有趣的理论分析。这种分析依据"症状处方"，它是理解艾瑞克森利用方法的另一种方式。经发现，正如对其他诊断类别的患者一样，利用方法对精神病患者是有用的。

第二十章

对一名精神病患者的催眠治疗

米尔顿·艾瑞克森 欧内斯特·罗西

未经出版的手稿，大约成稿于 20 世纪 40 年代，由欧内斯特·罗西编辑。

在精神疾病病房里，拉斯卡里被诊断为精神分裂症，紧张型与青春型的混合型。他的行为中等紊乱。每天好几次，他会对着幻觉人物大声乱语，他会沿着病房床铺来回奔跑，绕着床铺奔跑，以及在床铺附近奔跑，或者在床铺下面或床铺上面发狂地爬来爬去。或者在休息室里，对椅子和桌子呈现出类似行为。其他时候，当被询问时，他仅仅是嘟哝、嘀咕，他受过大学教育。另一项令人极感兴趣的是，他在情绪未受紊乱时的警觉、智慧的凝视。他似乎在一心一意地研究他的病友以及患者与护理人员和医务人员之间的人际关系。然而，当你直接走向他时，他的兴趣似乎就消失了，他的视线变得朦胧。

间接的催眠引导

因为对拉斯卡里的行为很是好奇，作者接近一位被动顺从、相当木僵的患者，巧妙地将他移动到附近的椅子里，以便拉斯卡里能完全看见他。接着作者把椅子稍向一边挪了挪，这样一来，作者的主要视野里是这位木僵的患者，但作者的次要视野、略偏向一侧的目光能让他充分看见拉斯卡里。这种座位安排之下，作者真诚且热切地对这位无回应的木僵患者说话，但作者充分认识到了拉斯卡里专注的观察。然后，作者向这位木僵患者给出了一系列暗示，以引导出聚焦、放松、一种宁静的状态、一种专注的睡眠状态，以及安静的睡眠状态。在睡眠期间，你可以听见、理解、想要作出反应、想要进行沟通、想要讲述一些感兴趣的事情、感到讲述自己想法与感受的必要性、想要表达自己寻求帮助的必要性，即使睡着了也可以舒服地、毫无恐惧地做这些事。

先前与这位轻度木僵患者（他往往站立不动、眼神空洞）的试验表明，如果他坐在椅子上,他会舒舒服服地、懒洋洋地躺着,就像是睡着了。虽然还没有与他进行过人际间的联系,但对拉斯卡里而言,可以把他用作一个暗示性示例。

周边视觉和斜视很快就揭示出,拉斯卡里对这些(显然他认为是说给受试者听的)暗示做出了反应(这在正常人群中很常见)。很快,拉斯卡里就呈现出了一副处于催眠状态中的样子,经测试,他表现出了木僵状态。催眠的暗示节奏慢慢减少,逐渐被(下述)越来越急切的暗示所取代:

艾瑞克森 · 某个时候……某个地点……某种方式,你会……找到勇气,来讲述一些,仅仅一些,当你奔跑、扭动、转身、爬上爬下、奔跑、扭动、喊叫时发生了什么,不久的某个时候,必定以某种方式……将……一定要……能够………一定要……讲述当爬、跑、冲、喊、越过去、钻下去时发生了什么。

这些暗示经多次重复,温柔地、轻声地、坚持地、迫切地,其后跟随着谨慎地缓慢点头。

艾瑞克森 · 你会点头……点头……点头,是的……是的……非常好……就是这样……缓慢点头,是的……慢慢地……将会点头……很快就会点头。

一会儿,拉斯卡里轻柔地、持续地点头表示"是",向他给出了进一步的暗示:他静静地睡上一会儿,因为那天下午他可能想说些什么。当天下午,作者慢慢地巡视病房,最后在拉斯卡里旁边的一把椅子上坐了下来,耐心地等了 20 分钟。慢慢地,拉斯卡里微微靠了过去。

拉斯卡里 · (咕哝着)大个子乔……你……让乔睡着……让他睡着了……不同的方式。

拉斯卡里的意思很好理解。大约 10 天前,身高 6 英尺 5 英寸(194 厘米),重 275 磅(125 千克)的大个子乔变得越来越不安,最后当着作者的面,他打算"又唱又喊叫一个半小时",然后"砸烂病房和病房里的每个人"。他以前有过这样的经历。为了回应乔的这次大暴发,作者立刻拿来了一只注射器,针管内装有 15 格令(0.972g)的无菌静脉注射阿米妥钠溶液,并在大个子乔的椅子面前坐了下来。大个子乔猜疑地问,是否打算给他静脉注射。作者告知他无此计划,但如果他喊唱 1 小时的话,他的嘴巴会变干燥,不过作者可以在不中断他唱歌与喊叫的情况下,可以向他的嘴里挤上一些水,这样他的嘴巴就不会变得干燥、疼痛。大个子乔愉快地点头同意，把头后仰，开始吼叫。阿米妥钠一点一点地喷进乔的嘴里，他边唱边咽，很快就睡着了。

将作者导向他的需求之后，现在，拉斯卡里的请求变得更有个人含义了，作者把椅子挪近了一些。

拉斯卡里·睡觉……我做了可怕的梦……你帮帮我。

作者给出了催眠的暗示，不久拉斯卡里就处于催眠状态之中。他回答了关于他应该做什么的问题。

拉斯卡里·让我睡在这儿的椅子上……可怕的梦……伤到了……伤到了。
艾瑞克森·（抓住机会）坐在这儿的椅子上，不要动，不要醒来，只是不受伤……只是梦见
　　　　可怕的梦……然后告诉我。

拉斯卡里抓住艾瑞克森的手腕，颤抖着、冒汗、不停地颤抖着、呻吟着。15 分钟后，他醒了。

拉斯卡里·梦……我做了梦了……我得继续做梦，我要弄清楚。

究竟要弄清楚什么，他也说不清。但是第二天他能说出梦境的内容，并请求进一步的帮助，因为他必须做梦，直到他找到答案。梦境的内容是：他被强迫、被推搡、被拉扯、被猛拽、被扭曲、被抛进一条无止境、无光的深渊，这深渊里布满了野生黑莓刺丛、带刺的灌木、十字架刺、带刺铁丝网、锯齿状的尖刺、长长的穿刺性玻璃片、剑、匕首，各种令人疼痛的划伤、割伤用具……这段旅程会突然结束，并再次意识到，自己将不得不穿过这条痛苦的路，直到他"弄清楚"。尽管有过多次接触，拉斯卡里却从未向任何医务人员口头透漏过任何信息。

作者注：艾瑞克森最初的手稿在此处就结束了，但是罗西提出了一些问题，因此能在1978 年完整这篇文章时向其添加更多信息。

罗西·你对拉斯卡里的下一步治疗是什么？
艾瑞克森·下一次梦境的特征相似。然后我告诉他用不同的角色再次做同一个梦，但梦
　　　　中的场景和道具要换一换。在他的下一次梦里，他发现自己面对的不是荆棘
　　　　丛，而是一张挂满鱼钩的网。

罗西· 梦境的这种变化表明了他的无意识正在接受你的暗示,并且他对自己的内在过程有足够的控制力,能够根据你的暗示来实际调整它们。

艾瑞克森· 他重复了那个梦,有一群人在梦里,他不知道他们是谁,甚至不知道他们的性别,但是他们在钓鱼。他们会设法用那张挂满鱼钩的网将他钩住。在下一次梦里,故事是一样的,但是场景和人物不一样。他们在河边的草地上,4 个人都在钓鱼。其中 3 个人(两女一男)一直在用鱼钩抓他,第 4 个人是个男人,他抓住了一条鱼,然后他把这条鱼煎了,闻起来很香。

　　最后一次梦境是关于保护了他的哥哥,即前一次梦里抓住并煎了那条鱼(闻起来很香)的那个人。其他 3 位抓拉斯卡里的人是他的妈妈、爸爸和妹妹。这 3 个人是他早期生活里伤害过他的人。

罗西· 你给他释梦了吗?

艾瑞克森· 没有,他给我释了自己的梦！他说他永远无法与父亲、母亲或妹妹和睦相处,但他可以和哥哥和睦相处,哥哥总是帮助他做些事情。然后我们讨论了当他离开医院后,他应该做些什么。

罗西· 他的大部分人格是完整的,他只是需要洞察。那些痛苦的梦(带有尖锐割伤用具的黑暗深渊)象征着源自他早期家庭情境的伤害。在这个案例中,洞察是有疗效的因素,你同意吗？ 这个例子就像弗洛伊德所确信的那样,无意识必须意识化。

艾瑞克森· 是的。亲近会滋生蔑视。当你在梦里一再历经一个令人痛苦的情境时,每次改变一点,它就会变得不那么令人痛苦。

罗西· 是的,这是行为治疗的脱敏技术。

艾瑞克森· 在大个子乔的例子上,我惹了许多麻烦。工作人员表示,我无权在大个子乔"唱歌"的时候以这种方式给他镇静,这是"不道德和不专业的行为"。

罗西· 但这一行为不但保护了病房和大个子乔,还有助于拉斯卡里对你产生了一个积极的移情,一个提供保护的哥哥。

艾瑞克森· 当他看到我用不体面的方式为大个子乔镇静而陷入与护士和医生的困境时,这也有助于他同情我,并与我建立融洽关系。在与拉斯卡里合作时,医院人员并没有认识到我实际上是在执行拉斯卡里的第一个请求,让乔用一种"不同的方式"睡觉。

第二十一章

拓宽精神病患者世界观的症状处方

米尔顿·艾瑞克森　杰弗瑞·萨德

本文节选自杰弗瑞·萨德博士在美国临床催眠学会第 20 届年度科学大会（1977 年 10 月 20 日，乔治亚州亚特兰大）上所发表的文章《催眠与心理治疗里的症状处方与艾瑞克森式原则》。

　　这个案例来自罗西与艾瑞克森的首次会面，是艾瑞克森与萨德所讨论的、解释其治疗方法的第一个案例。这个案例描述包含了一些艾瑞克森对自己技术的基本原理的阐述，并被直接引用如下：

　　就心理治疗而言，大多数的治疗师都忽略了一个最基本的考虑因素。人类的特点不仅仅在于会走会动，还在于每个人都有自己的思想和情感，人类会受情绪驱使来捍卫自己智慧的形象。世界上没有两个人的想法是一模一样的，但无论是谁都会捍卫自己想法的正确性，无论他们是基于心理、文化、国家，还是个人情感。一旦你认识到人类会如何捍卫自己的智慧形象和言论，以及他会对此有多情绪化时，你就应该意识到心理治疗要做的第一件事不是去试图迫使他改变自己的想法；而是要以先跟后带的方式渐进地影响他，并创造情境好让患者打心眼里自愿改变自己的想法。

　　我想我对心理治疗的第一次真正试验发生在 1930 年。马萨诸塞州伍斯特州立医院的一名患者要求把他锁在自己的房间里，他焦虑且恐惧，把时间花费在用绳子缠绕病房窗户的栏杆。他确信自己的敌人会进来杀他，而窗户是唯一的洞口。厚厚的铁栏杆在他看来太单薄了，所以他用绳子来加固它们。我走进房间，帮他用绳子加固这些铁栏杆。这样做时，我发现地板上有裂缝，并建议他应该用报纸塞住这些裂缝，这样的话他的敌人就不可能抓住他，接着，我又在门上发现了应该用报纸塞住的裂缝。我逐渐地让他意识到这个房间仅仅是病房里众多房间中的一间，并逐渐地让他把护理人员作为他抵御敌人的一部分；接着把医院本身作为他抵御敌人的一部分；然后是马萨诸塞州的精神健康委员会，然后是警察系统、州长。接着，我把它扩大到邻近的州，最终我让美国成为他防御体系的一部分。这让他不再需要紧锁的门，因为他有了如此多的其他防线。我没有试着纠正他那种敌人将杀害他的病态心理,我只是指出他有无数的防卫者。

上述治疗的结果是:这名患者能够接受他享有在医院范围内自由走动的特权,并安然自得地在医院里漫步。他停止了那些疯狂的举动,并在医院的商店找到了一份工作,他的病症也轻多了。

艾瑞克森的一系列介入有个可辨识的模式。在海利(1973)所描述的多个艾瑞克森案例里都可以看到类似模式。这种模式可被划分为三个主要元素,其按以下序列发生:

(1) 用患者的所思所感去迎合他们。

(2) 对患者当前行为模式稍加修正,前提是这些修正必须与患者的行为和理解相一致,且与患者的行为和理解"一脉相承"。

(3) 引发患者的某些行为和理解,从而让患者自己来启动他行为模式的改变。

下面将结合艾瑞克森的案例来阐述这三个组成元素。首先艾瑞克森会用患者的所思所感去迎合他们,患者担惊受怕地要求保护。艾瑞克森通过用绳子加固铁棒来协同患者,提供了符合患者参考框架的保护,并间接传达了许多强有力的信息。例如,他含蓄地与患者建立了非常好的基于共情的融洽关系。他让患者有机会通过实验来验证他的说法,从而认识到艾瑞克森是真正理解他困境的人。研究人员已经探讨了共情在心理治疗过程中的重要性(例如,Carkhuff & Berenson,1967)。这些研究人员依据传统的做法,强调了治疗师公开用言语来表达共情的重要性。而艾瑞克森则采用了一种间接的方式来向患者展示同理心。

在帮助患者用绳子加固栏杆的过程中,艾瑞克森加入了患者隐喻中的生活世界,并通过此举向患者表明他尊重患者的诚信和行为。艾瑞克森并没有试图针对患者的妄想寻求解释,也没有逼迫他立即改变行为。相反,艾瑞克森会跟随患者的所思所感,以便基于患者的行为和理解水平开始治疗。如果艾瑞克森最初的干预是对于患者加以否定、嘲讽,或者是试图以某种参考框架出发来诱骗患者摆脱症状,那么他所取得的积极成果将会大打折扣。治疗师的同理心和尊重态度对于确保患者的成功转变是至关重要的。

在用患者的所思所感去迎合他们后,艾瑞克森利用了患者心理问题所产生的行为来增进他们之间的融洽关系,为患者未来的改变奠定了基础。这时,艾瑞克森开始了对于患者行为模式的修正(如向患者指出地板和门上的裂缝),这些修正与患者对当前情形认知的一致性(即患者需要保护自己免受敌人的伤害)。艾瑞克森甚至还通过指出患者防御策略中的漏洞(如地板上的裂缝),看似让患者更深地沉浸在自己病态的念头中。然而,艾瑞克森此举其实产生的是一种出乎意料的效果,因为当艾瑞克森指出患者防卫的漏洞时,他俨然成了患者无可置疑的保护者。接着,他便在这一微小变化的基础上因势利导,巧妙地将保护者的角色转移到别人和其他机构身上,直到患者下结论说自己是安全的。此外,艾瑞克森所做的修正通过强调患者所惧怕的机构具有保护者属性对这些机构进行了积极赋意,而艾瑞克森说的方式又很容易让患者理解和体会这一点。

治疗师所进行的小幅修正为患者未来的理解铺平了道路,且能够将这些理解导向到更加积极的方向。我们可以假设,大多数患者都希望能更有效率、更加愉快地生活。通过这种小幅修正技术,患者可以更好地利用自己这种想要过得更好的愿望。

我们还可以进一步假设,患者的人生经历早已赋予了他实现改变的资源。这些资源(过去的习得经验)可以由治疗师以一种患者日后能够加以利用的方式来引发。艾瑞克森不需要刻意去教患者该如何行事才能避免偏执。相反,他相信患者对于什么是不偏执的行为方式早就有着多年的人生体悟,并且只要在恰当的场合出现,患者会发现自己能再次以不偏执的方式行事。通过这种方式,从患者内在引发治愈。在对这名患者进行治疗时,艾瑞克森首先做的是在这名患者的参考框架内与患者沟通,接着艾瑞克森便开始营造某种修正,以便患者得以利用这种修正,让自己生活能力提升到一个新的水准。这个过程其实就像在跳舞,负责领舞的舞伴会首先调整自己的舞步以便和共舞者同步。然后,也只有到那时,他才开始采取主动并引领对方继续接下来的舞步。

总体而言,这名患者整个治疗过程的基石是症状处方技术。艾瑞克森以一种几乎隐晦曲折的方式,来鼓励患者继续症状行为,直到治疗师提供的修正引发了患者新的理解,而新的理解又促使患者改变了自己的行为。虽然对于这类案例而言,一些治疗师可能有过不少基于欺骗或胁迫的治疗实践,但本案并非如此。相反,艾瑞克森会给患者机会去自我领悟和自我改变:从而引发更多富于建设性的行为模式,以及更少自我击败式的行为模式。

第五篇
来自神经科学领域的更新

第二十二章

治疗性暗示的意念动力学行动的假说：治疗性催眠在社会心理基因组水平上的创造性回放

欧内斯特·罗西

更新自：Rossi E. The ideodynamic action hypothesis of therapeutic suggestion: creative replay in the psychosocial genomics of hypnosis. The European Journal of Clinical Hypnosis, 2005, 6(2), 2 - 12。

摘要

目前神经科学领域的研究，以及关于记忆、学习与行为的社会心理基因组研究，对于治疗性催眠与心理治疗的理论与实践有着重要的影响。有提议说，许多与治疗性暗示和治疗性催眠相关的现象（常用意念动力学行动假说来解释）实际上描述了关于活动依赖基因表达、大脑可塑性和身心愈合的、表型的（译者注：有机体可被观察到的结构和功能方面的特性，如形态和行为方面的特征）或可观测的、认知行为上的表现。本文概念性综述概括了关于意识、记忆和行为的构建与重构，神经科学痕迹再激活理论是如何与治疗暗示的经典意念动力学说的更新一致：治疗性催眠可以促进大脑可塑性和身心康复，方式是在重构恐惧、压力、创伤后记忆与症状期间来回放活动依赖性基因表达/蛋白质合成周期。对于身心研究提出了一种全新的社会心理基因组范式，以评估镜像神经元在治疗性催眠及与之相关的心理治疗过程中的可能作用。

关键词：意念动力行动的假说、社会心理基因组、压力、治疗性催眠、活动依赖的基因表达、记忆、学习、镜像神经元。

关于催眠的经典意念动力行动假说

从麦斯麦200多年前提出的说法开始，人们就治疗性催眠暗示的本质还未达成一致（Bongartz，1992）。例如近期，一位在催眠历史研究（领域）著名的国际权威人士，已故的安德烈·维特岑霍佛，中肯地总结了当前的理论图景（Weitzenhoffer，2000）。

"我今日的观点是:任何针对催眠的理论都是不成熟的,而且还将继续如此。在得出任何富有成效的理论之前,仍有许多基础性工作要做。今天,我几乎没有什么理论,只是一些假说,而这些假说还不足以解释所有那些已确立的令人满意的事实。"(Weitzenhoffer, 2000, p.157)

然而,在他收集、描述与澄清(那些)确立的令人满意的事实时,在他具历史观与批判性的努力中,针对可建议性/可暗示性,维特岑霍佛(2000)描述了意念动力学行动假说,认为它最接近关于催眠效果的理论,如下:

"关于暗示过程是什么,鲜有能被称为理论的表述。最为广泛接受和最具影响力的理论被称为意念动力学行动理论,实际上它仍是一种假说,然而它却常常不恰当地被称为'意念动力理论'和'催眠理论'。严格说来,它只与所暗示的反应直接有关,与催眠无关,当然,它与催眠间接有关。在已提出的所有关于催眠效果(被理解为所暗示的效果)发生的假说里,这是最接近理论的假说,而且相比于其他假说,这个领域的研究人员更多归因于它。(p.123)

如果此处所涉及的反应(比如:自发行为、姿势晃动暗示、雪佛式钟摆测试等)在整体上被视为是意念动力学的,那么就需要对所涉及的神经运动机制进行更为复杂的描述(p.130)……此外,许多自发行为是自我矫正的过程,反馈在其中扮演了重要角色。最后一点很重要,因为这点,再加上自我终止能力,可能会使一些复杂的自发行为看起来像是有意行为(p.128)……最后,通过意念动力学行动,可能会出现远比最初所暗示的反应更加复杂的反应,这是因为一个想法往往会产生另一个想法,实际上是(产生)整个的想法链,有循环、有分支。不仅可以合理地假设,很多彼此联结和相互关联的意念动力学反应可以如此出现,还可以合理假设,由此形成的更为复杂的复合'想法',可能有能力产生自己特定的意念动力学效果。事实上,对一个暗示的总体反应有可能与最初提出的(反应)完全不同。"(p.129)

维特岑霍佛在此处所描述的关于暗示的意念动力学行动假说中的行动究竟指什么?历史上,意念动力学这个词并未出现在大多数英文词典中,它指的是因为一个想法(一个心理过程)产生了一种动态的/动力学"能量,(这种能量)与一个变化或生产性活动有关,或者(这种能力)倾向于一个变化或生产性活动"(《新世界词典》,1986)。1个多世纪以前,伯恩海姆(1886/1957)发现意念动力学运动(带有意念动觉、意念感觉、意念反射组成部分），这些运动引发了催眠自发行为（无意识行为），诸如雪佛摆锤、通灵会中的桌子转动。"著名试验表明了想法对行为的影响。我用两根手指握住表链末端，置于前额处，手表垂直悬挂并依据我对下述连续运动的想法而左右移动、前后移动或转圈移动。我努力不主动干预，却徒劳无功，却没有意识到我的手施加在表链上的运动。仅仅是运动的想法就足以引起运动。难道这不是在 30 年里令众多人侧目的桌灵转的秘密吗？每个人都会不自觉地、无意识给桌子施加一个轻微运动，所有这些无意识轻微运动的总和导致了桌子的倾斜。"(p.133)

100 多年来，关于暗示的意念动力学运动假说对催眠理论的发展起到了重要作用，但目前的神经科学并没有认识到这一历史的优先事项。现在，神经学家重新发现了许多以前曾归纳为意念动力学运动的假说，并且不考虑催眠的历史，给这些现象赋予了不同的名称，这些名称来源于近期的实验研究，这些研究涉及活动依赖的基因表达、与行为状态相关的基因表达，以及关于记忆、学习、行为适应、感觉、知觉、情感、梦、压力、创伤和愈合在分子动力学水平上的大脑可塑性（Hua et al.，2005；Kandel，2000）。在治疗性催眠、神经科学和社会心理基因组学这三个学科之间几乎没有交流（Rossi，1972-2005）。

本文是一篇概念性综述，它整合了当前关于记忆与学习的神经科学痕迹再激活理论与治疗暗示、催眠和心理治疗的意念动力学运动假说的分子基因组机制（Rossi，2000a，2002b，2004a，2004b，2005a，2005b）。

关于记忆巩固的神经科学痕迹再激活理论

当前，关于记忆巩固的神经科学痕迹再激活理论，中心议题是确定新的经验如何转变为稳定的长时记忆，而且同时还可以随着之后的经验改变和更新。实验证据表明，在一次显著的、全新的、新颖的、令人吃惊的、不同寻常的或出乎意料的生活经历之后，许多大脑回路会在离线期间（休息、恢复、安静、睡眠、做梦）回放这个难忘的事件。这种对新颖经历的再激活与回放整合并巩固了记忆（Sutherland & McNaughton，2000；Wittenberg et al.，2002）。

全新记忆最初由不同的部分所组成，它们存储在大脑皮质的不同区域，在那里它们被首次接收并编码。全新记忆的这些独立部分最初是通过它们与海马所共享的共同连接而间接关联在一起，海马是大脑将短时记忆转为长时记忆的重要区域。之后，当全新记忆在休息期间离线式回放时，皮质内最初编码记忆的各个部分之间形成了直接关联。

全新的短时记忆被巩固成了长时记忆，现在已独立于与海马的最初关联。然后，海马就可以自由地去操作更新的、需要被关联并被转化为长时记忆的经历。霍夫曼和麦克诺顿描述了编码记忆不同部分的大脑细胞之间的并发再激活与回放，对于将正确的记忆片段关联成一个连贯的整体而言是必不可少的（Hoffman & McNaughton, 2002）。其描述如下：

"大鼠海马和新皮质的神经集成显示，在'离线期'（安静觉醒、慢波睡眠和某些情况下的快速眼动睡眠），记忆痕迹被重新激活。睡眠期间，珍珠鸟（译者注：又译作斑马雀）大脑的运动区域也观察到了近期记忆痕迹的重新激活……人类的神经成像揭示，在某任务中信号增强的大脑区域，在任务结束后，仍会保持继续或再次出现活动。"(p. 2070)

对于治疗性催眠与心理治疗的重要意义在于，对记忆任何一部分的访问、再激活与回放都倾向于重新激活关于整个原始经历的、可能的治疗重构。人类通常能够生动细致地回忆起遥远的过往记忆。然而，近期记忆却很容易受到扰乱和/或改变，尤其是难忘事件发生后的最初几分钟到几天内，此时海马还没在适当的休息时间内将短时记忆转变为长时记忆，这可能是所谓的催眠失忆的来源之一。催眠失忆是一种采用标准化量表来评估催眠易感性的标准现象，（这些量表）常在催眠研究中（Hilgard, 1965, 1991）和临床实践中（Erickson, 1980）被用来评估催眠状态的真实性。当海马没有恰当的机会来重新激活与回放全新经历，以把它们巩固为编码在皮质里的长时记忆时，就有可能出现某些形式的催眠失忆。现在需要进行研究来评估这一假设。

在对催眠引导和治疗暗示的历史记述里，重复是一项基本过程，在现代标准化的催眠易感性量表里也是如此。为什么需要重复？重复所引起的意念动力学行动是什么？关于记忆巩固的痕迹再激活理论意味着：神经解剖学水平上的意念动力学行动可能是皮质与海马之间的回放，利斯曼和莫里斯对此做了很好的描述（Lisman & Morris, 2001）：

"新获得的感觉信息经大脑皮质输送到海马。令人惊讶的是，此时只有海马真正在学习，据说是在线的。之后，当海马离线时（可能是在睡眠期间），它会回放经存储的信息，将其传送到大脑皮质。大脑皮质被认为是一个缓慢的学习者，只有当海马反复回放信息的情况下，它才能持久地存储记忆。在一些观点看来，海马只是一个临时的记忆存储区，一旦记忆痕迹在皮质中稳定下来，即使移除海马，也可以访问记忆。现在有直接证据表明，发生了某种形式的海马回放……这些结果支持了这样一种观点，即海马是快速的在线学习者，离线'教'较慢的皮质。"(p. 248-249)

清水等提供了更多关于细胞水平上意识、记忆和行为转变所需的重复、回忆和创造性回放的细节（Shimizu et al., 2000）。他们发现海马 CA1 区脑细胞上的 NMDA（N-Methyl-D-Asparate，N-甲基-D-天冬氨酸）受体在记忆的构建与重构中充当着开关按钮。

"我们的研究结果表明，记忆巩固可能需要多轮特定位置的突触修饰，这可能是为了强化在学习期间所启动的可塑性变化，从而使记忆痕迹更强、更稳定。最近的研究报道称，在 CA1 神经元之间经学习所引导出的相关状态在学习后的一段时间内会自发地重新激活。神经元的这种同步激活可能表明一种自然条件可能存在于海马内，经由这一条件，记忆巩固期内可以出现反复的突触加强。我们假设，这种突触再入强化（SRR）过程也可用来解释海马如何将新创建的记忆转移到大脑皮质以进行永久存储。由于海马在巩固期间经历了重新激活，它也可能充当一个并发再生器来激活皮质区域（比如联合皮质）的神经元。这将使先前对应于不同感觉模式的皮质神经元一起被重新激活，从而通过 SRR 来加强它们之间的连接。事实上，学习之后，海马-皮质神经元的这种协同再激活近来已被观察到了……一旦这些皮质连接得到了充分巩固和稳定，海马本身对于'旧记忆'的检索就变得可有可无……因此，我们推测，通过作为一个并发的再生器，海马在记忆巩固期间，可能引起皮质内突触连接的加强，以其作为一种将短时记忆转变为长时记忆的细胞手段。"（p. 1172-1173）

大脑可塑性、治愈的次昼夜时间框架和基本静息-活动周期

科恩·科里对上述清水等所述的这些心理生物学动态（Shimizu et.al, 2000）（"多轮特定位置的突触修饰、可能是为了强化在学习期间所启动的可塑性变化"）做了最新的回顾，他还为活动依赖的突触发生与大脑可塑性（中枢神经系统内与身体内）的时间参数提供了更多细节（Cohen-Cory, 2002）。

"在发展过程中，所建立的突触比最终保留下来的要多。因此，消除多余的突触输入是突触回路成熟的关键步骤。突触消除是一个竞争性过程，涉及突触前和突触后伙伴之间的相互作用。在中枢神经系统（CNS）中，突触形成与突触消除的动态可能比在神经肌肉接头（NMJ）里要快得多，突触消除在后者里已得到了很好的描述。在脊椎动物的

NMJ 里，单个肌肉细胞最初受多个运动轴突支配，从多个神经支配转变为单个运动轴突的支配，是随着一些末梢分支先于其他分支从肌肉纤维上缩回而逐渐发生的，这个过程需要约 24 小时来撤回突触前末梢……在 CNS 和 NMJ 中一样，突触回路的发育、（突触回路）依赖活动的重塑是借由一个过程而发生的，这个过程可能涉及同步激活输入的选择性稳定，以及消除那些不相关活动的输入。

突触回路的解剖学细化发生在单个轴突和树突的水平上，其动态过程涉及突触的快速消除。随着轴突的分支与重塑，突触形成与作为突触消除结果的废除，在不到 2 小时的时间内迅速发生……海马神经元内的谷氨酸受体功能被改变，这表明了 CNS 中的突触分解迅速发生，就在突触失去功能后的 1.5 小时内 (p. 771)……那些调查长期突触可塑性效应的研究通常使用实验范式，其中，高频重复的刺激引起了突触增强［被称为'长时程增强'（LTP)］，并伴随着单个突触水平的结构变化和分子变化……最新的成像实验揭示出，NMDA 受体和 AMPA 受体的激活确实参与了突触形成与成熟。"(p. 773)

请注意，经由突触发生来实现大脑可塑性所需的 90～120 分钟时间框架（上面提到过的 Cohen-Cory，2002），似乎与克雷曼的 90～120 分钟的基本静息-活动周期（BRAC）相同，BRAC 首次发现于快速眼动睡眠（REM）做梦周期，是其基本的时间参数（Aserinsky & Kleitman, 1953; Kleitman & Rossi, 1992）。大多数基本生物钟学的生命过程都是相似的，诸如内稳态、适应（Lloyd and Rossi, 1992, 1993; Rossi, 1982, 1986, 1986/1993, 1996, 2002a; Rossi & Nimmons, 1991）、压力与创伤（Kaufer et al., 1998）、记忆、学习与神经发生（Kandel, 2000），还有神经内分泌动力学和心理免疫动力学。这种广泛的心理生物学视角上的时间参数表明了艾瑞克森治疗性催眠时典型的 90～120 分钟可能是有效的，至少是部分有效的，因为它们与克雷曼 BARC 的自然生物钟关联起来，并予以了利用（Rossi，1982, 1986, 1992, 2002a）。从这个神经科学的角度来看，大脑可塑性一般而言和突触发生（尤其如此）是 BARC 复杂适应系统列表中的最新添加，在通过活动依赖治疗性催眠与相关心理治疗过程的社会心理基因组学所促进的所有水平（即从分子基因组到认知行为）上，BARC 都显而易见。

不稳固的记忆痕迹：恐惧、压力和创伤后记忆的唤起与治疗性再合成

当前的神经科学研究表明，巴甫洛夫式恐惧条件反射的经典过程，需要首先回忆和

再激活条件记忆痕迹,然后在基因表达和蛋白质合成水平上,消退和/或重构它,纳德等通过实验证明了这点(Nader et al., 2002a&b)。纳德等用下面这些话总结了他们在这一领域的研究(Nader et al., 2000a):*我们的数据表明,固化的恐惧记忆,一旦被重新激活,会回到一种易受影响的状态,需要基因表达和蛋白质合成来重新巩固。传统的记忆巩固理论无法预测这些发现(p.723)。*

杜代在一篇题为《不稳固的痕迹》(Dudai, 2000)的文章里评论了这一发现的潜在治疗意义。

"简单地说,当前的教科书版本是这样的:训练修饰了获取新记忆的神经元回路里突触的蛋白质,这改变了突触的功效,从而改变了该回路里信息的编码。但是,蛋白质分子只能存活几分钟到几周,而许多记忆一定会留存更长时间。看来记忆免于这种分子转换,至少一部分是通过在已修饰的神经元里,因训练所诱发的、对基因表达的调节来实现的。这种全新的基因产品促进了已被激活的突触的长期重塑,这一过程涉及突触和神经元细胞体之间的交叉对话。对于全新的基因表达模式和突触改变,需要花费好几小时才能得到巩固。在此期间,蛋白质合成的抑制剂可以阻止这一过程……因此,与恐惧相关的记忆似乎在检索时就会暂时变得不稳定。为什么大脑要在最初巩固期间投入如此多的精力,然后冒着每次使用都会受干扰而失去痕迹的风险? 人们可以提出目的论的解释。例如,以稳定型为代价,大脑更喜欢可塑性;或者是提出机械论的解释,表明突触机制上的内置式限制……更笼统地说,这些结果是否适用于不同类型的记忆? 以前的研究暗示,巴甫洛夫式恐惧条件反射并不是唯一的在检索时处于不稳定的(记忆)。但是,即使只有几种类型的记忆在使用后必须(予以)重新巩固,纳德等(2000a)的研究结果意义也是显著的。例如,有意回想起一段创伤性经历的记忆,然后选择性地消除它,考虑一下其前景吧。这种可能性对精神分析师和诗人来说意味着什么,这是完全不同的事情。"(p. 686)

在所谓宣泄治疗中通过运用催眠来促进记忆回忆和情绪再体验,对于理解这一长期运用且引起争议的传统而言,这些实验发现可能有着重要的意义。这个意义是:有意回想起一段创伤性经历的记忆,然后选择性地消除它,这正是在历史上许多方法里所发生的,这些方法通过催眠来重新激活创伤性记忆的回忆并对它们进行"精神清算"(Pierre Janet, 1925/1976, p.589)。对杜代言论的意义予以延伸,*我假设,这种为了(实现)在*

基因表达、蛋白质合成和大脑可塑性（包括突触发生、神经发生）水平上消除与重构一个恐惧记忆而重新激活这个恐惧记忆的活动依赖过程，是治疗性催眠和心理治疗实践中创新性回放的心理生物学本质。我们可以将治疗性暗示的这种身心本质，推广到许多医学的替代性和补充性方法中，还可推广到文化仪式中的创新过程（Greenfield，1994，2000）及一般的人文艺术中。它们一般都在人类学习与行为的治疗性重构里参与了记忆的意念动力学回想和回放（Rossi，2000a，2000b；2002a，2004b）。这似乎是一句流行心理治疗比喻"每一次回放都是一次重新构建"的神经生物学基础。

利斯曼和莫里斯的研究进一步支持了离线心理状态下积极、创造与治疗性回放的概念（Lisman & Morris，2001），认为这是心理体验转变与身心愈合的潜在重要时期。

"……新获得的感觉信息经大脑皮质输送到海马。令人惊讶的是，此时只有海马真正在学习，据说是在线的。之后，当海马离线时（可能是在睡眠期间），它会回放经存储的信息，将其传送到大脑皮质。大脑皮质被认为是一个缓慢的学习者，只有当海马反复回放信息的情况下，它才能持久地存储记忆。在一些观点看来，海马只是一个临时的记忆存储区，一旦记忆痕迹在皮质中稳定下来，即使移除海马，也可以访问记忆。现在有直接证据表明，发生了某种形式的海马回放……这些结果支持了这样一种观点，即海马是快速的在线学习者，离线'教'较慢的皮质。"（p. 248-249）

对问题与创伤性记忆的创造性回放是艾瑞克森的一种典型催眠治疗方法，在他生命的最后 8 年（1973a，1973b），在我随他学习期间他经常实践。艾瑞克森（1970/1980）描述了他在一系列催眠治疗时段内，通过如下暗示运用了以实现治疗性回放的创伤再激活：

"做同一个梦，跟上一次有一样的意义，有同样的情绪，但人物角色不同。这一次，也许不那么黑，也许你能看清楚一点儿。它不会让你觉得很愉快，但是，它也不会让你感到那么痛。所以，现在，马上进入梦境。"不到 4 分钟，梦就展开了，20 分钟后，爱德华满头大汗地说："哦，太糟糕了，太糟糕了，还好没那么痛……"（p. 62-63）

这种强烈的心理生物学唤醒状态是艾瑞克森许多病例的特征（Rossi，1973a）。艾瑞克森（1948/1980）主张：

"治疗结果源自患者内在对自身行为的再合成……促成治愈的，正是这种对过往生活经历的重新联结和重组,而不是那些反应性的行为表现,那些行为表现,充其量只能取悦观察者……直到一段时间后,治疗师(艾瑞克森)才知道他是通过怎样的思维串启动了神经-心理-生理过程。"(p. 38 – 39)

关于做梦期间回放的自然动态,最有趣的研究方向之一表明,通过采用更具创造性和治疗性的脚本(正如艾瑞克森如上所阐明的那样)来回放创伤性记忆,这种身心愈合可能存在一种社会心理基因组机制。经发现,当实验动物经历新颖、环境富集和运动时,zif – 268 基因会在 REM 睡眠期间表达(Ribeiro, 2003; Ribeiro et al., 1999, 2002, 2003)。zif – 268 基因是一个即刻早期基因,也是行为的状态相关基因,它与促进大脑可塑性的蛋白质和生长因子的生成有关。里贝罗等(Ribeiro et al., 2004)最近总结了 REM 做梦阶段与深度慢波睡眠阶段的神经回放,在新记忆巩固方面的互补作用,如下所示:

"在慢波睡眠(SW)和快速眼动睡眠(REM,做梦)时经验依赖的大脑再激活,这一发现产生了这样一种观点:巩固最近获得的记忆痕迹需要在睡眠中进行神经的回放……基于当前和以前的研究结果,我们认为睡眠的两个主要阶段在记忆巩固中分别起着独特和互补的作用,慢波睡眠时的转录前回忆和快速眼动睡眠时的转录存储……总之,SW 睡眠期间持续的神经元回响,紧随其后的 REM 睡眠(做梦)期间可塑性相关的基因表达,或许足以解释睡眠对巩固新记忆的有益作用。"(p. 126 – 135)

最近的两篇论文提供了全新的细节,说明在治疗性情境中重新激活恐惧、压力和创伤性编码的记忆,是启动分子基因组的首个步骤,以便在基因表达、大脑可塑性和行为水平上来重构它们。李等(Lee et al., 2004)将自己的研究总结如下:

"新记忆在获取之后会历经一个受时间影响的巩固过程,这一观点已得到了大量实验支持。更具争议的是这个论证,即已经建立的记忆,一旦被回想起,就会变得不稳定,容易受到扰乱,需要'再次巩固'才能成为永久性的……我们证明,巩固与再次巩固是记忆的双重可解离的组成过程。巩固(过程所)涉及脑源性神经营养分子 BDNF 的(基因转录与表达),但不涉及(基因)转录分子 zif – 268,而再次巩固(过程)所动员的是 zif – 268,而不是 BDMF。这些发现证实了在记忆巩固时尤其需要的是 BDNF,也解决了 zif – 268 在大脑可塑性、学习和记忆方面的作用。"(p. 839)

由弗兰克兰等(所发表的)一篇相关文章对这些发现进行了扩展,(他们)对恐惧记忆激活期间,前扣带皮质里的活动依赖基因表达进行了成像(Frankland et al., 2004)。这些发现对于治疗性催眠具有特别的意义,因为前扣带皮质与催眠易感性有关(Rainville et al. 1997, 1999)。

"尽管对初始记忆过程中所需的分子、细胞和系统机制进行了深入调查,然后那些下层的永久式记忆存储仍旧难以捉摸。我们通过神经解剖学结果、药理学结果和遗传学结果的展现来证明了前扣带皮质在久远记忆里(与情境有关的恐惧条件反射)起着关键作用。活动依赖基因的成像显示,前扣带被久远记忆所激活,而这种激活因 Ø-CaMKⅡ的无效突变(阻断了久远记忆)而削弱。因此,这一结构的可逆性失活中断了正常小鼠的久远记忆,却没有影响近期记忆。"(p. 881)

从神经科学的角度来看,明显简单的回忆过程和在全新积极的治疗性视角下创造性地回放恐惧、压力和创伤性记忆,可以开启艾瑞克森神经-心理-生理治愈过程的分子基因组动力学。罗西提出基因表达和大脑可塑性的社会心理基因组,运作于自然的四阶段次昼夜创造性过程期间,即解构旧有神经网络(编码创伤后应激障碍,PTSD)和重新合成全新神经网络(可以有效解决问题和解决症状)(Rossi, 2002a, 2004b)。经由治疗性催眠的意念动力学行动(而实现的)大脑可塑性的四阶段社会心理基因组核心轮廓如图 22-1 所示。

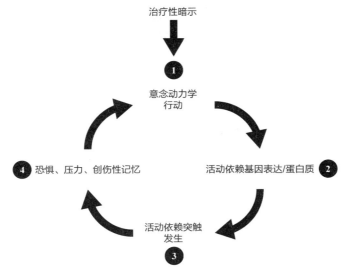

图 22-1　拟提议的治疗性催眠意念动力学行动假说的四阶段社会心理基因组学核心

在一篇开创性的论文里,惠特尼等记录了如何用 DNA 微阵列技术来评估血液中基因表达模式的个体特征与变异,以调查相关行为状态、意识状态、应激状态和一般人类状况(Whitney et al., 2003)。

"在健康个体间基因表达上的程度、特征和变异来源是人类生物学的一个根本方面,然而在很大程度上(还未进行过)探索。与疾病有关的人类基因表达程序的未来调查,以及其在检测与诊断方面的潜在应用,都将取决于对正常变异的理解,(这些正常变异出现)在个体内部与个体之间、随时间(变化)、年龄、性别、人类状况的其他方面(而变化)。"(p. 1896)

一个用于治疗性催眠的社会心理基因组研究范式

这表明 DNA 微阵列(常称为"基因芯片")可以作为一种安全的、非侵入式(相对来说)的方法来评估治疗性催眠的(多个)状态(Rossi, 1999, 2000a, 2000b)。表 22 - 1 是一个简要的候选基因样本,来评估催眠易感性、治疗性催眠和相关心理治疗过程,在调节与记忆、学习、做梦、表现、心理免疫、压力和身心治愈有关的基因表达与大脑可塑性方面的可能作用。

表 22 - 1　一个简要的候选基因样本,通过 DNA 微阵列技术来评估催眠易感性、治疗性催眠和相关心理过程在调节基因表达、大脑可塑性和身心愈合方面的可能作用

催眠,全神贯注,人格和基因表达	
儿茶酚- O -甲基转移酶(COMT)	Lichtenberg et al., 2000
THRA Per 1	Rossi, 2004a, 2004b
意识、记忆、学习和行为改变的大脑可塑性	
c - fos、c - Jun、krox、NGFI - A & B	Bentivoglio & Grassi-Zucconi, 1999
环磷腺苷效应元件结合蛋白(CREB)	Kandel, 2000
脑源性神经营养因子(BDNF)	Spedding et al., 2003
CYP - 17	Ridley, 1999
FoxP2	Crespi, 2007
近 100 个即刻早期基因(IEG)	Rossi, 2002a

人类大脑皮层中增强的基因表达	
SYN47、DCTN1	Caceres et al. 2003
MAP1B、CAMK2A、IMPA1、RAB3GAP	Preuss et al., 2004
CDS2、ATP2B1、KIF3A、USP14	
恐惧、压力和创伤记忆重构中的回放	
zif-268	Ribeiro et al., 2004
慢性社会心理压力	
神经生长因子(NGF)	Alfonso et al., 2004
Membrane Glycoprotein 6a (M6a)	
CDC-like Kinase 1(CLK-1)	
G-protein alpha q (GNAQ)	
CRE-dependent 报告基因	Alejel, 2002
乙酰胆碱酯酶(AChE-S & AChE-R)	Soreq & Seidman, 2001
心理神经免疫学	
白介素 1、白介素 2、白介素 1β、Cox-2	Castes et al., 1999；Glaser et al., 1993
时钟基因和行为状态相关基因	
近 100 个睡眠相关基因	Cirelli et al., 2004
Clock、Period 1、BMAL	Rossi, 2004
Period 2	Rosbash & Takakshi, 2002
母性与治疗性触碰	
鸟氨酸脱羧酶(ODC)	Schanberg, 1995

请注意,这个创造性周期是如何参与潜在的治疗性反馈循环的。其中,意念动力学行动产生了维特岑霍佛曾描述过的"远比最初所要求的反应更加复杂的反应"(Weitzenhoffer, 2000, p.128)。

DNA 微阵列作为一种用于治疗性催眠的社会心理基因组的生物信息学方法,可以为不同的心理状态、大脑可塑性和身心愈合提供更为灵敏、全面和可靠的测量(Rossi, 2004)。

对镜像神经元的社会心理基因组更新（约 2008 年）

自本文初次发表以来（Rossi，2005），关于以"人类行动的意念动力模型"（Lacoboni，2008）为基础的镜像神经元研究文献已蓬勃发展，但却没有对维特岑霍佛（2000，2002）在本章和其他地方（Rossi & Rossi，2006；Tinterow，1970）所讨论过的、逾 100 年前关于意念动力学行动假说（或意念动觉假说）的出版物予以承认。例如，维特斯特朗在他所称谓的、关于治疗性催眠的"意念-可塑性想法、暗示理论"里利用了在本文中所呈现的意念动力学行动假说（Wetterstrand，1902），具体如下：

"我们必须解释意念可塑性想法和心理暗示理论的心理机制是什么，为什么通过想法和意志就能支配和治疗患者的病理状况……暗示，或者更确切地说是易受暗示性，由两个要素组成：接受外界推动的能力和意念可塑性的能力。由于这两个要素绝对是相互独立的，我们必须加以区分。有些患者很容易受到影响，他们信心十足地接受被暗示的想法；然而，这些想法对他们生理功能的影响是微弱的。他们并没有领悟所接受的暗示，而他们的病症很顽固，也难以扰动，这是因为他们意念可塑性的能力较差。另外一些患者则恰恰相反，他们接受暗示非常慢，他们总是对暗示有所怀疑，甚至想要抵制。尽管如此，我们发现这类患者的生理和病理过程反而很容易被心理影响所改变，有时仅凭自我暗示就可以。对于这些患者而言，他们的易受暗示性还没有得到很好地开发，因此表现较差，他们反而强在意念可塑性的能力上。随着我们对于上述心理机制理解的形成，它也构成了一切心理治疗的基础，我们对它未来的进展充满信心，我们确信将来的心理治疗所能达到的极限将远远超越当前心理治疗的范围，尽管当前的心理治疗也展现了不少有益的心理影响改善严重器质性疾病的例证（Tinterow，1970）。"（p. 535 - 536）

在现今基因表达和大脑可塑性的时代里，维特斯特朗的"意念-可塑性能力"这一惊人的现代观念得到当前镜像神经元文献的有力支持，亚科博尼对镜像神经元文献所进行的恰当回顾如下：

"在 20 世纪 80 年代，神经学家深入研究了一种范式，即将猕猴或人类大脑中各种执行功能被限制在不同的盒子里。在这种范式下，感知（看见物体、听见声音等）和行动（伸手去拿一块食物、抓住它、把它放进嘴里）是完全分开、彼此独立的。第三种功能，认知，在某种程度上'介于'感知和行动之间,使我们能够计划和选择动觉行为、专注于与我们有关的特定事情、忽略无关事项、记住名字、事件等。通常认为,这三种被大致诠释的功能在大脑中是独立的……许多脑细胞似乎是高度分化的。然而,那些假设神经元很容易被归类(即在感知、行动和认知间没有交叉)的神经学家可能会完全错过编码更为复杂的神经元活动(或将其视为侥幸而予以摒弃),这些更为复杂的神经元活动反映了大脑正以一种比以前所理解的、更为'整体的'方式来处理世界。这就是镜像神经元的情况(p.12-13)……我们首个的关注点是模仿。我们的假设是:镜像神经元参与了从猴到人的进化进程,猴对模仿有着内隐式理解,而人则是完全熟练的模仿者。为测试这个假设,我们与发现镜像神经元的帕尔马(Parma)研究小组进行了合作……工作灵感来自人类行动的意念动觉模型。"(2008,p.57-58)

克雷斯皮(Crespi)在基因组水平上,将镜像神经元的进化论视角报告如下:

说话能力与语言的起源可以说是现代人类进化过程中最重要的转折……萨则玛多和萨特玛丽回顾了多个涉及语言起源的潜在选择性压力假说,其"自上而下"的概念式方法关注于假说与博弈论模型的兼容性,以及在替代性历史叙述中发展出有用的判断标准。然而,有一个用于分析语言起源的替代性框架,它基于分析进化过程上基因与神经学上的变化,这些变化是现代人类起源的伴随物。该框架以人类和灵长类动物的镜像神经元系统为基础,对于人类从手势到伴随发音的手势再到无需手势的发音这一明显的进化转变提供了一个表征良好的神经基质(即当一个人观察到或听到另一个人做出动作或发出声音时,前运动区的神经元激发与这个人自己做出动作或发出声音时的神经元激发是同一组别)。来自功能成像、基因表达研究、表型–基因型对应和FOXP2分子进化的证据表明,该基因参与了人类镜像神经元的适应性进化,并参与了清晰发音这一说话能力的起源。FOXP2和镜像神经元系统的功能性设计能告诉我们在人类语言起源过程中所涉及的选择压力是什么吗?……清晰发音的人类说话能力与语言至少部分是在基因组冲突的背景下所进化的,这一假设也得到了以下(论点)的支持:

①FOXP1的印刻现象证据,其在大脑早期发育时与FOXP2交互作用;②小鼠幼崽超声波发声里FOXP2的作用,其表现出复杂的交互特征,这表明了母亲与孩子间的沟通;③FOXP2等位基因变体与自闭症和精神分裂症的联系,这两种社交性与语言学的大脑障碍,其发展是经由镜像神经元系统与印刻现象来调节的(2007)。

克雷斯皮指出，他的进化论假设为现代人类起源中的一个关键转变提供了一个新颖的选择性背景。他将基因组水平上的冲突作为神经达尔文主义的来源（Edelman，1987）。这篇关于镜像神经元内基因组水平活动的研究文献为我们的治疗性催眠模型（图 22 - 1）提供给了又一项科学支持。它也提醒着，在表型上（或弗洛伊德水平上）所经历的人类冲突是创造性过程第二阶段的一个固有方面，正如先前艾瑞克森神经-心理-生理学概述所阐述的那样。

总　　结

关于治疗性暗示的经典意念动力学行动假说已随着当前神经科学对镜像神经元与记忆巩固（通过社会心理基因组水平上的痕迹再激活与回放来实现）的研究而更新了。经提议，治疗暗示的意念动力学行动假说描述了表型的或可观察的关于活动依赖基因表达、大脑可塑性和身心愈合的认知-行为表现。为了在基因表达、蛋白质合成和大脑可塑性水平上来重构一个旧有的创伤性记忆而重新激活它的这个活动依赖过程被提了出来，作为一个全新的社会心理基因组视角，来看待创造性重播回放在人文、艺术、治疗性催眠和相关心理治疗过程中的作用。

利用 DNA 微阵列来研究创造性回放的社会心理基因组，将是在所有水平上（从认知行为到基因组）对治疗性催眠有效性概括出一个总体神经科学理论的重要步骤。

第二十三章

意识之外的准备行为和激励行为

亨克·阿尔特 路德·卡斯特 汉斯·玛丽安

引自 Science，Vol. 319, 21 March 2008, 1639。

仅仅是激活关于行为行动的想法就能使人体移动,而无需人们有意识地做出采取行动的决定,这项观察一直是科学界感兴趣的一个话题。最初,意念动觉原则被用来解释一些非同寻常的活动,如催眠下的顺从、自动书写、魔叉探测及钟摆摆动。近年来,关于社会认知和神经科学的研究揭示出,看到或读到一个行为(该行为在个体的行为库中是可用的)就能增加实施这一行为的倾向,这被解释为行动概念与动觉程序所共享的通用编码的结果。尽管(在)心理表征上激活某个意识之外的行为,即阈下启动——确实会让人们做好迅速启动相应行为的准备,但最近一个设法处理的重要问题是,这种阈下启动效应是如何获得固有动机属性的,即人们调用额外资源,并确实在一项任务上花费努力。我们研究了这种无意识动机的出现,方式是对体力消耗这一行动概念(进行)阈下启动,来检查这个启动是如何引起人们花费努力的。

基于关于情绪效价在奖励式学习与动机里基本作用的研究,我们提出将行动概念的阈下启动转化为动机的机制依赖于给行动概念加上正性情绪的标签。具体而言,我们调查了通过阈下启动来激活关于消耗的行为表征会为相应行为的执行做好准备,并且当这个表征与作为奖励信号的正性刺激一同激活时,这个启动会确实激发努力性行为。

为了检验这一点,我们让 42 名参与者进行了一项启动任务,该任务使我们将代表"消耗"的阈下启动与简短呈现,而在意识上可见的正性词结合在一起。因此,就创建了三种不同的条件:①对照组,仅呈现正性刺激的;②启动组,其中阈下启动"消耗",但未与正性刺激直接配对;③启动+奖励组,其中阈下启动"消耗",还立即将其与正性刺激关联在一起。

在这些操作之后,我们记录了握力,这使我们有可能区分行动准备与动机。当屏幕上出现"挤压"这个词组时,参与者被指示挤压手柄 3.5 秒。结果(图 23－1)显示出,与对照组的参与者相比,启动组与启动＋奖励组的参与者开始挤压的时间更早,力量增加得更快,他们的反应时间更短、朝向最大力量(所施加力量的增长率)的初始斜率更陡。挤压手柄这个反应的更早启动和力量的更快发展表明了,力量上的行动准备更加强烈。最重要的是,相比其他两组参与者而言,启动＋奖励组的参与者表现出了更多的总努力(随时间变化的平均力),显示出了增强的动机(图 23－1 列出了设计中每个单元三种测量的平均分)。

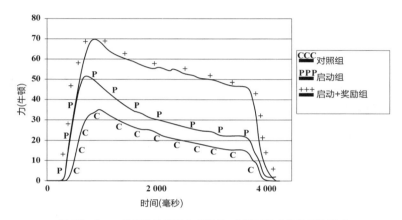

图 23－1　以实验处理组为函数的、力随时间变化的平均模式

这些结果证实,阈下的启动努力让人们做好了展示力量的行动准备,但当正性刺激伴随着这些阈下启动时,它激励着人们付出额外的努力。之前关于动机的研究一致认为,当正性情感涉及对在执行行为的奖励时,它就会担任一个激励因素来参与一项任务或一个行为,即使奖励是在阈下启动的。我们测试了一个更加基本和去内容化的过程,表明当施加努力的行为表征激活直接伴随着正性刺激(该刺激并不明确地与行为本身的执行有关,但仍然担任奖励信号)时,这种动机也会出现。即使参与者并没有意识到这些行为启动,因而他们也就意识不到行为启动与奖励信号间的可能关系,这些效应也会发生。因此,本项研究证实了人类有能力依赖心理过程来准备和激励意识之外的行为。

这项工作由荷兰科学研究组织所资助(VENI 拨款 451－06014,VIDI 拨款 452－02－047,以及 VICI 拨款 453－06002)。我们感谢 S. de Groot, L. Koopmans 和 R. Rexwinkel 对实验的帮助。

第二十四章

未来的记忆构建取向：关于治疗性催眠与短期心理治疗的进化论观点

欧内斯特·罗西·罗克珊娜·艾瑞克森·克莱因 凯瑟琳·罗西

引自 American Journal of Clinical Hypnosis，2008，50:4。

摘要

我们探索了当前神经科学里正研究中的未来式、前瞻性记忆系统与过去式、回顾性记忆系统之间的全新区别，后者是治疗性催眠、经典精神分析和心理治疗的最初理论基础。接下来，我们概括了当前关于睡眠与做梦的进化论理论，该理论关注于未来式、前瞻性记忆系统，并构思了一个关于治疗性催眠与短期心理治疗的全新进化论观点。目前神经科学研究的涵义是，活动依赖基因表达和大脑可塑性是日常生活中和心理治疗里适应性行为、意识与创造力的心理生物学基础。我们总结了一个案例，说明这个进化论观点可以如何被用来快速解决过去在学校里的阻碍性拖延问题，以促进当前和未来的学业成功。

关键词：大脑可塑性、意识、创造力、进化、基因表达、构建性记忆、许可式暗示。

200 年来，催眠在多个研究中探索过记忆，传统上这些研究专注于记忆在保存过往与恢复过往中的作用。相比之下，神经学家正在记录一些关于记忆与学习的大脑系统如何更好地用于探索未来的可能性，而不是保持对过往的准确记录（Dudai & Carruthers，2005；Miller，2007）。例如，沙克特和阿迪斯（Schacter & Addis，2007）强调，记忆并不是对过去的精确复制，而且，这种对过去的精确复制并不是未来适应性行为的最佳策略。他们为一种全新的构建理论提供了证据，这个构建理论指的是过去的记忆可以如何被重组为当前与未来适应性行为的全新场景。这种重构式方法是最近的 6 层人类新皮质（解释了智力、创造力和智能机器的进化）运作中"记忆-预测构架"的基础（Hawkins & Blakeslee，2004）。

我们现在提出，大脑适应性与构建性记忆系统的这种未来导向，是对*记忆的过往记*

录保持功能的补充,是在治疗性催眠和短期心理治疗时促进当前问题解决的一个重要焦点。历史上的催眠与经典精神分析试图利用*记忆的过往记录保持功能*及其恢复功能来建立其在心理治疗和治愈中的理论性和治疗性因果效用。然而,正如沙克特(Schacter, 2001)及许多其他人(Dudai & Carruthers, 2005; Jamieson, 2007)所指出的那样,100 年的研究和法学里的普遍经验令人极大地怀疑*记忆过往记录保持功能*作为精神生活里一个因果因素的有效性。

相比之下,我们提议在治疗性催眠中予以利用的、*构建性记忆未来取向的大脑行为系统*的基本机制是什么呢? 记忆的这种未来取向能否为短期心理治疗提供捷径? 构建性记忆的促进会不会为我们提供一个实用且易于学习的治疗性催眠模型? 辛达塔·里贝诺关于睡眠与做梦的进化论理论对这些问题提供了深刻见解。

里贝诺关于睡眠与做梦的进化论理论

里贝诺关于睡眠与做梦的进化论理论(Ribeiro, 2004),其核心假设是,梦是对过往事件与未来预期的概率模拟。这种模拟的适应性功能是为了未来生存而构建与探索新颖的行为。梦的一个显著功能是利用那些在生物钟(清醒、睡眠和做梦)期间所处理的记忆来创造、挑选与概括出关于世界的适应性场景(Lloyd & Rossi, 1992, 2008)。

里贝诺等提供了大量细节,这些细节关于在睡眠的两个主要阶段期间,为了适应性行为而集中(进行的)*活动依赖基因表达和大脑可塑性*的"认知作用"(Ribeiro et al., 1999, 2002, 2004, 2008, In Press)。该理论提出,慢波睡眠(SW)的第一阶段是从早期爬行动物的休息演变而来的,是一个静态的离线状态,适合于新记忆与学习的巩固。与当前许多神经科学研究相一致,这些研究者认为,这种认知作用是通过 SW 睡眠期间神经元活动的新颖清醒模式的回响来实现的。

睡眠的第二个主要阶段,快速眼动(REM)做梦,其特征是大脑活动的增强,首先在早期鸟类和哺乳类动物中进化为慢波睡眠后(post SW-sleep)状态,这个后状态具有促进记忆巩固的能力,方式是激活基因表达来产生神经元活动依赖突触可塑性发生所需的蛋白质,这个后状态成为适应性行为的神经相关物。接着哺乳动物进化出了延长的快速眼动做梦状态,该状态以一种新颖的方式延长了神经元的回响,这使得能以一种行为上适应的方式来促进记忆的重构,而不仅仅是机械式地记录过往事件。*简而言之,睡眠与做梦成为一个内在舞台,用于将过往事件与当前的新颖经历相整合,以模拟和创造性地*

回放当下,作为未来适应性行为的彩排。

关于艾瑞克森实现自然式治疗性催眠的进化论观点

艾瑞克森(1958/2008)最初将他的工作描述为实现治疗性催眠的*自然式与利用式方法*(1959/2008)。我们现在提出,艾瑞克森(1948/2008)关于治疗性催眠的"神经-心理-生理过程"常常用来促进记忆与意识的、导向未来的构建功能(Erickson & Rossi, 1989)。艾瑞克森的许多"伪定向至未来时间"的方法,现在看来都在睡眠与做梦的两个主要阶段(描述在里贝诺的进化理论中)促进了记忆与适应性行为的构建功能。重复在里贝诺的理论中在 SW - REM 睡眠周期内的重要作用与重复在治疗性催眠与暗示引导中的广泛应用相互呼应。

最近,吉和威尔逊证实了在慢波(SW)睡眠期间,新皮质和海马的神经元如何参与对话以重播回放记忆并整合新学习(Ji & Wilson, 2007)。神经学家最初认为,新记忆首先记录在海马中,然后转移到新皮质中进行长期存储。然而,我们现在知道,这个过程不仅仅是简单地的记忆转移。相反,新皮质要求海马重播回放含有全新和新颖图像、地点或声音的事件。然后,新皮质更新它关于世界的模型,创建出关于事情在当前和可能的未来里是如何发生、为何发生的叙述。我们提出,SW 和 REM 睡眠时,在新皮质与海马间的这种对话是艾瑞克森生理-心理-生物的利用技术的自然主义模型,利用技术在治疗性催眠与短期心理治疗中以未来与构建式为取向。

图 24 - 1 是突破型启发式 40 年的更新,它帮助人们突破自己陈旧的、受限的生活视角,形成一个更新的适应性世界观(The Breakout Heuristic, Rossi, 1968, 2007, 2008)。图 24 - 1 将四阶段突破型启发式(中间圆圈)置于一个全新的进化论视角下,该视角关于治疗性催眠与心理治疗中的构建性记忆。当前的神经科学采用下述文字(Sandkühler & Bhattacharya, 2008)记录了经典的四阶段创造性过程,它是突破型启发式的核心:

外层圆圈是一个用于更新*四阶段创造性过程*(最内的圆圈)动力学的新背景。生命危机期间的突破型启发式和英雄神话里的单一神话(中间圆圈)是作为一种人本主义心理治疗模型而最初发表于 40 年前。

认知上的洞察现象是众多发现的核心。行为研究表明,富有洞察力的问题解决具有四个显著特征:①心理上的僵局;②对问题表征的重建;③对问题更加深入的理解;④"啊

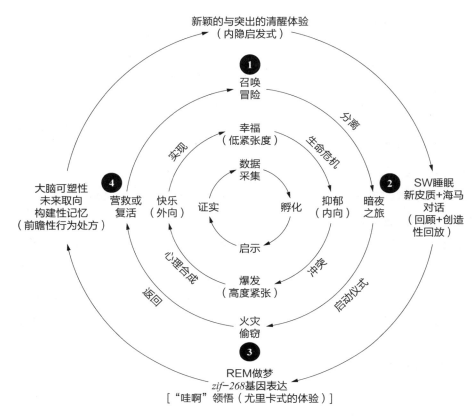

图 24-1　　在治疗性催眠与短期心理治疗里，关于四阶段创造性过程的进化论理论

哈！"，即一种觉得解决方案来得突然而且该方案显而易见的感受。然而，还没有在一个统一框架下对洞察力的这些组成特征进行过神经元机制方面的调查……在一项使用语言远程关联问题的脑电图研究中，我们确定了富有洞察力问题解决的这四个特征的神经相关性。向未解决的问题或心理僵局给出了提示（p.1459）。

在治疗性催眠中，常常以许可式暗示来给出这类提示。记录了经典四阶段创造性过程（Hadamard，1954）如何在意识、SW 睡眠和 REM 睡眠时的整个自然昼夜节律（约 24 小时）和次昼夜节律（90～120 分钟）周期内运作，以重构记忆与行为的理论和研究已经非常详细地呈现（Kempermann，2006；Lloyd & Rossi，1992，2008；Rossi，2002，2007）。

将负性梦境体验与 PTSD 记忆创造性地重塑为正性与积极地生活场景

一名 29 岁研究生所呈现出来的问题是"我的对抗倾向导致了拖延症，这使得我无法完成博士论文"。在 6 次回顾与他的对抗倾向有关的记忆与问题之后(这没有引起他行为上的明显改变),他汇报了一次充满"噩梦"的不安之夜。

学生·黑色的水、各种恶心的粪便*慢慢地浮现在各处*!然后我正在和我的女朋友划船,我们的船翻了,掉进了黑水里,我们沉了下去淹死了。我突然意识到自己正在做噩梦,最后醒来时心跳加速。

对这些梦境片段的联想导致他反复讲述自己的痛苦记忆、对抗性拖延症、写不出学院报告等,这些似乎并没有带来任何新东西。面对这种看似毫无结果的回顾,罗西引入了一种利用四阶段创造性过程来实现治疗性催眠的活动依赖、意念动力学的两种手法(Rossi,2002)。

这位年轻男士的治疗过程在大约 20 分钟就完成了,其过程包含了一个机会,即"*以更加主动和令人满意的方式来创造性、多次重复梦到他的梦*",这证实了艾瑞克森的报告(1970/2008),20 分钟是治疗性催眠期间做梦的典型时间框架。这种时间段在觉察上的相关性在一项独立试验研究(Smith,1995)中得到了说明(图 24-2)。

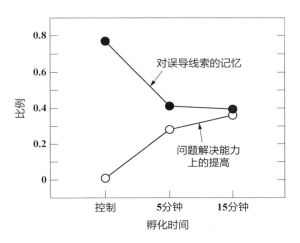

图 24-2　阶段二创造性过程(所需的)典型孵化时间

如图 24-2 所示,在实验室高度结构化的任务期间,对于问题解决的典型创造过程(即第二阶段,孵化或被难住)需要 15~20 分钟(经 Smith 的许可转载,1995)。

在孵化期(即内隐水平上的内部工作,包括创造性回顾与回放),误导性线索的记忆会随着问题解决能力的提高而下降(经 Smith 许可,1995;Rossi,2002)。

后续，一次成功的梦

1周后的下一次治疗课程上，学生汇报了他的梦：

学生 · 蓝色海洋的美丽巨浪。我和我的女朋友驾驶在沙滩上，我们几乎陷在了潮湿的沙子里。我大叫着"哦，该死"并且使劲踩下油门，于是我们一起安全地飞快上山。

我们讨论了高活动水平上、两个梦（这个梦里他快速踩下油门，以及之前的 2 周他梦到"慢慢浮现的粪便"、下沉和溺死在黑水里）之间的这种显著差异。我们只能推测他在这个梦里的成功行动可能与我们之前课程里所做的治疗性催眠内部工作有关。治疗性催眠是否令*他的心理活动水平强化到，确实足以在分子基因组水平上促进活动依赖基因表达和大脑可塑性*（Rossi，2002，2004，2007）？我们承认，这只是目前神经科学研究的一个暗示，还需要进一步的证明。提请注意，仅仅是讨论创造性活动（新颖、神圣与显著）可能打开活动依赖的基因表达与大脑可塑性，就可以作为一个高度许可式的暗示，以使它确实发生。在汇报了这个后续梦之后的片刻，年轻人开始讲述他如何变得"活跃"，并在本周"灵感迸发"的情况下成功写出了一篇受到研究生院好评的博士论文大纲。

总　　结

当前神经科学所调查的面向未来的构建性记忆系统与面向过往的回顾式记忆系统，两者之间的差别是治疗性催眠与心理治疗的理论基础。本文概括了关于睡眠与做梦的进化论理论，以其构思出一个用于治疗性催眠与短期心理治疗的全新进化论基础，（在短期的治疗性催眠里）通过促进适应未来生活场景来解决当前生活问题。这种在所有水平上（从活动依赖基因表达和大脑可塑性到认知、试验、行为）的构建性和进化论取向的动力学被用来开发全新的技术。它们被用作许可式暗示来促进治疗性催眠和短期治疗内的创造性过程，适用于咨询、教育、教牧、康复、临终关怀等各种情境。

第二十五章

行进中的旅程：构建性记忆的未来取向

罗克珊娜·艾瑞克森·克莱因

引自 American Journal of Clinical Hypnosis，2021，64∶2。

作者注：本文回顾了前一篇（第24章）文章，并提供了原文发表后十几年内的信息更新，3位作者的观点被随后的研究所加强，他们早期的想法也得到了加强。

摘要

本文扩展了2008年所出版的文章《记忆构建的未来取向》（Rossi，Erickson-Klein & Rossi）。在神经科学的背景下，一些关于做梦的回顾性功能的问题被提了出来。本文总结了原文中的观点，并提供了在此期间相关研究的更新。四阶段创造性过程模型被用来构思出活动依赖基因组刺激对未来适应性行为的贡献方式。讨论了神经生理学构造及其与临床实践的相关性。用两个案例说明了这一应用，即四阶段创造性过程作为治疗性催眠与许可式暗示的框架。罗西与艾瑞克森两人间的合作，对行为、基因表达和活动依赖基因表达，间接提供了愈发相关和微妙的理解。

关键词：四阶段创造性过程、活动依赖、构建性记忆、创造力、催眠做梦、神经可塑性、许可式暗示、有希望的梦。

我们最初的论文假设"睡眠与做梦成为一个内在舞台"，将过往事件与当前新颖的经历整合在一起，以刺激并创造性地回放当前，作为一次用于未来适应性行为的彩排（Rossi，Erickson-Klein，& Rossi，2008，p.345）。这项工作关注的是未来取向视角，而不是更加流行的、认为做梦是一个记忆巩固过程的视角。除了过去/未来这一问题外，作者们还提出了关于将受试者潜在的次昼夜能量周期整合到催眠治疗性工作中的问题。四阶段创造性过程，该过程由格雷厄姆·沃拉斯于1926年描述（Sadler-Smith，2015）。2002年《基因表达的心理生物学》首次描述了罗西自己对这项工具的探索。《构建记忆的未来取向》使探索更进一步，并将四阶段创造性过程整合到了对催眠暗示准备度的评估中。科佐利诺和兰诺提后来的研究里使用生物样本来评估催眠暗示后活动依赖基因表达的状态(Rossi, Iannotti, Castiglione, Cozzolino, & Rossi, 2008)。

在艾瑞克森逝世近 30 年后写就的这些想法主要基于 1972—1980 年罗西与艾瑞克森间歇学习期内的观察与构想。当罗西沉浸于艾瑞克森方法的学习时,他观察到了艾瑞克森将受试者自然的次昼夜节律整合到催眠治疗的催眠时段中(Rossi, K., Erickson-Klein, & Rossi, 2008)。尽管在艾瑞克森的一生中,人们对遗传学研究并未得到广泛的理解,然而,针对基因化学构成的改变方式的研究已变得司空见惯。对改变了基因表达与功能的诸多过程的调查(包括心理社会因素)被归入了基因组学的范畴。一个人如何改变他的基因表达,被称基因组反应。罗西认为,对受试者能量水平的这种利用激发了个体自身的次昼夜周期,自然地促进了包含活动依赖基因激活在内的基因组反应。通过这种方式,艾瑞克森的疗效得到了增强,有助于正性治疗结果(Rossi & Rossi, 2008)。

罗西提出四阶段创造性过程是一个平台,可以从这个平台上对改变的准备度进行治疗性观察。他还进一步提出了这一观点,即参与自然次昼夜节律会增强活动依赖型基因的反应。一则描述客户梦境的案例报告被用来说明客户的转变,该客户自身有能力在他寻求专业帮助的领域内来运作。这则案例报告表明了罗西采用许可式暗示的两种催眠引导方法是如何被用来促进个体的创造性准备的。本文的最后呼吁未来的循证研究。

四阶段创造性过程

四阶段创造性过程的概念化并不是一个新想法;从问题解决到领导与管理,它是互联网文献中广泛存在的模型。萨德勒·史密斯所撰写的文章认为格雷厄姆·沃拉斯在 1926 年出版的《思考的艺术》是属于模型引入的一类,是"创造性研究的基础"(p.3)(Sadler-Smith, 2015)。罗西将四阶段创造性过程与自然存在的次昼夜节律和基本休息–活动周期结合起来是与众不同的。在他们的工作中,罗西使用该模型来临床定位与调整受试者解决问题的努力,来实现细胞内与细胞间变化的潜力,这些变化促进了适应性基因组反应。表 25 - 1 提供了对此框架的简要回顾,以促进读者对这一模型的理解(Rossi, Cozzolino, Mortimer, Atkinson, & Rossi, 2011)。

临床催眠里的四阶段创造性过程

在罗西作为学生与同事跟随艾瑞克森的 8 年间,他试着理解艾瑞克森所采用的方法

表 25-1　四阶段创造性过程的小结

第一阶段准备	该过程的启动始于问题识别或问题觉察的概念,开始着手处理问题
第二阶段孵化	第二阶段是进入当前经历、面对不舒服的感受、找到勇气来拒绝不健康的东西,并开启内在智慧的引导
第三阶段启示	第三阶段涉及创造性的洞察、指引与构建未来可能性。这通常伴有一种"啊哈"的感觉、一些理解,以及一种乐观或决心
第四阶段验证和评估	最后一个阶段涉及意识与潜意识成长的整合,一种在超越个体寻求帮助的问题之外继续成长或运作的能力

论,以及他用于引发快速治疗改变的能力。在其他因素里,罗西留意到了艾瑞克森在课程时间间隔上的灵活性,以及这种灵活性如何与受试者自身自然的次昼夜周期的指示物相对应(Rossi & Nimmons,1991)。罗西就艾瑞克森使用受试者的生物节律(这一节律与催眠暗示的引出相协调)进行了概念化(Rossi,2009)。

与时间有关的背景

人类基因组计划始于 1988 年(NHGRI,美国国家基因研究所),基因组学的探索,包括活动依赖的反应,还处于早期阶段。当罗西大量阅读新兴科学文献时,他在药理学方面的教育及他对生物化学的兴趣指引着他的探索。当他探索活动依赖基因表达与催眠期间所发生的体验两者之间的关联时,他将生物化学与基因组学的概念和治疗性应用结合了起来(Rossi,2002)。

21 世纪初,罗西沉浸于探索想象、美与艺术的效果是如何贡献于神圣体验和神经可塑性的。当他带着对内在生物节律的赞赏而探究这些想法时,他构思了这一观点,即策略性地将许可式暗示的时机与受试者的内在取向结合起来可以影响基因组反应,并通过基因表达的采样产品(如 DNA 或 RNA 微阵列)来予以测量(Rossi,2004c)。基本休息-活动周期包含 10~20 分钟的休息阶段,他注意到这被整合到了艾瑞克森 90~120 分钟的催眠治疗时段中。罗西报道说,他收集了证据来证实:基因对环境时间的反应需要大约相同的时间间隔(Rossi,2008)。正如研究(Rossi et al.,2011)中所描述的那样,时间间隔与反应包括蛋白质的生成、激素、免疫因子、神经递质等的发生,而这些又反过来塑造感知、心理与身体的反应能力。

四阶段创造性过程提供了一个框架,该框架可能为沟通、体验与内在取向如何反映出个体生物的化学状态,以及为活动依赖基因组反应所作出的准备提供了见解。此外,它还提供了一个治疗性框架,以回顾艾瑞克森使用自然发生的生物节律来增强催眠暗示的效果。通过他们专业的教学演示,罗西夫妇假设,即刻早期、活动依赖和行为相关的基因表达发生在创造性问题解决期间(Rossi & Rossi, 2008)。

探索上的继续

长期以来,做梦一直是研究者们非常感兴趣的领域。《神经学前言》上一篇论文充分地指出"即使未来研究无法确定(催眠做梦与非催眠做梦的相似)关系,对催眠梦境的研究也有可能为做梦的神经认知理论提供意想不到的支持"(Fazekas & Nemeth, 2020, para 2)。关于那些在无意识头脑内将催眠工作与做梦状态联系起来的连接,仍有许多是有待认识的。正在进行的调查与神经科医生、遗传学家和心理治疗师之间的合作将使我们获得更加深入和更有效的理解。这些理解可能会引导我们以出乎预料的方式或在出乎意料的方向上行进,而这些方式或方向尚未出现在科学的新篇章上(Fazekas & Nemeth, 2020)。

2008 年出版时,欧内斯特·罗西和凯瑟琳·罗西参与了一项试点性实验研究,该研究记录了使用 DNA 微阵列在分子基因组水平上来评估对心理放松(这个)许可式暗示的治疗性反应。这项工作将四阶段创造性过程整合进专注于神经可塑性生物化学循证相关性的研究方法中(Rossi et al., 2008)。这个试点性研究形成了一种生物信息范式,该范式确定经验上的联结是循证分子基因组评估的起点,对治疗性催眠意念可塑性过程的明显特征进行评估。该研究确定了三个因素:①干细胞生长特征基因的上调;②细胞氧化压力的减少;③慢性炎症的减少。

正在进行的研究表明,人们愈发接受了这种观点,即神经关联上的变化是由活动、参与和做梦引起的。多塔和波兴格通过测试一个假设,即梦涉及生物光子的发生与感知,来探索了梦的神经生理学(Dotta & Persinger, 2009)。为了更好地理解时间扭曲的主观感受和对未来事件信息的假定性体验,40 个离散案例的研究着眼于睡眠的不同时间间隔以及地球物理与大脑特性的趋同进化。作者总结道,如果梦和意识的(多个)改变状态是脑内生物光子的体验,那么这可以帮助解释与催眠有关的谜团,以及入睡前似醒非醒状态和半醒状态的闯入。

米特、霍金斯、伯克尔和福特斯曼研究了心不在焉（或"心神漫游"）的神经化学方面，并提出了一个模型，该模型试图解释大脑系统的动态变化如何产生了主观体验上的变化（Mittner, Hawkins, Boekel, & Forstmann, 2016）。类似地，史蒂文斯假定，对内在集中想象相关的神经活动的调查通过建立连接促进了优势，在这种连接中，大脑半球间的活动可以被认识、被实践，并成为创造力的关键（Stevens, 2014）。这两项调查都没有专门针对催眠，然而它们的报告都与一个想法的概念性支持相一致，这个想法是催眠可能引出一些变化来增进用于神经生物学变化的机会，（这些神经生物学变化）包括蛋白质和荷尔蒙的释放，罗西在他的评论中提到了这一点，其关注点是神圣体验在基因组表达中所发挥的核心作用（Rossi, 2004c）。关于做梦功能的观点在研究人员间仍存在分歧，各种理论框架仍在调研中。在他们 2019 年的研究中，赵、李和李总结了 5 种不同的模型，都与做梦和记忆的接口方式有关。大量研究使用了认知、解释和记忆巩固模型，这些模型包含了记忆的功能，包括修剪、巩固和问题解决，这些在取向上都是回顾性的（Ruby, 2011）。另一项研究设法解决关于梦的解读在治疗性取向上的根本差异，并强调梦是与清醒经历一样的经历（Kara & Özcan, 2019）。一组研究人员在两篇文章提到了做梦的未来取向，他们探讨了当做梦与情绪处理过程时的功能性作用。作者斯卡尔佩利、巴尔托拉奇、达阿里、乔格尼、德热内罗指出，神经影像研究表明，在睡眠这一心理活动期间，那些调节做梦和情绪显著的过程与在清醒期间控制情绪的过程有着相似的神经基质（Scarpelli, Bartolacci, D'Atri, Gorgoni, & De Gennaro, 2019a）。研究人员推测，梦代表对现实的一种模拟，为创造一种新场景来掌控情绪提供了可能性。这种模拟能推动对挑战性情境的处理，还能耗竭与以往经历关联在一起的负性情绪。在第二篇文章里，研究人员建议，可以开发出用来处理梦境体验各个方面的临床医疗方案（Scarpelli, Bartolacci, D'Atri, Gorgoni, & De Gennaro, 2019b）。

穆茨和贾瓦迪致力于探索睡眠不同阶段（包括 REM 和清明梦间隔期）期间，梦的现象与意识的（多个）改变状态间的神经相关性（Mutz & Javadi, 2017）。里贝罗评估了睡眠，并将睡眠辩护为一种触发经验-依赖型突触变化（可通过电生理成像来予以测量）的条件（Ribeiro, 2012）。他特别提到，虽然就睡眠-依赖型突触变化的发生有共识，但就这些变化的化学机制而言，神经生物学上的观点仍存在差异。在《睡眠与可塑性》的一则报告中，他表示"睡眠促进大脑可塑性，被理解为突触连接强度的持久变化"（Ribeiro, 2012, para 1），并补充说，睡眠与记忆和学习间的关联，为睡眠促进认知加工这一观念大量提供了全面支持和机械论基础。虽然这两项研究都没有聚焦于催眠，但这两项研究都得出了这一结论,即对神经相关物的日益理解将有助于更深地理解意识,并有助于识别那些具有治疗价值的过程。

在他们关于"做梦、走神和百日梦"的文章里,法泽卡斯和内梅特提供了一个大致框架,用来探索催眠与心不在焉(心身恍惚或心神不定)之间的异同结合(Fazekas & Nemeth, 2020)。他们的研究探索了大脑活动的测量、输入源、神经化学调节、做梦-心不在焉连续体。他们将催眠梦描述为在催眠状态期间所做出的清晰暗示(指"做梦")的结果。他们评论道,催眠与类睡眠状态的联系已经过时,并试图表明某些催眠状态与神经-认知理论高度相关,有可能以意想不到的方向推进这一领域的发展。

弗利尔认为,做梦与深度催眠基本上是等同的状态,并指出 θ 脑电波频率是梦与催眠的标识符(Forrer, 2017)。他评论说,梦是清醒状态下思想的先导,这些思想在未来觉察中起着重要作用,并进一步解释道"大多数人认为(梦境)残余是一种指示,它表明我们的梦是关于过去而非关于未来,当我们仔细检查梦境残余时,我们很快就发现,它在构造的形成中扮演着重要角色,这些构造不仅触及眼前和扩展了的过去,还触及到了未来"(Forrer, 2017, p.87)。

表观遗传学和社会心理基因组学的一个关键概念是,在清醒、睡眠和做梦的各种状态期间,许多形式的心理生物学唤醒与休息可以唤起即刻早期基因、行为状态相关的基因表达和活动依赖基因表达,以优化蛋白质合成来促进大脑可塑性、问题解决和治愈(Rossi et al., 2008)。对这些领域的科学调查和审查仍在继续。

第一次来访

一位 34 岁的成功的牧场主因自我价值缺失而寻求心理治疗。他是独子,父母均已过世,他总结了自己整个童年时期大量遭受的虐待史,并且刚结束一段痛苦的失败婚姻,他寻求治疗,并解释道他"不想再跌入谷底"。成年后,他曾接受过 8 年的治疗,他说这些治疗是有效的,尽管他表示他从未获得足够的自信来对自己"感觉良好"。他有意寻求短期催眠治疗,并期望自己能在几次催眠咨询中就振作起来,对此他曾读到过,却从未体验过。没有对他的梦进行过讨论。最初的咨询用来提供关于催眠和治疗方式的信息,包括签署准许文件和讨论客户自己评估自身进展的责任(Erickson & Rossi, 2008)。

第二次来访

在第二次 90 分钟的来访里，客户出示了一张纸，上面他潦草地写着前一晚所做的梦。这一页纸上的内容不连贯且零散、勉强可读、角度奇怪，有着断开的单词和短语，它们传达的意义不明。当我问道他想让我对此做什么，他说道，以前的治疗师总是对他的梦释义，与他的期望有所不同。我解释道我计划使用他的话语来启动他的催眠自我探索之旅。

创造性过程的第一阶段涉及对重要事情的觉察、以查明问题的一次搜索及对希望的初步建立。正式催眠引导风格的采用可以增强对于改变的期望。我先请他闭上眼睛、深吸一口气、把注意力转向内心，然后用一种缓慢而有节奏的语调刻意读出他的话语，在短语间停顿，带着期望等着。一旦结束了对他文字的叙述（大约 7 分钟），我就转向了自己许可式的短语与单词。当时给出的暗示是开放式的，没有明确指定。我所采用的短语包括：

听或不听……忽略那些任何不适合于你的评论或短语……只关注那些适合你的意象……注意并接受任何出现在你脑中的思想意象或想法……你正在觉察到自己的身体、感受、自我、你所处的位置、你的感官，你正注意到自己所注意的、自己已忘记要注意但现在正注意到的……当你让自己的思维飘进一个放松与舒适状态时注意且接受。

在整个催眠期间，我仔细观察了他的反应。起初，他的反应表明着与进入催眠状态有关的现象，包括：肌肉张力软化、呼吸变缓与加深、皮肤颜色的变化和深度放松的外观。

随着我们继续，在总共 45 分钟的时间内，我观察到了更多变化：呼吸频率、闭着的眼睑下的眼球运动、手部小动作和偶尔的吞咽，这表明了他历经四阶段创造性过程的进展，也表明了一个向内的转移，即转向他自身有生长能力的创造力（Rossi et al., 2011）。

第二阶段孵化期是一个活跃阶段，创造性方面的不确定，特征是中等程度的困惑、紧张，甚至是身心症状。随着个人向内寻求时，有时会间隔着斗争与冲突。当我评估受试者将接近第三阶段时，我的评论包括：

继续搜索、继续发现、享受自己信任自身潜意识无意识头脑的这一过程……你内在的资源将引导你走向健康与幸福……从一生中，你的一生中，借鉴你的学习来适应、来强化你自己、来成长并适应……使你自动地、从内到外地，朝着健康的方向发展。

第三阶段是进入一种全新的意识觉察，通常称为"啊哈！"阶段。结合时间的流逝与他具反应性的外观，我从被认为是催眠加深的暗示转变为自我发现的暗示。

第四阶段是将新的可能性融入日常生活的阶段。当我开始让受试者再次警醒时，我提供了非特定的催眠后暗示：

开始注意到一个变化……按你自己的时间，以你自己的方式，注意到一种指示物，即发现全新的方式来作出反应，来调整，来接受并每天寻找幸福……观点随着我们的成长而改变……我们从经验中学习……智慧就在其中。

在正式催眠咨询结束时，我的个人风格是避免对来访者进行盘问，只邀请来访者说出他们想表达的内容。我发现对催眠工作的有意回顾会弱化正在进行的内心探索，我的风格类似于一旦一个人某天醒来，梦就结束了。我只与那些表现出某种发泄念头的来访者或那些意欲描述他们经历的来访者进行讨论。通过允许他把想法留给自己，注意并接受所发生的事，以及对工作正在进行中这点予以信任，我鼓励在进行中处理，这种处理发掘着来访者自身的创造性潜力。我以一项任务结束了课程，该任务是给他自己提供如下的睡前自我暗示：

我将舒舒服服地睡上一晚，早上醒来时，精神焕发、活力恢复，期待着全新的一天。

这项任务是催眠后暗示的自然主义实施，旨在利用睡眠前的似醒非醒状态（Erickson & Rossi，1979/2014）。

第三次来访

2周后，当受试者再过来时，他对自己的进步感到兴奋。他回忆性地描述了自己在聆听的话（用我的声音说出来）以及当时他内心所产生的不安感。

他一从这个初始催眠引导中醒来，就意识到了一种时间扭曲感，并对我所说的、他自己手写词以外的内容全部失忆。之后，他逐渐回想起这次催眠，并记起他曾进入一个解离的状态，观看了他早期生活里几个不愉快记忆的回放，对这些记忆他不再"感到"苦恼。他生动描述了自己着迷于能够看见年轻的自己，就"好像"从远处看着自己，并告之在催眠期间和催眠回想期间都感到安全。

他所讲述的一段令人震惊的往事是一次困境，他形容自己"被一台机器所困住，就像耶稣一样被钉在十字架上"。他作证这段经历完全是自传性的，他"获救时只受了些轻伤"。尽管他记起催眠状态中一些场景的内容令人不安，他仍然报告说第一次催眠体验的总体感觉很好。

在准备他的第二次催眠咨询时，他带来了一篇简短的书面陈述。他显然对自己所写的东西很满意，他急切地总结了该内容，描述说这是"当天早晨一个醒来时的梦里"出现的。与他之前的笔记形成鲜明对比，这张纸上的整齐笔记描述了他在日出时坐在最喜欢的皮卡车驾驶座位上，停在门口。他详细地描述了周围环境，其季节信息与一年中的时间相匹配，他注意到他正在自己的所有物上，在一条熟悉的土路上，关掉了引擎，欣赏着周围的美景。他对树木的庄严与阳光出来时天空颜色的改变发表了评论。他停下来准备打开牧场大门，进入树林后面一片不熟悉的牧场。当他陈述到他正准备下车打开大门时，叙述文突然停止了。他解释道，他在那一刻"醒了"，他请求我"像上一次一样，在他不知道要说什么的地方加上我的话，来重做催眠引导"。我没有让他澄清"醒来时的梦"是什么意思，也没有让他澄清当天早上他是否确实坐在皮卡里，待在他的所有物上，而是对他热情的请求作出回应，迅速进行催眠。我的许可式、非特定性暗示强化了对自然美景的欣赏，并将这种欣赏延伸到了自我欣赏和自我照护。

我所使用的其他短语包括：

沿着自己的潜意识道路前进，并决定前行的距离与前行的正确时间……寻求发现……平衡熟悉的舒适感与尚未发现的兴奋感……观看天空从黎明到白昼、从傍晚到夜晚的变化，只为了在合适的时间再次明亮起来……调整自己的内心感受，发现最深处的喜悦……真正感受到积极体验强化自身的方式之美。

四阶段创造性过程再一次为治疗暗示的转变提供了指示物，我们像上次一样结束了本次来访。

第四次访谈

我们的第四次也是最后一次访谈是通过电话进行的，因为新型冠状病毒感染的风险。他向我保证,他已实现了他所寻求的所有帮助,并对结果感到满意,甚至提到了具体的信号(他早上醒来时精力充沛,期待着新的一天)。他报告说,他已摆脱了与父母和前妻有关的苦恼情绪,正忙着重新装修房子。他还报告说,尽管受限于当前环境条件,但他与员工和朋友的交流更好了,享受着与他们交流乐趣。

接着,他描述了最近的一个梦。梦中,他创造性地编写了一种方式来应对未来可能产生的压力源。他喜欢听西部乡村歌曲,尽管这些歌曲经常讲述心痛的故事,但他习惯性地只听音乐,不听歌词。在他的梦里,他听到了歌词改变了的熟悉曲调,这些改变了的歌词与他需要听到的信息相匹配。他认识到了自己写出新歌词的能力,并想象着自己正听见它们。他报告说,他现在知道他可以根据自己的选择来频繁、大声地听这些歌曲,听见自己所选择的歌词来替代歌手的歌词。

2 个月的随访

在我例行的随访电话里,他向我保证,他继续做得很好,还表示他几乎不相信在这么几次的拜访中就取得了如此多的成果。为进一步表示感谢,他给我寄来了一张他最近才找到的照片,上面是小时候的他,这是他曾忘记了的快乐往事,然后在一个最近的梦里想起来了。

案例讨论

对于所有理论取向的治疗师而言,在符合他们个人风格的框架内工作是很重要的。罗西和我都接受艾瑞克森的仁慈、足智多谋的无意识理念,引导来访者朝着健康的方向发展。对于来访者而言,为进入接受与适应的积极未来,既无需寻求与过往事件相关的洞察,也不要求(这个洞察)。治疗师的角色是促进来访者可以以自己的方式来开启旅程的多个条件,走一条可能永远不会被受限的意识觉察和理解的道路(Rossi,2008)。霍普和苏格曼指出,应用临床催眠技术时,其基本是一则信念,即来访者或患者有能力获得资源并解决问题(p.221)(Hope & Sugarman, 2015)。

罗西关于学生的案例和我自己关于牧场主的案例都是短期治疗,基于力量,以当下和未来为取向。此外,罗西和我都深受艾瑞克森教诲的强烈影响,他相信有效治疗的责任要放在来访者身上(Erickson, 1964/2008)。在这两个案例里,都采用了正式催眠,包括许可式与开放式暗示。每个案例都表现出个性化的催眠治疗方法，以及对受试者准备程度与回应性的敏锐关注。在催眠治疗接触期间，对次昼夜和生物钟元素的关注是观察的一部分。艾瑞克森与罗西更详细地讨论了观察、暗示与回应的个性化（Erickson & Rossi，2008）。对催眠与四阶段创造性过程整合的附加讨论在本丛书中得到了广泛整合，本文中仅引用了第 2 卷。

讨　论

《美国临床催眠杂志》于 2015 年发布了一篇关于映射催眠领域的特刊。在该期的一篇评论中，诺曼·道伊奇提出疑问，催眠是否有可能是一种将大脑置于可塑性增强状态的方式，或者催眠是否有可能至少促进了自动发生的可塑性变化。他补充说，"我们都站在罗西的肩膀上，他在这许多的科学问题上都有所预言"（Doidge，2015，p.350）。

催眠与神经可塑性的关系，以及活动依赖基因组变化的刺激，是令人兴奋的尖端前沿。然而，随着循证研究文献的不断积累，仍然存在一些潜在的概念上挑战和一些阻碍了进展的专业分歧。关于催眠的定义及其与恍惚是相同还是有差异的基本共识仍然是一个主要绊脚石。霍普和苏格曼提供了简洁的工作定义，这些定义为专业讨论提供了有用的方向（Hope & Sugarman，2015）。"催眠是一套帮助改变思维的技能""恍惚被定义为是一种在有机系统内发展出可塑性的过程"（p.214）。本文作者认为，催眠要想在科学领域内彻底找到位置，临床医生与研究学者必须就这门学科的基础与根本要素达成共识。或许循证工具将推动我们进入下一个理解领域。

神经可塑性与催眠间的接合是罗西的热衷，也是他的贡献。艾瑞克森与罗西的旅程和生活在他们的临床催眠研究中交叉，每个人都带来了自己的观点、对新想法的着迷，对促进治愈的投入，以及对深化他们工作的毕生调查。他们长达 10 年的合作为持续不断的灵感奠定了基础，并将继续发展。罗西，与他的导师一样，毕生致力于促进那些深深影响心理和身体健康治疗的革新与理解。艾瑞克森关于催眠的观点在其提出时并不是主流，但在他最初调查之后的 1 个世纪里，很明显的一点是，他的深入理解是有预见性的、基于科学的、践行有素的，催眠成为治愈艺术。鉴于类似的延迟性认识，罗西和艾瑞克森间合作的演变体现在我们对行为、基因组表达和活动依赖基因表达界面的愈发相关与细微的理解之上。

参考文献

［1］ Abraham, K. (1927). *Selected Papers of Karl Abraham，M.D.*, Hogarth Press and the Institute of Psycho-analysis.

［2］ Alejel, T. (2001). *Effect of Antidepressives and Psychosocial Stress on the Expression of a CRE Dependent Reporter Gene in the Brain of Transgender Mice.* Philipps University Theisi. https://doi. org/10.17192/z2002.0040

［3］ Alfonso, J., Pollevick, G.D., Van Der Hart, M.G., Flügge, G., Fuchs, E., & Frasch, A.C. (2004). Identification of Genes Regulated by Chronic Psychosocial Stress and Antidepressant Treatment in the Hippocampus. *The European Journal of Neuroscience*，19(3)，659 - 666. https://doi.org/10. 1111/j.1460-9568.2004.03178.x

［4］ Aserinsky, E., and Kleitman, N. (1953). Regularly Occurring Periods of Eye Motility，and Concomitant Phenomena During Sleep. *Science*，118(3062), 273 - 274. https://doi.org/10.1126/ science.118.3062.273

［5］ Atkinson, D., Iannotti, S., Cozzolino, M., Castiglione, S., Cicatelli, A., Vyas, B., Mortimer, J., Hill, R., Chovanec, E., Chiamberlando, A., Cuadros, J., Virot, C., Kerouac, M., Kallfass, T., Krippner, S., Frederick, C., Gregory, B., Shaffran, M., Bullock, M., Soleimany, E., Rossi, A.C., Rossi, K.L. & Rossi, E.L. (2010). A New Bioinformatics Paradigm for the Theory, Research and Practice of Therapeutic Hypnosis. American Journal of Clinical Hypnosis, 53(1),27 - 46. https://doi. org/10.1080/00029157.2010.10401745

［6］ Bargh, J. A. (2006). What Have We Been Priming All These Years? On the Development, Mechanisms，and Ecology of Nonconscious Social Behavior. *European Journal of Social Psychology*，36(2),147 - 168. https://doi.org/10.1002/ejsp.336

［7］ Bentivoglio, M. and Grassi-Zucconi, G. (1999). Immediate-Early Gene Expression in Sleep and Wakefulness. In Lydic, R. and Baghdoyan, H. (1998). New York, NY: CRC Press, 235 - 253. https://doi.org/10.1142/9789812816894_0029

［8］ Berman, D.E., & Dudai, Y. (2001). Memory Extinction, Learning Anew, and Learning the New: Dissociations in the Molecular Machinery of Learning in Cortex. *Science*，291(5512),2417 - 2419. https://doi.org/10.1126/science.1058165

［9］ Bernheim, H. (1886/1957). *Suggestive Therapeutics：A Treatise on the Nature and Uses of Hypnotism.* Westport, NY: Associated Booksellers.

[10] Bongartz, E. (Ed.), (1992). *Hypnosis: 175 Years after Mesmer: Recent Developments in Theory and Application*. Konstanz: Universitatsvergag.

[11] Cáceres, M., Lachuer, J., Zapala, M.A., Redmond, J.C., Kudo, L., Geschwind, D.H., Lockhart, D.J., Preuss, T.M., & Barlow, C. (2003). Elevated Gene Expression Levels Distinguish Human from Non-human Primate Brains. *Proceedings of the National Academy of Sciences of the United States of America*, 100(22), 13030 – 13035. https://doi.org/10.1073/pnas.2135499100

[12] Castés, M., Hagel, I., Palenque, M., Canelones, P., Corao, A., & Lynch, N. R. (1999). Immunological Changes Associated with Clinical Improvement of Asthmatic Children Subjected to Psychosocial Intervention. *Brain, Behavior, and Immunity*, 13(1), 1 – 13. https://doi.org/10.1006/brbi.1999.0551

[13] Chaucer, G., & Coghill, N. (2003). *The Canterbury Tales*. Penguin Books.

[14] Cirelli, C., Gutierrez, C.M., & Tononi, G. (2004). Extensive and Divergent Effects of Sleep and Wakefulness on Brain Gene Expression. *Neuron*, 41(1), 35 – 43. https://doi.org/10.1016/s0896-6273(03)00814-6

[15] Cohen-Cory, S. (2002). The Developing Synapse: Construction and Modulation of Synaptic Structures and Circuits. *Science*, 298(5594), 770 – 776. https://doi.org/10.1126/science.1075510

[16] Crespi, B.J. (2007). Sly FOXP2: Genomic Conflict in the Evolution of Language. *Trends in Ecology & Evolution*, 22(4), 174 – 175. https://doi.org/10.1016/j.tree.2007.01.007

[17] Custers, R., & Aarts, H. (2005). Positive Affect as Implicit Motivator: On the Nonconscious Operation of Behavioral Goals. *Journal of Personality and Social Psychology*, 89(2), 129 – 142. https://doi.org/10.1037/0022-3514.89.2.129

[18] Doidge, N. (2015). Hypnosis, Neuroplasticity and the Plastic Paradox. *American Journal of Clinical Hypnosis*, 57(3), 349 – 354. doi: https://doi.org/10.1080/00029157.2015.985572

[19] Dotta, B., & Persinger, M. (2009). Dreams, Time Distortion and the Experience of Future Events: A Relativistic, Neuroquantal Perspective. *Sleep and Hypnosis*, 11(2), 29 – 39.

[20] Dudai, Y. (2000). Neurobiology: The Shaky Trace. *Nature*, 406(6797), 686 – 687. https://doi.org/10.1038/35021168

[21] Dudai, Y., & Carruthers, M. (2005). The Janus Face of Mnemosyne. *Nature*, 434(7033), 567. https://doi.org/10.1038/434567a

[22] Edelman, G.M. (1987). *Neural Darwinism: The Theory of Neuronal Group Selection*. New York, NY: Basic Books.

[23] Erickson, M.H. (1935). Study of an Experimental Neurosis Hypnotically Induced in a Case of Ejaculatio Praecox, *The British Journal of Medical Psychology*, Part I. Vol. XV.

[24] Erickson, M.H. (1948/1980). Hypnotic Psychotherapy. In Rossi, E.L., Erickson-Klein, R. & Rossi, K. L. (Eds.), *The Collected Works of Milton H. Erickson: Volume 2: Basic Hypnotic Induction and Suggestion*. Phoenix, AZ: The Milton H. Erickson Foundation Press.

[25] Erickson, M.H. (1958/2008). Naturalistic Techniques of Hypnosis. In Rossi, E.L., Erickson-Klein, R. & Rossi, K.L. (Eds.), *The Collected Works of Milton H. Erickson: Volume 1: The Nature of Therapeutic Hypnosis*. Phoenix, AZ: The Milton H. Erickson Foundation Press.

[26] Erickson, M.H. (1959/2008). Further Clinical Techniques of Hypnosis: Utilization Techniques. In Rossi, E.L., Erickson-Klein, R. & Rossi, K.L. (Eds.), *The Collected Works of Milton H. Erickson: Volume 1: The Nature of Therapeutic Hypnosis*. Phoenix, AZ: The Milton H. Erickson Foundation Press.

[27] Erickson, M.H. (1964/2008). The Burden of Effective Psychotherapy. In Rossi, E.L., Erickson-Klein, R. & Rossi, K.L.(Eds.), *The Collected Works of Milton H. Erickson: Volume 3: Opening the Mind*. Phoenix, AZ: The Milton H. Erickson Foundation Press.

［28］ Erickson, M.H. (1966). Hypnosis: Its Renaissance as a Treatment Modality. In Rossi, E.L., Erickson-Klein, R. & Rossi, K.L. (Eds.), *The Collected Works of Milton H. Erickson: Volume 2: Basic Hypnotic Induction and Suggestion*. Phoenix, AZ: The Milton H. Erickson Foundation Press.

［29］ Erickson, M.H. (1980). Section 1: Amnesia. In Rossi, E.L., Erickson-Klein, R. & Rossi, K.L. (Eds.), *The Collected Works of Milton H. Erickson: Volume 5: Classical Hypnotic Phenomena*. Phoenix, AZ: The Milton H. Erickson Foundation Press.

［30］ Erickson, M.H. & Kubie, L.S. (1939). The Permanent Relief of an Obsessional Phobia by Means of Communications with an Unsuspected Dual Personality. *Psychoanalytic Quarterly*, 8, 471 – 509. https://doi.org/10.1080/21674086.1939.11925402

［31］ Erickson, M.H., & Rossi, E.L. (1979/2014). Posthypnotic Suggestions. In E.L. Rossi, R. Erickson-Klein, & K.L. Rossi (Eds.), *The Collected Works of Milton H. Erickson Volume 11, Hypnotherapy: An Exploratory Casebook*. Phoenix, AZ: The Milton Erickson Foundation Press.

［32］ Erickson, M.H. and Rossi, E.L. (1989). *The February Man: Evolving Consciousness and Identity in Hypnotherapy*. New York, NY: Brunner/Mazel

［33］ Erickson, M.H., & Rossi, E.L. (2008). An Introduction to Therapeutic Hypnosis and Suggestion. In E.L. Rossi, R. Erickson-Klein, & K.L. Rossi (Eds.), The Collected Works of Milton H. Erickson Volume 2, Basic Hypnotic Induction and Suggestion (p.1 – 19). Phoenix, AZ: The Milton Erickson Foundation Press.

［34］ Erickson-Klein, R. (2021). Onward: The Future Orientation of Constructive Memory. *American Journal of Clinical Hypnosis*, 64:2

［35］ Fazekas, P., & Nemeth, G. (2020). Dreaming, Mind-wandering and Hypnotic Dreams. Frontiers in Neurology, 11, 565673. doi: https://doi.org/10.3389/fneur.2020.565673

［36］ Frankland, P. W., Bontempi, B., Talton, L. E., Kaczmarek, L., & Silva, A. J. (2004). The Involvement of the Anterior Cingulate Cortex in Remote Contextual Fear Memory. *Science*, 304 (5672), 881 – 883. https://doi.org/10.1126/science.1094804

［37］ Forrer, K. (2017). The Dream as Posthypnotic Command. Sleep and Hypnosis-International Journal, 19(4), 83 – 88. doi: https://doi.org/10.5350/Sleep.Hypn.2016.18.0126

［38］ Gardner, J.W. (1937). An experimental study of the Luria technique for detecting mental conflict. *Journal of Experimental Psychology*, 20(5), 495 – 506. https://doi.org/10.1037/h0054847

［39］ Gazzaniga, M., Ivry, R., & Mangun, G. (2002). *Cognitive Neuroscience*, 2nd ed. Cambridge, MA: The MIT Press.

［40］ Glaser, R., Lafuse, W.P., Bonneau, R.H., Atkinson, C., & Kiecolt-Glaser, J.K. (1993). Stress-associated Modulation of Proto-oncogene Expression in Human Peripheral Blood Leukocytes. *Behavioral Neuroscience*, 107(3), 525 – 529. https://doi.org/10.1037//0735-7044.107.3.525

［41］ Greenfield, S. (1994). A Model Explaining Brazilian Spiritist Surgeries and Other Unusual Religious-based Healing. *Subtle Energies*, 5, 109 – 141.

［42］ Greenfield, S. (2000). Religious Altered States and Cultural-biological Transduction in Healing. Paper Presented for the *Congresso Brasilerio de Etnopsiciatria*, Fortaleza CE, September 28 – 30. To Appear in Portuguese in the *Revista Brasileria de Etnopsiquiatria*.

［43］ Hadamard, J. (1954). *The Psychology of Invention in the Mathematical Field*, New York, NY: Dover.

［44］ Hawkins, J. & Blakeslee, S. (2004). *On Intelligence*. New York, NY: Holt & Co.

［45］ Hoffman, K.L., & McNaughton, B.L. (2002). Coordinated Reactivation of Distributed Memory Traces in Primate Neocortex. *Science*, 297 (5589), 2070 – 2073. https://doi.org/10.1126/science.1073538

［46］ Hope, A.E., & Sugarman, L. I. (2015). Orienting Hypnosis. *American Journal of Clinical Hypnosis*, *57(3)*,212－229. doi：https：//doi.org/10.1080/00029157.2014.976787

［47］ Hua, J.Y., Smear, M.C., Baier, H., & Smith, S.J. (2005). Regulation of Axon Growth in Vivo by Activity-based Competition. *Nature*, *434(7036)*,1022－1026. https://doi.org/10.1038/nature03409

［48］ Huston, P.E., Shakow, D. & Erickson, M. H. (1934). A Study of Hypnotically Induced Complexes by Means of the Luria Technique, *The Journal of General Psychology*, *11*：1,65－97, https://doi.org/10.1080/00221309.1934.9917817

［49］ Iacoboni, M. (2008). *Mirroring People：The New Science of How We Connect with Others*. New York, NY：Farrar, Straus and Giroux.

［50］ Izquierdo, I., Netto , C. A., Dalmaz, C., Chaves, M. L., Pereira, M. E., & Siegfried, B. (1988). Construction and Reconstruction of Memories. *Brazilian Journal of Medical and Biological Research. Revista brasileira de pesquisas medicas e biologicas*, *21(1)*,9－25.

［51］ Jamieson, G. (2007). *Hypnosis and Conscious States：The Cognitive Neuroscience Perspective*. New York, NY：Oxford University Press.

［52］ James, W. (1890). *The Principles of Psychology*. London, England：Macmillan

［53］ Janet, P. (1976). *Psychological Healing：A Historical and Clinical Study*. New York, NY：Arno Press.

［54］ Jardiner, J.W. (1937). An Experimental Study of the Luria Technique for Detecting Mental Conflict. *Journal of Experimental Psychology*, *20(5)*495－506.

［55］ Jeannerod, M. (1997). *The Cognitive Neuroscience of Action*. Malden, MA：Blackwell

［56］ Ji, D. & Wilson, M. (2007). Coordinated Memory Replay in the Visual Cortex and Hippocampus During Sleep. *Nature Neuroscience*, *10*,100－107.

［57］ Kandel, E. (2000). Cellular Mechanisms of Learning and the Biological Basis of Individuality. In Kandel, E., Schwartz, J., & Jessell, T. (Eds.) *Principles of Neural Science*. *4th Edition*, 1247－1279.

［58］ Kara, H., & Özcan, G. (2019). A New Approach to Dreams in Psychotherapy：Phenomenological Dream-self Model. *Sleep and Hypnosis*, *21(3)*, 242－253. doi：https://doi.org/10.37133/Sleep. Hypn.25587

［59］ Kaufer, D., Friedman, A., Seidman, S., & Soreq, H. (1998). Acute Stress Facilitates Long-lasting Changes in Cholinergic Gene Expression. *Nature*, *393(6683)*, 373－377. https://doi.org/10. 1038/30741

［60］ Kempermann, G. (2006). *Adult Neurogenesis：Stem Cells and Neuronal Development in the Adult Brain*. New York, NY：Oxford University Press.

［61］ Kleitman, N. & Rossi, E.L. (1992). The Basic Rest-activity Cycle — 32 Years Later. An Interview with Nathaniel Kleitman at 96. In Lloyd, D. & Rossi, E.L. (Eds.) (1992). *Ultradian Rhythms in Life Processes：A Fundamental Inquiry into Chronobiology and Psychobiology*. New York, NY：Springer-Verlag, 303－306.

［62］ Lee, J.L., Everitt, B.J., & Thomas, K.L. (2004). Independent Cellular Processes for Hippocampal Memory Consolidation and Reconsolidation. *Science*, *304(5672)*,839－843. https://doi.org/10.1126/science.1095760

［63］ Lebedinski, M.S., Luria, A.R. (1929). Die Methode der abbildenden Motorik in der Untersuchung der Nervenkranken. Archly ffir Psychiatrie und Nervenkrankheiten, *87*,471－497.

［64］ Levsky, J. M. (2002). Sing－Cell Gene Expression Profiling. *Science*, *297 (5582)*, 836－840. https://doi.org/10.1126/science.1072241

［65］ Lichtenberg, P., Bachner-Melman, R., Gritsenko, I., & Ebstein, R. P. (2000). Exploratory Association Study Between Catechol-O-methyltransferase (COMT) High/low Enzyme Activity Polymorphism & Hypnotizability. *American Journal of Medical Genetics*, (*Neuropsychiatric Genetics*) 96(6), 771–774.

［66］ Lisman, J., & Morris, R. (2001). Why is the Cortex a Slow Learner? *Nature*, 411(6835), 248–249. https://doi.org/10.1038/35077185

［67］ Lloyd, D. & Rossi, E.L., Eds. (1992). *Ultradian Rhythms in Life Processes: A Fundamental Inquiry into Chronobiology and Psychobiology*. New York, NY: Springer-Verlag.

［68］ Lloyd, D. & Rossi, E.L. (2008). *Ultradian Rhythms from Molecules to Mind: A New Vision of Life*. New York, NY: Springer.

［69］ Lloyd, D., & Rossi, E.L. (1993). Biological Rhythms as Organization and Information. *Biological Reviews of the Cambridge Philosophical Society*, 68(4), 563–577. https://doi.org/10.1111/j.1469-185x.1993.tb01244.x

［70］ Luria, A.E. (1929). The New Method of Expressive Motor Reactions in Studying Affective Traces. *Proceedings of the 9th International Congress of Psychology*, 294–296

［71］ Luria, A.E. (1930). Die Methode der abbildenden Motorik in der Tatbestandsdiagnostik. *Zeitschrift ffir angewandte Psychologie 35*, 139–183

［72］ Luria, A.E. (1932). *The Nature of Human Conflicts, or Emotions, Conflict and Will. An Objective Study of Disorganization and Control of Human Behavior*. New York, NY: Liveright Publishers.

［73］ Lüscher, C., Nicoll, R.A., Malenka, R.C., & Muller, D. (2000). Synaptic Plasticity and Dynamic Modulation of the Postsynaptic Membrane. *Nature Neuroscience*, 3(6), 545–550. https://doi.org/10.1038/75714

［74］ Matus, A. (2000). Actin-based Plasticity in Dendritic Spines. *Science*, 290(5492), 754–758. https://doi.org/10.1126/science.290.5492.754

［75］ Milad, M.R., & Quirk, G.J. (2002). Neurons in Medial Prefrontal Cortex Signal Memory for Fear Extinction. *Nature*, 420(6911), 70–74. https://doi.org/10.1038/nature01138

［76］ Miller, G. (2007). Neurobiology. A Surprising Connection Between Memory and Imagination. *Science*, 315(5810), 312. https://doi.org/10.1126/science.315.5810.312

［77］ Mittner, M., Hawkins, G.E., Boekel, W., & Forstmann, B. U. (2016). A Neural Model of Mind Wandering. *Trends in Cognitive Sciences*, 20(8), 570–578. doi: https://doi.org/10.1016/j.tics.2016.06.004

［78］ Mutz, J., & Javadi, A.-H. (2017). Exploring the Neural Correlates of Dream Phenomenology and Altered States of Consciousness During Sleep. *Neuroscience of Consciousness*, 2017(1). doi: https://doi.org/10.1093/nc/nix009

［79］ Nader, K., Schafe, G.E., & Le Doux, J.E. (2000). Fear Memories Require Protein Synthesis in the Amygdala for Reconsolidation After Retrieval. *Nature*, 406(6797), 722–726. https://doi.org/10.1038/35021052

［80］ Nader, K., Schafe, G.E., & LeDoux, J.E. (2000). The Labile Nature of Consolidation Theory. *Nature reviews. Neuroscience*, 1(3), 216–219. https://doi.org/10.1038/35044580

［81］ [NHGRI] National Human Genome Research Institute. (n.d.) What is the Human Genome Project? Retrieved from https://www.genome.gov/human-genome-project/What

［82］ Netz, R. (2002). Portraits of Science. Proof, Amazement, and the Unexpected. *Science*, 298 (5595), 967–968. https://doi.org/10.1126/science.1078527

［83］ Oakley, D., Deeley, Q., & Halligan, P. (2007). Hypnotic Depth and Response to Suggestion Under Standardized Conditions and During fMRI Scanning. *International Journal of Clinical and*

Experimental Hypnosis, 55, 32 – 58.

[84] Pessiglione, M., Schmidt, L., Draganski, B., Kalisch, R., Lau, H., Dolan, R. J., & Frith, C. D. (2007). How the Brain Translates Money into Force: A Neuroimaging Study of Subliminal Motivation. *Science*, *316*(5826), 904 – 906. https://doi.org/10.1126/science.1140459

[85] Pavlov, P. I. (2010). Conditioned Reflexes: An Investigation of the Physiological Activity of the Cerebral Cortex. *Annals of Neurosciences*, *17*(3), 136 – 141. https://doi.org/10.5214/ans.0972-7531.1017309

[86] Preuss, T. M., Cáceres, M., Oldham, M. C., & Geschwind, D. H. (2004). Human Brain Evolution: Insights from Microarrays. *Nature reviews. Genetics*, *5*(11), 850 – 860. https://doi.org/10.1038/nrg1469

[87] Rainville, P. (2002). Brain Mechanisms of Pain Affect and Pain Modulation. *Current Opinion in Neurobiology*, *12*, 195 – 204

[88] Rainville, P., Duncan, G. H., Price, D. D., Carrier, B., & Bushnell, M. C. (1997). Pain Affect Encoded in Human Anterior Cingulate, but Not Somatosensory Cortex. *Science*, *277*(5328), 968 – 971. https://doi.org/10.1126/science.277.5328.968

[89] Rainville, P., Hofbauer, R. K., Paus, T., Duncan, G. H., Bushnell, M. C., & Price, D. D. (1999). Cerebral Mechanisms of Hypnotic Induction and Suggestion. *Journal of Cognitive Neuroscience*, *11*(1), 110 – 125. https://doi.org/10.1162/089892999563175

[90] Rainville, P., Hofbauer, R. K., Bushnell, M. C., Duncan, G. H., & Price, D. D. (2002). Hypnosis Modulates Activity in Brain Structures Involved in the Regulation of Consciousness. *Journal of Cognitive Neuroscience*, *14*(6), 887 – 901. https://doi.org/10.1162/089892902760191117

[91] Raz, A., Lamar, M., Buhle, J., Kane, M. & Peterson, B. (2007). Selective Biasing of a Specific Bistable-figure Percept Involves fMRI Signal Changes in Frontostriatal Circuits: A Step Toward Unlocking the Neural Correlates of Top-down Control and Self-regulation. *American Journal of Clinical Hypnosis*, *50*, 137 – 156.

[92] Ribeiro, S. (2003). Sonho, memória e o reencontro de Freud com o cérebro [Dream, Memory and Freud's Reconciliation with the Brain]. *Revista brasileira de psiquiatria* (Sao Paulo, Brazil: 1999), *25 Suppl 2*, 59 – 78. https://doi.org/10.1590/s1516-44462003000600013

[93] Ribeiro, S. (2004). Towards an Evolutionary Theory of Sleep and Dreams. A *MultiCiência: Mente Humana*, *3*, 1 – 20.

[94] Ribeiro, S. (2012). Sleep and Plasticity. Pflugers Archive. *Pflügers Archive-European Journal of Physiology*, *463*(1), 111 – 120. doi: https://doi.org/10.1007/s00424-011-1031-5

[95] Ribeiro, S., Gervasoni, D., Soares, E. S., Zhou, Y., Lin, S. C., Pantoja, J., Lavine, M., & Nicolelis, M. A. (2004). Long-lasting Novelty-induced Neuronal Reverberation During Slow-wave Sleep in Multiple Forebrain Areas. *PLoS Biology*, *2*(1), E24. https://doi.org/10.1371/journal.pbio.0020024

[96] Ribeiro, S., Goyal, V., Mello, C. V., & Pavlides, C. (1999). Brain Gene Expression During REM Sleep Depends on Prior Waking Experience. *Learning & Memory*, *6*(5), 500 – 508. https://doi.org/10.1101/lm.6.5.500

[97] Ribeiro, S., Mello, C. V., Velho, T., Gardner, T. J., Jarvis, E. D., & Pavlides, C. (2002). Induction of Hippocampal Long-Term Potentiation During Waking Leads to Increased Extrahippocampal zif – 268 Expression During Ensuing Rapid-eye-movement Sleep. *The Journal of Neuroscience*, *22*(24), 10914 – 10923. https://doi.org/10.1523/jneurosci.22-24-10914.2002

[98] Ribeiro, S., C. Simdes, C., and Nicolelis, M. (2008). Genes, Sleep and Dreams. In Lloyd, D. and Rossi, E. L. (Eds.) *Rhythms from Molecules to Mind: a New Vision of Life*, New York, NY.: Springer.

［99］ Ridley, M. (1999). *Genome：The Autobiography of a Species in 23 Chapters*. New York, NY： HarperCollins.

［100］ Rosbash, M., & Takahashi, J.S. (2002). Circadian Rhythms：The Cancer Connection. *Nature*, *420*(*6914*),373 - 374. https://doi.org/10.1038/420373a

［101］ Rossi, E.L. (1967). Game and Growth：Two Dimensions of Our Psychotherapeutic Zeitgeist. *Journal of Humanistic Psychology*, *7*(*2*),139 - 154. https://doi.org/10.1177/002216786700700203

［102］ Rossi, E.L. (1968). The Breakout Heuristic：A Phenomenology of Growth Therapy with College Students. *Journal of Humanistic Psychology*, *8*（*1*）, 16 - 28. https://doi. org/10. 1177/002216786800800102

［103］ Rossi, E.L. (1972/2000). *Dreams, Consciousness, and Spirit：The Quantum Experience of Self- Reflection and Co-Creation*；*3rd edition of Dreams and the Growth of Personality*：Phoenix, AZ： Zeig, Tucker, Theisen.

［104］ Rossi, E.L. (1973a). The Dream-Protein Hypothesis. *American Journal of Psychiatry*, *130*(*10*), 1094 - 1097. https://doi.org/10.1176/ajp.130.10.1094

［105］ Rossi, E.L. (1973b). Psychological Shocks and Creative Moments in Psychotherapy. *American Journal of Clinical Hypnosis*, *16*(*1*),9 - 22. https://doi.org/10.1080/00029157.1973.10403646

［106］ Rossi, E.L. (1982). Hypnosis and Ultradian Cycles：A New State(s) Theory of Hypnosis? *The American Journal of Clinical Hypnosis*, *25*（*1*）, 21 - 32. https://doi. org/10. 1080/00029157. 1982.10404061

［107］ Rossi, E.L. (1986). Altered States of Consciousness in Everyday Life：The Ultradian Rhythms. In B. Wolman & M.Ullman（Eds.）, *Handbook of Altered States of Consciousness*. 97 - 132. New York, NY：Van Nostrand.

［108］ Rossi, E.L. (1986/1993). *The Psychobiology of Mind-Body Healing：New Concepts of Therapeutic Hypnosis*. New York, NY：W.W. Norton.

［109］ Rossi, E.L. (1990). Mind-Molecular Communication：Can We Really Talk to Our Genes? *Hypnos*, *17*(*1*),3 - 14.

［110］ Rossi, E.L. (1992). The Wave Nature of Consciousness：A New Direction for the Evolution of Psychotherapy. In Zeig, J. (Ed.) *The Evolution of Psychotherapy：The Second Conference*. New York, NY：Brunner-Mazel, 216 - 235.

［111］ Rossi, E.L. (1994). The Emergence of Mind-gene Communication. *European Journal of Clinical Hypnosis*, *3*,4 - 17.

［112］ Rossi, E.L. (1996). *The Symptom Path to Enlightenment：The New Dynamics of Self-Organization in Hypnotherapy*. Phoenix, AZ.：Zeig, Tucker, Theisen, Inc.

［113］ Rossi, E. L. (1999). Sleep, Dream, Hypnosis and Healing：Behavioral State-related Gene Expression and Psychotherapy. *Sleep and Hypnosis：An International Journal of Sleep, Dream, and Hypnosis*, *1*：3,141 - 157.

［114］ Rossi, E.L. (2000a). In Search of a Deep Psychobiology of Hypnosis：Visionary Hypotheses for a New Millennium. *The American Journal of Clinical Hypnosis*, *42*(*3 - 4*),178 - 207. https://doi.org/ 10.1080/00029157.2000.10734360

［115］ Rossi, E.L. (2000b). Exploring Gene Expression in Sleep, Dreams and Hypnosis with the New DNA Microarray Technology：A Call for Clinical Experimental Research. *Sleep and Hypnosis：An International Journal of Sleep, Dream, and Hypnosis*, *2*：1,40 - 46.

［116］ Rossi, E. L. (2001a). Updating Milton Erickson's Neuro-psycho-physiological Dynamics of Therapeutic Hypnosis and Psychotherapy. *The Milton H. Erickson Foundation Newsletter*. Phoenix, AZ, 10 - 13.

[117] Rossi, E.L. (2001b). The Deep Psychobiology of Psychotherapy. In Corsini, R. (Ed.) (2001). *Handbook of Innovative Therapy*, 2nd edition, New York, NY: Wiley. 155 - 165.

[118] Rossi, E.L. (2002a). *The Psychobiology of Gene Expression: Neuroscience and Neurogenesis in Hypnosis and the Healing Arts*. New York, NY: Norton Professional Books.

[119] Rossi, E.L. (2002b). A Conceptual Review of the Psychosocial Genomics of Expectancy and Surprise: Neuroscience Perspectives About the Deep Psychobiology of Therapeutic Hypnosis. *The American Journal of Clinical Hypnosis*, 45(2), 103 - 118. https://doi.org/10.1080/00029157.2002.10403508

[120] Rossi, E.L. (2003). Gene Expression, Neurogenesis, and Healing: Psychosocial Genomics of Therapeutic Hypnosis. *The American Journal of Clinical Hypnosis*, 45(3), 197 - 216. https://doi.org/10.1080/00029157.2003.10403526

[121] Rossi, E.L. (2004a). (Iannotti, S., Ed.) *A Discourse with Our Genes: The Neuroscience of Therapeutic Hypnosis and Psychotherapy*. Benevento, Italy: Editris S.A.S.

[122] Rossi, E.L. (2004b). A Bioinformatics Approach to the Psychosocial Genomics of Therapeutic Hypnosis. *Hypnos*, 31, 15 - 21. France: Dunod

[123] Rossi, E.L. (2004c). Art, Beauty and Truth: The Psychosocial Genomics of Consciousness, Dreams and Brain Growth in Psychotherapy and Mind-body Healing. *Annals of the American Psychotherapy Association*, 7(3), 10 - 17.

[124] Rossi, E.L. (2005a). (L. Carrer, Translator and Editor). Cingéessais de psychogénomique — Exploration d'une nouvelle démarche scientifique axée sur l'interaction entre l'esprit et la molécule [Five Essays on Psychosocial Genomics: Exploration of a New Scientific Approach to the Interaction Between Mind and Molecule]. *Trance-lations*. Encinitas, CA

[125] Rossi, E.L. (2005b). The Memory Trace Reactivation and Reconstruction Theory of Therapeutic Hypnosis: The Creative Replaying of Gene Expression and Brain Plasticity in Stroke Rehabilitation. *Hypnos*, 32, 5 - 16.

[126] Rossi, E.L. (2007). *The Breakout Heuristic: The New Neuroscience of Mirror Neurons, Consciousness and Creativity in Human Relationships*. Phoenix, AZ: Milton H. Erickson Foundation Press.

[127] Rossi, E.L. (2008). The Nature of Therapeutic Hypnosis. In Rossi, E.L., Erickson-Klein, R. & Rossi, K.L. (Eds.), *The Collected Works of Milton H. Erickson: Volume 1: The Neuroscience of Therapeutic Hypnosis, Psychotherapy and Rehabilitation*. (5 - 71). Phoenix, AZ: The Milton H. Erickson Foundation Press.

[128] Rossi, E.L. (2009). The Psychosocial Genomics of Therapeutic Hypnosis, Psychotherapy and Rehabilitation. *American Journal of Clinical Hypnosis*, 51(3), 281 - 298. doi: https://doi.org/10.1080/00029157.2009.10401678

[129] Rossi, E.L., & Cheek, D. (1988). *Mind-body Therapy: Ideodynamic Healing in Hypnosis*. New York, NY: W.W. Norton. https://doi.org/10.1080/00029157.1990.10402835

[130] Rossi, E.L., Cozzolino, M., Mortimer, J., Atkinson, D., & Rossi, K.L. (2011). A Brief Protocol for the Creative Psychosocial Genomic Healing Experience: The 4-Stage Creative Process in Therapeutic Hypnosis and Brief Psychotherapy. *American Journal of Clinical Hypnosis*, 54(2), 133 - 152. doi: https://doi.org/10.1080/00029157.2011.605967

[131] Rossi, E.L., Erickson-Klein, R., Rossi, K.L. (2008) The Future Orientation of Constructive Memory: An Evolutionary Perspective on Therapeutic Hypnosis and Brief Psychotherapy. *American Journal of Clinical Hypnosis*, 2008, 50: 4.

[132] Rossi, E.L., Iannotti, S., Castiglione, S., Cozzolino, M., & Rossi, K.L. (2008). A Pilot Study of Positive Expectations and Focused Attention via a New Protocol for Optimizing Therapeutic Hypnosis and Psychotherapy Assessed with DNA Microarrays: The Creative Psychosocial

Genomic Healing Experience. *The Journal of Sleep and Hypnosis*, 10(2),39 - 44.

[133] Rossi, E.L., & Rossi, K.L. (2006). The Neuroscience of Observing Consciousness & Mirror Neurons in Therapeutic Hypnosis. *The American Journal of Clinical Hypnosis*, 48(4),263 - 278. https://doi.org/10.1080/00029157.2006.10401533

[134] Rossi, E.L., & Rossi, K.L. (2008). The New Neuroscience of Psychotherapy, Therapeutic Hypnosis and Rehabilitation: A Creative Dialogue with Our Genes. *Opensource Publications*. Retrieved from https://www.ernestrossi.com/documents/FreeBook.pdf

[135] Rossi, E.L., & Rossi, K.L. (2016). A Quantum Field Theory of Neuropsychiatry: Semantic Mind-brain and the Quantum Qualia of Consciousness. *International Journal of Neuropsychotherapy*, 4(1),47 - 68. doi: https://doi.org/10.12744/ijnpt.2016.0047-0068

[136] Rossi, E.L., & Nimmons, D. (1991). *The Twenty Minute Break: The Ultradian Healing Response*. New York, NY: Zeig, Tucker, Theisen, Inc.

[137] Rossi, K.L., Erickson-Klein, R., & Rossi, E.L. (2008). Milton H. Erickson, MD: Teacher of Creativity in Therapeutic Hypnosis, Psychotherapy and Rehabilitation. In E.L. Rossi, R. Erickson-Klein, & K.L. Rossi (Eds.), *The Collected Works of Milton H. Erickson Volume 2, Basic Hypnotic Induction and Suggestion*. Phoenix, AZ: The Milton Erickson Foundation Press.

[138] Ruby, P.M. (2011). Experimental Research on Dreaming: State of the Art and Neuropsychoanalytic Perspectives. *Frontiers in Psychology*, 2,286. doi: https://doi.org/10.3389/fpsyg.2011.00286

[139] Sadler-Smith, E. (2015). Wallas' Four-stage Model of the Creative Process: More Than Meets the Eye? *Creativity Research Journal*, 27(4), 342 - 352. doi: https://doi.org/10.1080/10400419.2015.1087277

[140] Sandkühler, S. and Bhattacharya, J. (2008) Deconstructing Insight: EEG Correlates of Insightful Problem Solving. *PLoS ONE* 3(1): e1459. https://doi.org/10.1371/journal.pone.0001459.

[141] Scarpelli, S., Bartolacci, C., D'Atri, A., Gorgoni, M., & De Gennaro, L. (2019a). The Functional Role of Dreaming in Emotional Processes. *Frontiers in Psychology*, 10,459. https://doi.org/10.3389/fpsyg.2019.00459

[142] Scarpelli, S., Bartolacci, C., D'Atri, A., Gorgoni, M., & De Gennaro, L. (2019b). Mental Sleep Activity and Disturbing Dreams in the Lifespan. *International Journal of Environmental Research and Public Health*, 16(19),3658. https://doi.org/10.3390/ijerph16193658

[143] Schacter, D. & Addis, D. (2007). The Gnosis of Past and Future. *Nature*. 445,27.

[144] Schanberg, S. (1995). The Genetic Basis for Touch Effects. In Field, T. (Ed.) *Touch in Early Development*. New York, NY.: Lawrence Erlbaum, 67 - 79.

[145] Selkoe, D.J. (2002). Alzheimer's Disease is a Synaptic Failure. *Science*, 298(5594),789 - 791. https://doi.org/10.1126/science.1074069

[146] Sheng, M., & Kim, M.J. (2002). Postsynaptic Signaling and Plasticity Mechanisms. *Science*, 298(5594),776 - 780. https://doi.org/10.1126/science.1075333

[147] Shimizu, E., Tang, Y.P., Rampon, C., & Tsien, J.Z. (2000). NMDA Receptor-dependent Synaptic Reinforcement as a Crucial Process for Memory Consolidation. *Science*, 290(5494),1170 - 1174. https://doi.org/10.1126/science.290.5494.1170

[148] Smith, S. (1995). Getting Into and Out of Mental Ruts: A Theory of Fixation, Incubation, and Insight. In Sternberg, R. & Davidson, J. (Eds.) *The Nature of Insight*. Cambridge, MA: MIT Press. 229 - 251.

[149] Soreq, H., & Seidman, S. (2001). Acetylcholinesterase — New Roles for an Old Actor. *Nature Reviews Neuroscience*, 2(4),294 - 302. https://doi.org/10.1038/35067589

[150] Spedding, M., Neau, I., & Harsing, L. (2003). Brain Plasticity and Pathology in Psychiatric Disease: Sites of Action for Potential Therapy. *Current Opinion in Pharmacology*, 3(1), 33–40. https://doi.org/10.1016/s1471-4892(02)00008-5

[151] Stevens, V. (2014). To Think Without Thinking, the Implications of Combinatory Play and Creative Play for Neuroesthetics. *American Journal of Play*, Fall, 2014, 99–119.

[152] Sutherland, G.R., & McNaughton, B. (2000). Memory Trace Reactivation in Hippocampal and Neocortical Neuronal Ensembles. *Current opinion in neurobiology*, 10(2), 180–186. https://doi.org/10.1016/s0959-4388(00)00079-9

[153] Tinterow, M.M. (1970). *Foundations of Hypnosis: From Mesmer to Freud*. Springfield, IL: Charles C. Thomas.

[154] Van Praag, H., Schinder, A.F., Christie, B.R., Toni, N., Palmer, T.D., & Gage, F.H. (2002). Functional Neurogenesis in the Adult Hippocampus. *Nature*, 415(6875), 1030–1034. https://doi.org/10.1038/4151030a

[155] Wallas, G. (1926). *The Art of Thought*. New York, NY: Harcourt.

[156] Weitzenhoffer, A. (2000). *The Practice of Hypnotism*. 2nd Edition. New York, NY: Wiley.

[157] Weitzenhoffer, A.M. (2001). For the Record: A Commentary on the Role of Suggestion in Hypnosis. *American Journal of Clinical Hypnosis*, 44(2), 155–157. https://doi.org/10.1080/00029157.2001.10403471

[158] Weitzenhoffer, A.M. (2002). Symptom Removal: The Nineteenth Century Experience. *The American Journal of Clinical Hypnosis*, 45(2), 129–136. https://doi.org/10.1080/00029157.2002.10403510

[159] Wegner, D. (2002). *The Illusion of Conscious Will*. Cambridge, MA: MIT Press

[160] Wells, F.L. (1927). *Mental Tests in Clinical Practice*. World Book.

[161] Wetterstrand, O. (1902). *Hypnotism and Its Applications to Practical Medicine*. New York, NY: Putnam.

[162] Whitney, A.R., Diehn, M., Popper, S.J., Alizadeh, A.A., Boldrick, J.C., Relman, D.A., & Brown, P.O. (2003). Individuality and Variation in Gene Expression Patterns in Human Blood. *Proceedings of the National Academy of Sciences*, 100(4), 1896–1901. https://doi.org/10.1073/pnas.252784499

[163] Wittenberg, G.M., Sullivan, M.R., & Tsien, J.Z. (2002). Synaptic Reentry Reinforcement Based Network Model for Long-term Memory Consolidation. *Hippocampus*, 12(5), 637–647. https://doi.org/10.1002/hipo.10102

[164] Zhao, H., Li, D., & Li, X. (2019). Relationship Between Dreaming and Memory Reconsolidation. *Brain Science Advances*, 4(2), 118–130. https://doi.org/10.26599/BSA.2018.9050005

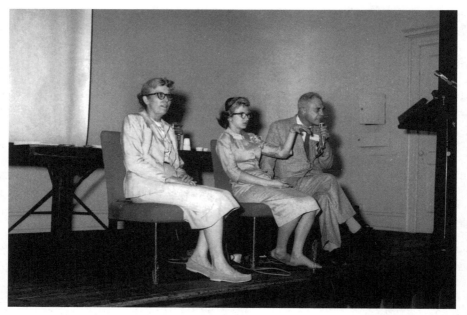

1958 年 9 月，临床催眠工作坊，艾瑞克森与女儿贝蒂·爱丽丝和伯莎。威斯康星州密尔沃基的财富工作室拍摄

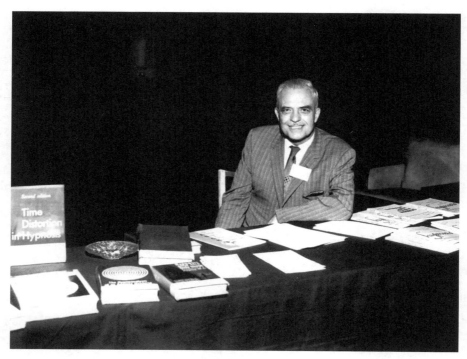

1965 年，伊利诺伊州芝加哥，艾瑞克森在美国临床催眠协会的会议上展示他新出版的书